南京中医薬大学編著
石田秀実
白杉悦雄　監訳

現代語訳◉黄帝内経霊枢

下巻

前田繁樹／武田時昌／佐藤実
白杉悦雄／石田秀実＝訳

東洋学術出版社

原　書：『黄帝内経霊枢訳釈』（上海科学技術出版社　一九八六年）
編　著：南京中医薬大学中医系
監　訳：石田　秀実（九州国際大学経済学部教授）
　　　　白杉　悦雄（東北芸術工科大学教養部助教授）
翻訳者［下巻］：
前田　繁樹（皇學館大学文学部非常勤講師）
武田　時昌（京都大学人文科学研究所助教授）
佐藤　　実（関西大学大学院博士課程）
白杉　悦雄（東北芸術工科大学教養部助教授）
石田　秀実（九州国際大学経済学部教授）

翻訳者
［上巻］：白杉　悦雄（東北芸術工科大学教養部助教授）
松木　きか（大正大学講師・大東文化大学人文科学研究所客員研究員・
　　赤門鍼灸柔整専門学校非常勤講師）
島田　隆司（日本伝統鍼灸学会会長・島田鍼灸院院長）
勝田　正泰（小田原市・勝田医院院長）
藤山　和子（大妻女子大学教授）
前田　繁樹（皇學館大学文学部非常勤講師）

現代語訳◉黄帝内経霊枢　下巻（第四十一～第八十一）

装　幀
レイアウト
市川　寛志

目次

目次

[上巻]（第一〜四十）

現代語訳◉

黄帝内経霊枢

下巻

陰陽繋日月篇　第四十一

【解題】

本篇は天人相応の観点から、人体の上部・下部、手経・足経、左側・右側などが、日月、十干十二支などと対応する陰陽の属性を論述し、併せてこれをもとに鍼治療に関する注意事項を掲げている。本篇の主題が、日月が互いに推移する現象をもとに、自然界の陰陽消長の様相と手足の陰陽経の経気の活動の法則を説明しているので、「陰陽繋日月」と名づけられる。

黄帝曰、余聞天為陽、地為陰、日為陽、月為陰。其合之于人奈何。岐伯曰、腰以上為天、腰以下為地、故天為陽、地為陰。故足之十二経脈、以応十二月、月生于水、故在

黄帝曰く、余聞くならく、天を陽と為し、地を陰と為し、日を陽と為し、月を陰と為す、と。其れこれを人に合するはいかん。岐伯曰く、腰より以て上を天と為し、腰より以て下を地と為す、故に天を陽と為し、地を陰と為す。故に足の[1]十二経脈は、以て十二月に応じ、月は水

下者為陰。手之十指、以応十日、
日生于火(二)、故在上者為陽。

を生ず、故に下に在る者を陰と為す。手の十指は、以て
十日に応じ、日は火を生ず、故に上に在る者を陽と為す。

【注釈】

① 足の十二経脈は、以て十二月に応ず――「足の十二経脈」は、足の三陰・三陽経を指し、左右併せて十二経脈となる。「十二月」とは、一年の十二箇月のこと。両足が腰の下にあるので、下は陰である。月と日と相対するので、月は陰に属す。そこで、両者を結びつければ、足の十二経と十二箇月の相関することが知られる。

【現代語訳】

黄帝がいう。「私は、上にある天が陽であり、下にある地が陰であり、日が陽であり、月が陰であると聞いているが、この天地・日月はどのように人体と相応しているのか」。

岐伯がいう。「人体の腰以上を天と称して陽といい、腰以下を地と称して陰といいます。それゆえ人体の上部を陽、下部を陰とします。足の三陽と足の三陰は左右あわせて合計十二本の経脈であり、下にあって、一年の十二箇月に相応しており、月は水を生じますから、陰に属します。それで下にあるものは陰とするのです。手の十本の指は上にあって、十日と相応しており、日は火を生じますから、陽とします。それで上にあるものは陽とするのです」。

【訳注】

(一) 日生于火　趙府居敬堂本・明刊無名氏本は共に「日主火」に作る。『太素』は「日生於火」に作る。「日生於火」

のほうが、上文の「月生于水」と文義が相対するので、『太素』に従い改める。

黄帝曰、合之于脈奈何。岐伯曰、寅者正月之生陽也、主左足之少陽。未者六月、主右足之少陽。卯者二月、主左足之太陽。午者五月、主右足之太陽。辰者三月、主左足之陽明。巳者四月、主右足之陽明。此両陽合于前、故曰陽明。申者七月之生陰也、主右足之少陰。丑者十二月、主左足之少陰。酉者八月、主右足之太陰。子者十一月、主左足之太陰。戌者九月、主右足之厥陰。亥者十月、主左足之厥陰。此両陰交尽、故曰厥陰。

黄帝曰く、これを脈に合するはいかん。岐伯曰く、寅[①]は正月の生陽なり、左足の少陽を主る。未は六月、右足の少陽を主る。卯は二月、左足の太陽を主る。午は五月、右足の太陽を主る。辰は三月、左足の陽明を主る。巳は四月、右足の陽明を主る。此の両陽は前に合す、故に陽明と曰う。申は七月の生陰なり、右足の少陰を主る。丑は十二月、左足の少陰を主る。酉は八月、右足の太陰を主る。子は十一月、左足の太陰を主る。戌は九月、右足の厥陰を主る。亥は十月、左足の厥陰を主る。此の両陰は交《こも》ごも尽く、故に厥陰と曰う。

【注釈】

① 寅は正月の生陽なり――「寅」は十二支の一つで、いにしえの人は十二支の排列を勘案して、寅から始め、十二

箇月に配当し、「月建」と称して、月ごとの符号とした。正月が寅というのは、古代の天文学者が北斗星の指す方位を観察して定めたものである。北斗は七個の星から成り、そのうちの第一星から第四星を魁を呼び、第五星から第七星を杓と名づけ、また斗柄と呼んだ。斗柄は毎年正月の黄昏時に東北の寅の方位を指し、二月は東方の卯の方位を指し、三月は東南の辰の方位を指し、四月は東南の巳の方位を指し、……十一月は北方の子の方位を指し、十二月は東北の丑の方位を指す。正月を初春とし、一年の陽気が始めて生じる時期であるため、「正月の生陽なり」というのである。

【現代語訳】

黄帝がいう。「先に説かれた十二月と十日は、どのように経脈に配当されるのか」。

岐伯がいう。「十二支が十二箇月及び足部の十二経脈に配当される相応関係は以下通りです。正月は寅に配され、正月建寅と称します。この時陽気が初めて生じるため、左足の少陽経を主ります。六月は未で、右足の少陽経を主ります。二月は卯で、左足の太陽経を主ります。五月は午で、右足の太陽経を主ります。三月は辰で、左足の陽明経を主ります。四月は巳で、右足の陽明経を主ります。三、四月の二箇月は二つの陽の中間に挟まれていて、二つの陽が明を合するので、陽明と呼びます。七月は申で、自然界の陰気が次第に生じ、右足の少陰経を主ります。十二月は丑で、左足の少陰経を主ります。八月は酉で、右足の太陰経を主ります。十一月は子で、左足の太陰経を主ります。九月は戌で、右足の厥陰経を主ります。十月は亥で、左足の厥陰経を主ります。九、十月の二箇月は二つの陰の中間に挟まれていて、陰気の相交わるときですので、厥陰と称するのです」。

【解説】

この段の経文が述べる十二箇月と足の十二経との対応関係には、一定の従うべき規則がある。一年の上半期を陽とするため、前半の六箇月が陽経を主り、下半期を陰とするため、後半の六箇月が陰経を主る。上半期の一月・二月・三月は、陽気が次第に盛んになるので、陽中の陽であり、左を陽、右を陰とするので、この三箇月は左足の陽経を主る。四月・五月・六月は、陽気が盛んな状態から次第に衰えていくから、陽中の陰であり、この三箇月は右足の陰経を主る。下半期の七月・八月・九月は、陰気が次第に進出し、陰中の陰であるから、この三箇月は右足の陰経を主る。十月・十一月・十二月は、陰気が次第に減退して陽気が生じてくることから、陰中の陽であり、この三箇月は左足の陰経を主る。この季節や時令や月ごと日ごとに人体の気血が盛衰する様相を説明しようとすることは、鍼治療に際して、その生理活動の特徴に注意しなければならないことを、人々に喚起している。こうした認識は、後世の子午流注の鍼法の起源である可能性がある。子午流注は、主に人体の気血が一日に十二経脈中を運行する様相を提示している。具体的には、子時は胆に注ぎ、丑時は肝に注ぎ、寅時は肺に注ぎ、卯時は大腸に注ぎ、辰時は胃に注ぎ、巳時は脾に注ぎ、午時は心に注ぎ、未時は小腸に注ぎ、申時は膀胱に注ぎ、酉時は腎に注ぎ、戌時は心包に注ぎ、亥時は三焦に注ぐ、とする。

甲主左手之少陽、己主右手之少陽、乙主左手之太陽、戊主右手之太陽、丙主左手之陽明、丁主右手之陽明。此両火并合、故為陽明。

甲は左手の少陽を主り、己は右手の少陽を主り、乙は左手の太陽を主り、戊は右手の太陽を主り、丙は左手の陽明を主り、丁は右手の陽明を主る。此の両火は并合す、故に陽明と為す。庚は右手の少陰を主り、癸は左手

庚主右手之少陰、癸主左手之少陰、
辛主右手之太陰、壬主左手之太陰。

の少陰を主り、辛は右手の太陰を主り、壬は左手の太陰を主る。

【現代語訳】

「十干を十日と上肢の十本の経脈に配合する関係は、以下の通りです。甲の日は左手の少陽を主り、己の日は右手の少陽を主り、乙の日は左手の太陽を主り、戊の日は右手の太陽を主り、丙の日は左手の陽明を主り、丁の日は右手の陽明を主ります。丙丁はともに火に属し、丙、丁の日にふたつの火が合併するので、陽明と称するのです。庚は右手の少陰を主り、癸は左手の少陰を主り、辛は右手の太陰を主り、壬は左手の太陰を主ります」。

故足之陽者、陰中之少陽也。足之陰者、陰中之太陰也。手之陽者、陽中之太陽也。手之陰者、陽中之少陰也。腰以上者為陽、腰以下者為陰。

故に足の陽は、陰中の少陽なり。足の陰は、陰中の太陰なり。手の陽は、陽中の太陽なり。手の陰は、陽中の少陰なり。腰より以て上を陽と為し、腰より以て下を陰と為す。

【現代語訳】

「足は下にあって陰に属すので、足の陽経は、陰中の少陽（陽気微弱）です。足の陰経は、陰中の太陰（陰気旺盛）です。手は上にあって陽に属すので、手の陽経は、陽中の太陽（陽気隆盛）です。手の陰経は、陽中の少陰（陰気稀薄）です。総じて言えば、腰から上が陽に属し、腰から下が陰に属します」。

其於五蔵也、心為陽中之太陽、
肺為陰中之少陰、肝為陰中之少陽、
脾為陰中之至陰、腎為陰中之太陰。

其の五蔵におけるや、心を陽中の太陽と為し、肺を陽①中の少陰と為し、肝を陰中の少陽と為し、脾を陰中の至陰と為し、腎を陰中の太陰と為す。

【注釈】

① 陽——原文は「陰」に作るが、今、『太素』に拠って改める。

【現代語訳】

「この上下で陰陽を区分する方法で五蔵を区分すれば、心と肺は膈の上にあって陽に属し、心は火に属しますので、陽中の太陽であり、肺は金に属しますので、陽中の少陰であります。肝と脾と腎は膈の下にあって陰に属し、肝は木に属しますので、陰中の少陽であり、脾は土に属しますので、陰中の至陰であり、腎は水に属しますので、陰中の太陰であります」。

黄帝曰、以治之奈何。岐伯曰、
正月二月三月、人気在左、無刺左
足之陽。四月五月六月、人気在右、

黄帝曰く、以てこれを治することいかん。岐伯曰く、正月・二月・三月は、①人気左に在れば、②左足の陽を刺すなかれ。四月・五月・六月は、人気右に在れば、右足の

無刺右足之陽。七月八月九月、人気在右、無刺右足之陰。十月十一月十二月、人気在左[二]、無刺左足之陰。

陽を刺すなかれ。七月・八月・九月は、人気右に在れば、右足の陰を刺すなかれ。十月・十一月・十二月は、人気左に在れば、左足の陰を刺すなかれ。

【注釈】

① 人気――人体の生気を指す。

② 左足の陽を刺すなかれ――正月は左足の少陽経を刺すべきではなく、二月は左足の太陽経を刺すべきではなく、三月は左足の陽明経を刺すべきではないことをいう。要するに、それぞれ「月建」に配当された経脈を刺さないということで、その目的は、正気を損傷することを避けるためである。以下、類推されたし。

【現代語訳】

黄帝がいう。「経脈の陰陽と十二箇月の陰陽の配属関係は、どのように治療に運用されるのか」。

岐伯がいう。「正月・二月・三月は左足の少陽・太陽・陽明を主り、この時人気は左に偏っていますので、左足の三陽経に刺してはなりません。四月・五月・六月は右足の陽明・太陽・少陽を主り、この時人気は右に偏っていますので、右足の三陽経を刺してはなりません。七月・八月・九月は右足の少陰・太陰・厥陰経を主り、この時人気は右に偏っていますので、右足の三陰経を刺してはなりません。十月・十一月・十二月は厥陰・太陰・少陰経を主り、この時人気は左に偏っていますので、左足の三陰経を刺してはなりません」。

【訳注】

（一） 人気在左　趙府居敬堂本は「左」を「足」に作るが、明刊無名氏本・『太素』が「左」に作るのに従い改めた。

【解説】

これは古代人の経験であり、十二箇月それぞれに配当される経脈を刺してはならないことを指摘している。こうした鍼治療の観点が正しいかどうか、鍼灸家は検証を一歩進める必要がある。殊に現代科学の方法を用いて探求を推し進めて行かねばならない。

黄帝曰、五行以東方為甲乙木王春。春者蒼色、主肝。肝者、足厥陰也。今乃以甲為左手之少陽。不合于数、何也。岐伯曰、此天地之陰陽也。非四時五行之以次行也。且夫陰陽者、有名而無形、故数之可十、離之可百、散之可千、推之可万、此之謂也。

黄帝曰く、五行は東方を以て甲乙・木・春に王《さかん》と為す。春は蒼色、肝を主る。肝は、足の厥陰なり。今乃ち甲を以て左手の少陽と為す。数に合わざるは、なんぞや。岐伯曰く、此れ天地の陰陽なり。四時五行の次を以て行《めぐ》るに非ざるなり。且つ夫れ陰陽なる者は、名ありて形なし、故にこれを数うれば十とすべく、これを離せば百とすべく、これを散ずれば千とすべく、これを推せば万とすべしとは、此れこれを謂うなり。

【現代語訳】

黄帝がいう。「五行の帰着類別から言うと、方位上の東方と、十干中の甲・乙は、ともに木に属し、木気は春季に盛んになる。色彩では、蒼であり、内蔵では肝に当たる。肝の経脈は、足の厥陰である。いま甲を左手の少陽に配当すると、五行を十干に配当する原則と符合しないが、これはいったいどういうわけなのであろうか」。

岐伯がいう。「これは、天地陰陽の原則に基づいて手足の経脈の陰陽の属性を説明しているのであって、四季の五行の次序への配当に基づいて、陰陽を分けるものではありません。また、陰陽は抽象的概念であり、有名無形でありますから、陰陽の対立と統一の観点で事物を説明しますと、一から十に至り、さらに一歩分析を進めますと、百から千に至り、演繹して万に至るというのは、このことなのです」。

【解説】

本篇の諸説は、手の十経と足の十二経がそれぞれ日月の次序と配合関係にあることを重ねて強調し、天地・四季（類推して日月の次序に及ぶ）の陰陽消長を経脈の脈気の盛衰に対応させ、また各経脈の盛衰と時の推移との間の連関を説明している。ここから説き起こして、鍼の臨床治療を指導し、人々が治療に際して、具体的病証を考慮するだけではなく、また時節のよろしきに因らねばならず、異なる時節における人体の経脈の気血の盛衰の様相にも注意しなければならないことに注意を喚起している。こうした自然界の季節の推移が人体の経脈の気血に与える影響を重視する観点は、鍼治療の技術においても暫時発展して、後世の子午流注鍼法となった。これらの論述は、中国医学の天人相応説に属するものであるが、具体的な運用において、もし過度にこうした一傾向を強調して、具体的病証の弁証論治を粗略にすれば、また一面的なものになってしまう。とりわけ十干と日の次序の配当から、強いて某日の陰陽の属性を分けるに至っては、事実根拠に欠けるとされてもしかたがない。これらは学習と研究に際して注意を払わねばならないものである。

【本篇の要点】

一、自然界における天地・日月の陰陽変化は、人体の陰陽経脈の経気の運行流注と一致していることを説明する。

二、一年十二箇月の中の人体の経脈気血の運行の情況を叙述し、併せて鍼治療の禁忌を指摘する。

（前田繁樹　訳）

病伝篇　第四十二

【解題】

本篇は、疾病が外から内へと徐々に蔵府に侵入する情況を論述し、蔵府の疾病が転移し変化する法則及び異なる転移形式が疾病の予後に与える影響を説明している。それゆえ「病伝」を篇名とする。

黄帝曰、余受九鍼于夫子、而私覧于諸方、或有導引行気、喬摩、灸、熨、刺、焫、飲薬。之一者可独守耶、将尽行之乎。岐伯曰、諸方者衆人之方也、非一人之所尽行也。

黄帝曰く、余　九鍼を夫子より受けて、私《ひそ》かに諸方を覧《み》るに、或いは導引行気《どういんこうき》①・喬摩《きょうま》②・灸・熨《い》・刺・焫《ぜつ》③・飲薬あり。これが一者独り守るべきか、将《は》た尽くこれを行うか。岐伯曰く、諸方なる者は、衆人の方なり、一人の尽く行う所に非ざるなり。

【注釈】

① 導引行気――人が自分自身で揉んだりこねたり、手足を伸縮させて、疲れや怠さをとることを「導引」と呼ぶ。導引して、気をめぐらせ、血液を活性化し、筋肉を養い骨を丈夫にすることを目的とするので、「導引行気」という。

② 喬摩――「喬」を『甲乙経』は「按」に作る。周学海の説「喬は、即ち蹻字である」。「喬摩」とは、按摩療法のことである。

③ 焫――焼灼の意。ここでは、火鍼あるいはもぐさで鍼尾を焼く類の療法を指す。

【現代語訳】

黄帝がいう。「私は先生から九鍼の知識を学び、自分自身でもいくらかの方書を読んだが、その中に導引行気・按摩・灸・熨・鍼刺・火鍼及び服薬などの治療法があった。運用に際しては、ただその中の一種類の治療法だけを採用するのか、それとも同時に複数の治療法を採用するのか」。

岐伯がいう。「方書に述べられている各種の治療法は、多くの人の様々な疾病治療に適用するためのものであって、一人の病人に対して多くの治療法を使用するものではありません」。

黄帝曰、此乃所謂守一勿失、万物畢者也。今余已聞陰陽之要、虚実之理、傾移之過、可治之属。願聞病之変化、淫伝絶敗而不可治者。可得聞乎。岐伯曰、要乎哉問。道、

黄帝曰く、此れ乃ちいわゆる一を守りて失うことなければ、①万物畢《お》わる者なり。今、余は已《すで》に陰陽の要、虚実の理、傾移の過、②治すべきの属を聞けり。願わくは病の変化、淫伝絶敗して治すべからざる者を聞かん。聞くことを得べきか。岐伯曰く、要なるかな問いや。道は、

昭乎其如日醒、窘乎其如夜瞑、能被而服之、神与倶成、畢将服之、神自得之。生神之理、可著于竹帛、不可伝于子孫。

昭として其れ日に醒むるが如く、窘《きん》として其れ夜に瞑《つぶ》るが如く、能く被③りてこれに服せば、神与倶《みな》に成り、畢《ことごと》く将にこれに服さんとすれば、神自らこれを得ん。生神の理は、竹帛《はく》に著《つ》くべく、子孫に伝うべからず。

【注釈】

① 万物畢わる者なり――馬蒔の説「諸方は多くの病に適用されるものであるけれども、医工は守一を知らなければならない。守一とは、諸方を総合して尽く明らかにしたうえで、各人がその一、つまり鍼を堅守すれば失うものはなく、万人の病は、ほとんど完治して誤治することはないだろう」。

② 治すべきの属――疾病を治療する適切な方法。

③ 被りてこれに服す――「被」には、動かされるの意がある。つまり受諾すること。「服」とは、信服の意。

【現代語訳】

黄帝がいう。「それはつまり、一つの総体的原則を掌握して忘れなければ、様々な事物の複雑な課題を解決することができるということかな。いま私はすでに陰陽の要点、虚実の理論、摂生を怠って疾病を起こすこと、そして疾病を治癒する各種の方法を理解した。私は、疾病が変化する様相、及び病邪が転移して蔵気を損なわせて治療が困難になる理由について知りたいと思うが、話して下さるか」。

岐伯がいう。「この問題は極めて重要なものです。これらの医学原理は、それが分かっていれば、白昼のごとく頭脳が冴え渡りますが、分からなければ、夜中に目を閉じるようなもので、何事も察知し難いものです。だからこそ、こうした原理を受容し掌握しなければならないばかりか、その上それに照らして実践運用しなければなりません。精神を集中して体験し模索して初めて、すべてを理解する境地に達することができるのです。さらに実際運用の過程において、要領を把握したなら、神業を入手し、すべては思い通り順調となります。こうした理論は、竹簡や帛書に記し書物として後世に伝えるべきで、独り占めして自分の子孫だけに伝えてはならないのです」。

黄帝曰、何謂日醒。岐伯曰、明于陰陽、如惑之解、如酔之醒。

黄帝曰、何謂夜瞑。岐伯曰、瘖乎其無声、漠乎其無形、折毛発理、正気横傾、淫邪泮衍、血脈伝溜、大気入蔵、腹痛下淫、可以致死、不可以致生。

黄帝曰く、何をか日に醒むと謂う。岐伯曰く、陰陽に明らかなること、惑いの解くるが如く、酔いの醒むるが如し。

黄帝曰く、何をか夜に瞑《つぶ》ると謂う。岐伯曰く、瘖《いん》として其れ声なく、漠として其れ形なく、毛を折り理を発《ひら》き、正気は横傾し、[1]淫邪は泮《はん》衍し、血脈は伝溜[2]し、[3]大気は蔵に入り、腹痛み[4]下に淫《みだ》れて、以て死を致すべく、以て生を致すべからず。

【注釈】

① 淫邪は泮衍す――「淫邪」とは、偏って盛んな病邪を指す。「泮衍」とは、拡散・蔓延の意。

② 溜――「留」に通じる。

③ 大気は蔵に入る――張介賓の説「大気とは、大邪の気である」。「大邪の気」とは、極めて深刻なる病邪をいう。

「大気　蔵に入る」とは、深刻なる病邪が内蔵に侵入することをいう。

④　下に淫る――「淫」は、乱れるの意に解釈する。「下に淫れる」とは、下焦の蔵気の逆乱を指す。

【現代語訳】

黄帝がいう。「昼に醒めるとは、どういうことか」。

岐伯がいう。「陰陽の原理を明らかにするということは、とまどうような難題に明確な回答が得られるような、また酒に酔った後で酔いが醒めるようなものです」。

黄帝がいう。「夜に瞑るとは、どういうことか」。

岐伯がいう。「病邪が人体に侵入した後、引き起こされた内部変化は、音もなく、形もなく、見ることもできなければ、探り当てることもできず、まるで真っ暗な夜に目を閉じるようなもので、何も見ることはできず、常に知らず覚らずの内に毛髪の脱落や、皮膚のきめが開いてたくさん汗をかき、もし正気が大いに損なわれると、邪気が充満し、血脈を経て内蔵に伝わって、腹痛を引き起こし、蔵府の機能は乱れ、邪気が盛んで正気が虚となる深刻な段階に至ると、治癒は簡単ではなくなります」。

黄帝曰、大気入蔵奈何。岐伯曰、病先発于心、一日而之肺、三日而之肝、五日而之脾。三日不已、死。冬夜半、夏日中。

黄帝曰く、大気の蔵に入ることいかん。岐伯曰く、病先に心より発すれば、一日にして肺に之《ゆ》き、三日にして肝に之き、五日にして脾に之く。三日にして已《い》えざれば、死す。冬は夜半、夏は日中たり。

【現代語訳】

黄帝がいう。「大邪の気が内蔵に侵入した後、どのような病変が発生するか」。

岐伯がいう。「邪気が蔵に入り、疾病がまず心に発生すると、一日後には肺に伝わり、三日後には肝に伝わり、五日後には脾に伝わります。もしさらに三日たって治らなければ、死んでしまうでしょう、冬なら夜半に、夏なら正午に死にます」。

病先発于肺、三日而之肝、一日而之脾、五日而之胃。十日不已、死。冬日入、夏日出。

病先に肺より発すれば、三日にして肝に之《ゆ》き、一日にして脾に之き、五日にして胃に之く。十日にして已《い》えざれば、死す。冬は日の入り、夏は日の出たり。

【現代語訳】

「もし疾病がまず肺に発生すると、三日後に肝には伝わり、一日で脾に伝わり、五日後には胃に到達します。もしさらに十日経っても治らなければ、死んでしまうでしょう、冬なら日没の頃に、夏なら日の出の頃に死にます」。

病先発于肝、三日而之脾、五日而之胃、三日而之腎。三日不已、死。冬日入、夏蚤食。

病先に肝より発すれば、三日にして脾に之き、五日にして胃に之き、三日にして腎に之く。三日にして已えざれば、死す。冬は日の入り、夏は蚤《そう》[①]食たり。

【注釈】

① 蚤食――「蚤」は「早」に通じる。「早食」とは、早朝の卯時、五時から七時の朝食をとる時間を指す。

【現代語訳】

「もし疾病がまず肝に発生したら、三日後には脾に伝わり、五日後には胃に伝わり、三日後には腎に伝わります。もしさらに三日経っても治らなければ、死んでしまうでしょう、冬なら日没の頃、夏なら朝食の頃です」。

病先発于脾、一日而之胃、二日而之腎、三日而之膂膀胱。十日不已、死。冬人定、夏晏食。

病先に脾より発すれば、一日にして胃に之き、二日にして腎に之き、三日にして膂①《りょ》と膀胱に之く。十日にして已えざれば、死す。冬は②人定《じんてい》、夏は③晏食《あんしょく》たり。

【注釈】

① 膂と膀胱――「膂」は、背中の脊椎両側の肌肉。「膂膀胱」とは、膀胱の経脈と経筋が背中の脊椎両側をめぐっていることを指す。

② 冬は人定――高士宗の説「冬の人定は戌に在り」。「戌時」は、十九時から二一時に相当する。

③ 夏は晏食――「晏」は、夕刻の酉時、十七時から十九時に相当する。「晏食」とは、夕食のこと。

【現代語訳】

「もし疾病がまず脾に発生すると、一日後に胃に伝わり、二日後には腎に伝わり、三日後には背筋と膀胱に伝わります。もしさらに十日を過ぎても治らなければ、死んでしまいます、冬なら夜人々が眠りにつく頃、夏なら夕食を食べる頃でしょう」。

病先発于胃、五日而之腎、三日而之膂膀胱、五日而上之心。二日不已、死。冬夜半、夏日昳。

病先に胃より発すれば、五日にして腎に之き、三日にして膂と膀胱に之き、五日にして上りて心に之く。二日にして已えざれば、死す。冬は夜半、夏は①日昳《てつ》たり。

【注釈】

① 日昳——ほぼ未時に当たる。十三時から十五時に相当する。馬蒔の説「夏の日昳は未に在り、土気が正に衰えるときなので、夏は日昳に死ぬのである」。

【現代語訳】

「もし疾病がまず胃に発生すると、五日で腎に伝わり、三日後には背筋と膀胱に伝わり、五日で上って心に伝わります。もしさらに二日を過ぎても治らなければ、死んでしまいます、冬なら夜半に、夏なら午後にでしょう」。

病先発于腎、三日而之膂膀胱、三日而上之心、三日而之小腸(二)。三日不已、死。冬大晨、夏晏晡。

病先に腎より発すれば、三日にして膂と膀胱に之き、三日にして上りて心に之き、三日にして小腸に之く。三日にして已えざれば、死す。冬は①大晨、夏は②晏晡《あんほ》たり。

【注釈】

① 大晨——早朝の空が光り輝くときで、ほぼ寅時の終わり、卯時の初めに相当する。馬蒔の説「冬の大晨は、寅の末に在り」。

② 晏晡——張介賓の説「晏晡とは、戌時なり」。

【訳注】

（一） 晏　趙府居敬堂本・明刊無名氏本は「早」に作る。『甲乙経』は「晏」に作り、馬蒔注本・張介賓注本も「晏」に作る。これに従う。

【現代語訳】

「もし疾病がまず腎に発生すると、三日で背筋と膀胱に伝わり、三日後には上って心に伝わり、三日後には小腸に伝わります。もしさらに三日を過ぎても治らなければ、死んでしまうでしょう、冬なら夜明けの頃に、夏ならたそがれの頃にでしょう」。

病先発于膀胱、五日而之腎、一日而之小腸、一日而之心。二日不已、死。冬雞鳴、夏下晡。

病先に膀胱より発すれば、五日にして腎に之き、一日にして小腸に之き、一日にして心に之く。二日にして已えざれば、死す。冬は雞鳴、夏は下晡《かほ》①たり。

【注釈】

① 下晡——張介賓の説「夏の下晡は、未に在り」。

【現代語訳】

「もし疾病がまず膀胱に発生すると、五日過ぎには腎に伝わり、一日で小腸に伝わり、一日で心に伝わります。もしさらに二日を過ぎても治らなければ、死んでしまいます。冬なら鶏鳴の頃に、夏なら午後にでしょう」。

諸病以次相伝。如是者、皆有死期、不可刺也。間一蔵及二三四蔵者、乃可刺也。

諸病は次を以て相伝う。是の如き者は、皆死期あり、刺すべからざるなり。①一蔵を間《へだ》てて二三四蔵に及ぶ者は、乃ち刺すべきなり。

【注釈】

① 一蔵を間てて二三四蔵に及ぶ——「一蔵を間つ」とは、一蔵を隔てて相伝わるの意。蔵を隔てて伝わるとは、その生むところに伝わること。たとえば『難経』五三難の説「かりに心病が脾に伝わった場合は、……これは子母の相伝である」。これは、火・水・土・木・金の順序に従って、五行を五蔵に配当し、一蔵を隔てると、心病が脾に伝わり、脾病が肺に伝わり、肺病が腎に伝わるように、母子間の相伝になるので、二、三、四蔵に伝及することになるのである。

【現代語訳】

「以上に述べましたように、各蔵に疾病が発生しますと、それぞれ相剋の順序に従って転移し、したがいまして、定まった死亡の時がありますから、鍼治療を施すことはできないのです。もし疾病の転移の順序が、一蔵をおいて伝わるとき、あるいは第二、三、四の蔵へと伝わるときは、鍼治療を施すことができます」。

【解説】

本篇の論じる疾病の転移の順序、その日数及び死期の推定は、五行相剋説の原則から推測されたものであり、古代人の個別的経験の総括ではあろうけれども、臨床の実際に照らし合わせると、いずれも適用し難いものであるから、これに拘泥してはならない。とりわけ、治療過程においては、薬物の作用によって気の邪正双方に複雑な変化が起こるから、このような結論は機械的で現実的でないと思われる。

【本篇の要点】

一、病邪が人体を襲い五蔵に至る転移の様相を説明する。
二、五行相剋の次序及び蔵府の表裏関係を運用して、五蔵の病症の転移の様相を説明する。
三、疾病が転移して一定時間内に終止しないと、予後が必ず好ましくないことを指摘する。
四、いくつかの疾病に鍼治療を運用するとき、鍼治療してよい場合と、してはいけない場合があることを指摘する。

（前田繁樹　訳）

淫邪発夢篇　第四十三

【解題】

本篇は、邪気の侵入や蔵府の虚実などの原因によって引き起こされる夢の諸相を論じ、各種の夢が疾病を診断する具体的方法を豊富にし、さらに経に従って腧穴を定める根拠とすることができると指摘する。本篇の主な内容は、邪気が侵入して夢を誘発する様相についてであるため、「淫邪発夢」を篇名とする。

黄帝曰、願聞淫邪泮衍奈何。岐伯曰、正邪従外襲内、而未有定舎、反淫于蔵、不得定処、与営衛倶行、而与魂魄飛揚、使人臥不得安而喜夢。気淫于府、則有余于外、不足于内。気淫于蔵、則有余于内、不

黄帝曰く、願わくは聞かん、淫邪の泮《はん》衍するはいかん。岐伯曰く、①正邪外より内を襲いて、未だ定舎あらず、反って蔵を淫《ひた》し、定処を得ず、営衛と倶に行きて、魂魄と飛揚し、人をして臥するも安んずるを得ずして喜《よ》く夢みしむ。気　府を淫せば、則ち外に余りありて、内に足らず。気　蔵を淫せば、則ち内に余りありて、外に足らず。

足于外。

【注釈】

① 正邪――心身の正常な活動を刺激する様々な要因、たとえば、情緒の動き、飢飽、労逸などを指す。張介賓の説「凡そ陰陽労逸は外に感じ、声色嗜欲は内に動くが、心身を侵襲するものは、みな正邪という」。

【現代語訳】

黄帝がいう。「邪気が体内に拡がって引き起こす病理変化の様相とはどのようであるか、お聞きしたい」。岐伯がいう。「正邪が外から体内に侵入しても、ときには定まった部位がなく、かえって内蔵に流入し、そこでもまた場所を固定せず、営衛の気と一緒に流行し、魂魄のあとをついて一緒に舞い上がり、人を安眠させずに夢を多く見させるのです。もし邪気が府に侵入すれば、外の陽気に余りがあり、内の陰気が足りなくなります。もし邪気が蔵に侵入すれば、内の陰気に余りがあり、外の陽気が足りなくなります」。

黄帝曰、有余不足、有形乎。岐伯曰、陰気盛、則夢渉大水而恐懼。陽気盛、則夢大火而燔焫。陰陽倶盛、則夢相殺。上盛則夢飛、下盛則夢堕。甚饑則夢取、甚飽則夢予。

黄帝曰く、余りあると足らざると、形あるか。岐伯曰く、陰気盛んなれば、則ち大水を渉りて恐懼《く》するを夢む。陽気盛んなれば、則ち大火ありて燔焫《はんぜつ》するを夢む。陰陽倶に盛んなれば、則ち相殺すを夢む。上盛んなれば則ち飛ぶを夢み、下盛んなれば則ち堕つるを夢む。甚だ饑

肝気盛、則夢怒。肺気盛、則夢恐懼、哭泣、飛揚。心気盛、則夢善笑、恐畏。脾気盛、則夢歌楽、身体重不挙。腎気盛、則夢腰脊両解不属。凡此十二盛者、至而写之、立已。

うれば則ち取るを夢み、甚だ飽くれば則ち予《あた》うるを夢む。肝気盛んなれば、則ち怒るを夢む。肺気盛んなれば、則ち恐懼《く》し、哭泣し、飛揚するを夢む。心気盛んなれば、則ち善く笑い、恐れ畏るるを夢む。脾気盛んなれば、則ち歌い楽しみ、身体重くして挙がらざるを夢む。腎気盛んなれば、則ち腰脊両《ふた》つに解けて属《つづ》かざるを夢む。凡そ此の十二の盛んなる者は、至りてこれを写すれば、立ちどころに已《い》ゆ。

【現代語訳】

黄帝がいう。「余りがあることと足りないことで、どんな現れがあるのか」。

岐伯がいう。「陰気が盛んであれば、大水を渡って恐れおののく夢を見ます。陽気が盛んであれば、大火事があって灼熱を感じる夢を見ます。陰陽の気がともに盛んであれば、互いに殺し合う夢を見ます。身体上部で邪が盛んであれば、上へ飛翔する夢を見ます。下部で邪が盛んであれば、下へ墜落する夢を見ます。極端に空腹なときは、人からものを取りあげる夢をみます。満腹し過ぎると、他人にものを与える夢を見ます。肝気が盛んだと、怒る夢を見ます。肺気が盛んだと、恐れおののき、声をあげ涙を流して泣き、飛翔する夢を見ます。心気が盛んだと、よく笑い、恐れ怯える夢を見ます。脾気が盛んだと、歌を唱い楽しむのですが、身体が重くて持ち上がらない夢を見ます。腎気が盛んですと、腰と背骨とが分離してつながらない夢を見ます。以上、申しました十二種の気の盛んなことによる病は、お話しした夢からその病の部位を判別する根拠とすることができ、鍼治療の際に相応する部位に瀉法を用いれば、病をすぐさま平癒することができます」。

厥気客于心、則夢見丘山煙火。客于肺、則夢飛揚、見金鉄之奇物。客于肝、則夢山林樹木。客于脾、則夢見丘陵大沢、壊屋風雨。客于腎、則夢臨淵、没居水中。客于膀胱、則夢遊行。客于胃、則夢飲食。客于大腸、則夢田野。客于小腸、則夢聚邑衝衢。客于胆、則夢闘訟自刳。客于陰器、則夢接内。客于項、則夢斬首。客于脛、則夢行走而不能前、及居深地窌苑中。客于股肱、則夢礼節拝起。客于胞䐈、則夢溲便。凡此十五不足者、至而補之、立已也。

厥気　心に客すれば、則ち丘山の煙火を見るを夢む。肺に客すれば、則ち飛揚し、金鉄の奇物を見るを夢む。肝に客すれば、則ち山林樹木を夢む。脾に客すれば、則ち丘陵大沢、壊屋風雨を見るを夢む。腎に客すれば、則ち淵に臨み、没して水中に居るを夢む。膀胱に客すれば、則ち遊行するを夢む。胃に客すれば、則ち飲食を夢む。大腸に客すれば、則ち田野を夢む。小腸に客すれば、則ち①聚邑衝衢《くく》を夢む。胆に客すれば、則ち闘訟して自ら刳《き》②るを夢む。陰器に客すれば、則ち内を接するを夢む。項に客すれば、則ち斬首を夢む。脛に客すれば、則ち行走するも前《すす》む能わず、及び深き地の③窌苑《こうえん》中に居るを夢む。股肱に客すれば、則ち礼節拝起するを夢む。④胞䐈《ちん》に客すれば、則ち溲《しゅう》と便を夢む。凡そ此の十五の足らざる者は、至りてこれを補えば、立ちどころに已《い》ゆるなり。

【注釈】

① 聚邑衝衢——「聚邑」とは、密集して人口の多い場所を指す。「衝衢」とは、四通八達の交通の要衝を指す。
② 自ら刳る——「刳《こ》」とは、切り裂くこと。「自ら刳《き》る」とは、腹を切って自殺することをいう。
③ 窌苑——「窌《こう》」とは、地窖《こう》（あなぐら）のこと。「苑」とは、古代、禽獣を飼い、樹木を植えたりした場所。
④ 胞脜——「胞」とは、膀胱を指す。「脜《ちん》」とは、直腸のこと。張介賓の説「胞は、いばりぶくろである。脜は、大腸である」。

【現代語訳】

「邪気が心を侵犯すると、丘陵に煙火がひろがるのを夢に見ます。肺を侵犯すると、飛揚するか、あるいは金属を鋳てできた奇怪な物を夢に見ます。肝を侵犯すると、山林の樹木を夢に見ます。脾を侵犯すると、連綿と続く丘陵と巨大な湖沼、及び風雨に曝され雨漏りのする荒れた家を夢に見ます。腎に侵入すると、大河のほとりに至るか、あるいは水に浸かっている夢を見ます。膀胱を侵犯すると、放蕩三昧の暮しを夢に見ます。胃を侵犯すると、飲食する夢を見ます。大腸を侵犯すると、広大な田野の中に身を置いている夢を見ます。小腸を侵犯すると、民衆の集い集まる交通の要衝に身を置いている夢を見ます。胆を侵犯すると、人と殴り合って訴訟沙汰となり、あるいは割腹自殺する夢を見ます。生殖器を侵犯すると、夢の中で性交します。項を侵犯すると、斬首を夢に見ます。足脛を侵犯すると、歩こうとしても前に進めず、さらには穴蔵や檻の中に閉じ込められる夢を見ます。大腿や上臂を侵犯すると、夢の中で叩頭の儀礼を行います。膀胱や直腸を侵犯すると、小便や大便をする夢を見ます。以上の十五種は、邪気が侵犯しますけれども、主には正気が虚となることによる疾病です。申し上げましたような夢の内容をその病の位置を弁別する根拠とすることができ、鍼治療に際して相応する部位に補法を施せば、疾病をたちまち平癒することができます」。

【解説】

本篇は、人体の陰陽と蔵府及び一部の組織の病理変化が原因となって見るさまざまな夢について論述を進め、夢の内容が病んでいる蔵府や組織の性質と密接な関係にあるという見解を示す。これは、実際の病理変化と完全には一致しないが、しかし、ある蔵府の病理変化を臨床診断する一つの手掛かりとすることはできる。もしいつも夢の中で怒っているなら、それは肝の気が盛んであるか、あるいは肝の火気が内に鬱滞していることを示唆しているだろう。いつも泣いたり悲しんだりする夢を見るなら、それは肺の気に余りあることを示唆しているだろう。要するに、夢を見ることが多いのは、一種の病的状態であり、臨床上注意を払うべきなのである。

『素問』脈要精微論第十七と『素問』方盛衰論第八十の中にも、疾病と夢の内容の関連についての論述があり、古代に夢という現象となんらかの疾病との関係が、すでに相当重視されていたことが見て取れる。その内容は本篇と相参照すべきである。

【本篇の要点】

一、陰陽・上下・飢飽及び五蔵などの過度の旺盛さの状況下に生起する様々な夢と、治療の際は瀉法を用いるべきことを叙述する。

二、蔵府及び五行学説を運用して、蔵府及び生殖器・項・脛・股肱・膀胱・直腸などの、正気が虚し邪気が侵入することによって生起する様々な夢と、治療の際は補法を用いるべきことを叙述する。

（前田繁樹　訳）

順気一日分為四時篇　第四十四

【解題】

本篇は、一日を四時に分割して、春夏秋冬に対応させ、疾病に旦慧・昼安・夕加・夜甚という変化とその法則があることについて論述し、同時に、この規則に基づかないで発生変化するいくつかの疾病があることの原因を説明する。このほか、蔵・色・時・音・味などの五変の意味と、五変が病を決定することと鍼治療の五輸との相関関係に言及する。それゆえ「順気一日分為四時」というのである。

黄帝曰、夫百病之所始生者、必起于燥湿寒暑風雨、陰陽喜怒、飲食居処。気合而有形、得蔵而有名。余知其然也。夫百病者、多以旦慧、昼安、夕加、夜甚。何也。岐伯曰、

黄帝曰く、夫れ百病の始めて生ずる所の者は、必ず燥湿・寒暑・風雨・陰陽・喜怒・飲食・居処に起こる。[1]気合して形あり、蔵を得て名あり。余其の然るを知るなり。夫れ百病なる者は、多くは旦を以て慧《さと》[2]く、昼に安んじ、夕に加わり、夜に甚だし。なんぞや。岐伯曰く、四時の

四時之気使然。

気然らしむ。

【注釈】

① 気合して形あり、蔵を得て名あり――「気合す」とは、邪気と正気が相闘うことをいう。「形有り」とは、発病後に脈証表現があることをいう。「蔵を得」とは、邪気が蔵に侵入することをいう。「名有り」とは、各種の疾病にはすべて決まった名称があることをいう。

② 慧し――病人の精神状態がはっきりして爽やかであること。

【現代語訳】

黄帝がいう。「様々な疾病が発生するときは、必ず燥湿寒暑風雨などの外邪の侵犯か、過度の房事や喜怒の不安定などの感情的刺激及び不規則な飲食や起居の乱れの招く所に起因する。邪気が侵犯して後、正気と闘うと様々な症状が現れ、邪気が蔵に入ればそれぞれ決まった病名がある。こうしたことについては、私はもう知っている。多くの病人は、たいていの場合、早朝には病状が軽くなって意識もさえ、昼間は割合と安静であるが、夕方には症状が次第に重くなり、夜には症状が最も激しくなる。これは、いったいどういうわけなのか」。

岐伯がいう。「それは、四季の気候の相違と変化に由来しているのです」。

黄帝曰、願聞四時之気。岐伯曰、
春生、夏長、秋収、冬蔵、是気之

黄帝曰く、願わくは四時の気を聞かん。岐伯曰く、春は生じ、夏は長じ、秋は収め、冬は蔵す、是れ気の常な

常也、人亦応之。以一日分為四時。朝則為春、日中為夏、日入為秋、夜半為冬。朝則人気始生、病気衰、故旦慧。日中人気長、長則勝邪、故安。夕則人気始衰、邪気始生、故加。夜半人気入蔵、邪気独居于身、故甚也。

り、人も亦たこれに応ず。一日を以て分かちて四時と為す。朝は則ち春たり、日中は夏たり、日入は秋たり、夜半は冬たり。朝は則ち人気始めて生じ、病気衰う、故に旦に慧し。日中は人気長じ、長ずれば則ち邪に勝つ、故に安んず。夕は則ち人気始めて衰え、邪気始めて生ず、故に加う。夜半は人気蔵に入り、邪気独り身に居る、故に甚だしきなり。

【現代語訳】

黄帝がいう。「四季の気についてお話願いたい」。

岐伯がいう。「春は陽気が発生し、夏は陽気が隆盛となり、秋は陽気が収斂し、冬は陽気が閉蔵する、というのが一年間の四季の気の変化の一般的な原則であり、人体の陽気の変化もまたこれと相応しています。一昼夜を四時に分割しますと、早朝は春のようであり、正午は夏のようであり、夕方は秋のようであり、夜半は冬のようであります。人体は早朝に陽気が発生し、邪気が衰退するので、病人の意識はさえます。正午に人の陽気は次第に隆盛となり、正気が邪気に勝つことができるので、病人は割合安静です。夕方に人の陽気は収斂し始め、邪気が次第に猖獗するので、病状は重くなります。夜半に人の陽気は内に閉蔵し、ただ邪気のみが身体を占拠するので、病は極めて重くなります」。

黄帝曰、其時有反者何也。岐伯曰、是不応四時之気、蔵独主其病者、是必以蔵気之所不勝時者甚、以其所勝時者起也。

黄帝曰、治之奈何。岐伯曰、順天之時、而病可与期。順者為工、逆者為麤。

黄帝曰く、①其れ時に反する者あるは、なんぞや。岐伯曰く、是れ四時の気に応ぜず、蔵独り其の病を主る者なり、是れ必ず②蔵気の勝たざる所の時を以てする者は甚だしく、③其の勝つ所の時を以てする者は起つなり。

黄帝曰く、これを治するはいかん。岐伯曰く、④天の時に順えば、而《すなわ》ち病 期を与うべし。順う者は工たり、逆らう者は麤《そ》たり。

【注釈】

① 其れ時に反する者あり――いくつかの疾病の軽重の変化は、上述の「旦に慧く、昼に安んじ、夕に加わり、夜に甚だし」の原則とは異なる場合があることをいう。

② 蔵気の勝たざる所の時を以てする者は甚だし――蔵はそれぞれ特定の五行の属性を備えていて、日時もまたそれぞれ特定の五行の属性を備えているため、病んでいる蔵が日時の五行に負けてしまうことをいう。そもそも日時の五行の属性が蔵の五行の属性を剋制する時に遭遇すると、病状はたちまち重くなる。もし肝の病が庚辛の日、または申酉の刻にさしかかれば、金が木に剋つために、病はたちまち重くなる。

③ 其の勝つ所の時を以てする者は起つ――病んでいる蔵が、さしかかる日時を剋制すれば、疾病は快方に向かう。たとえば、肝の病が戊己の日、または辰戌丑未の刻にさしかかると（木は土に剋つので）軽くなる。

④ 天の時に順う――治療の際、日時の五行の属性と病んでいる蔵の五行の属性との関係に基づいて、適切に補瀉を行うことができたなら、日時が蔵に剋つ事態を避けることができる。たとえば脾の病ならば、木に属する甲乙の日、または寅卯の刻に、土を補い木を瀉す方法を採る。肺の病ならば、火に属する丙丁の日、または巳午の

刻に、金を補い火を瀉す方法を採る、これが「天の時に順う」ということである。

【現代語訳】

黄帝がいう。「疾病の一日における症状の軽重変化に、場合によっては、旦慧・昼安・夕加・夜甚という様相が見られないことがある。これはいったいどういうわけなのか」。

岐伯がいう。「それは疾病の変化が、四時の気と相応せず、蔵が単独で疾病の発生に対して決定的に影響していることによるものです。このような疾病は、必ず病んでいる蔵が時日に剋されるときになると重くなり、もし病んでいる蔵が時日を剋服できるときは、病は軽くなります」。

黄帝がいう。「どのように治療を進めてゆくのか」。

岐伯がいう。「治療の際は、時日と病んでいる蔵の五行の関係に基づいて補瀉を施し、病んでいる蔵が時日に剋されることが過度にならないようにすれば、疾病が治まるであろうことが予想できます。このようにすることができるのは、優れた医者あり、違えるものは、粗忽な医者です」。

黄帝曰、善。余聞刺有五変、以主五輸、願聞其数。岐伯曰、人有五蔵、五蔵有五変、五変有五輸、故五五二十五輸、以応五時。

黄帝曰、願聞五変。岐伯曰、肝

黄帝曰く、善し。余聞くならく、刺に五変ありて、以て五輸①を主る、と。願わくは其の数を聞かん。岐伯曰く、人に五蔵あり、五蔵に五変あり、五変に五輸あり、故に五五二十五輸にして、以て五時②に応ず。

黄帝曰く、願わくは五変を聞かん。岐伯曰く、肝は牡③

為牡蔵、其色青、其時春、其音角、其味酸、其日甲乙。心為牡蔵、其色赤、其時夏、其日丙丁、其音徴、其味苦。脾為牝蔵、其色黄、其時長夏、其日戊己、其音宮、其味甘。肺為牝蔵、其色白、其音商、其時秋、其日庚辛、其味辛。腎為牝蔵、其色黒、其時冬、其日壬癸、其音羽、其味鹹。是為五変。

蔵たり、其の色は青、其の時は春、其の音は角、其の味は酸、其の日は甲乙なり。心は牡蔵たり、其の色は赤、其の時は夏、其の日は丙丁、其の音は徴《ち》、其の味は苦なり。脾は③牝蔵たり、其の色は黄、其の時は長夏、其の日は戊己、其の音は宮、其の味は甘なり。肺は牝蔵たり、其の色は白、其の音は商、其の時は秋、其の日は庚辛、其の味は辛なり。腎は牝蔵たり、其の色は黒、其の時は冬、其の日は壬癸、其の音は羽、其の味は鹹《かん》なり。是れ五変たり。

【注釈】

① 五輸――井・榮・輸・経・合の五種の腧穴をいう。

② 五時――春・夏・長夏・秋・冬の五季を指していう。

③ 牡蔵、牝蔵――雄を「牡」といい、雌を「牝」という。五蔵のうち、肝・心は牡蔵で、脾・肺・腎は牝蔵である。馬蒔の説「肝は陰中の陽であり、心は陽中の陽であるから、牡蔵という。脾は陰中の至陰であり、肺は陽中の陰であり、腎は陰中の陰であるから、牝蔵という」。張志聡の説「肝は木に属し、心は火に属すから、牡蔵である。脾は土に属し、肺は金に属し、腎は水に属すから、牝蔵である」。両説とも参考にすべきである。

【現代語訳】

黄帝がいう。「なるほど。刺法には五変を基に井・滎《けい》・輸・経・合の五輸穴を決定することがあると聞いているが、その規則についてお話しいただきたい」。

岐伯がいう。「人には五蔵があり、五蔵にはそれぞれ相応じる色、時、日、音、味の五種の変化があり、その変化ごとに井・滎・輸・経・合の五種の腧穴があってそれぞれこれと相応しており、五五相掛け合わせると、二十五個の輸穴となり、さらにそれぞれ五季と相応しています」。

黄帝がいう。「何を五変と呼ぶのか、少々伺いたい」。

岐伯がいう。「肝は木に属し、陰中の少陽なので、牡蔵と呼ばれ、色は青で、時は春、日は甲乙で、音は角、味は酸です。心は火に属し、陽中の太陽なので、牡蔵と呼ばれ、色は赤で、時は夏、日は丙丁で、音は徴《ち》、味は苦です。脾は土に属し、陰中の至陰なので、牝蔵と呼ばれ、色は黄で、時は長夏、日は戊己で、音は宮、味は甘です。肺は金に属し、陽中の少陰なので、牝蔵と呼ばれ、色は白で、時は秋、日は庚辛で、音は商、味は辛です。腎は水に属し、陰中の太陰なので、牝蔵と呼ばれ、色は黒で、時は冬、日は壬癸で、音は羽、味は鹹です。これが五変であります」。

黄帝曰、以主五輸奈何。岐伯曰（一）、蔵主冬、冬刺井。色主春、春刺滎。時主夏、夏刺輸。音主長夏、長夏刺経。味主秋、秋刺合。是謂五変以主五輸。

黄帝曰く、以て五輸を主るはいかん。岐伯曰く、蔵は冬を主り、冬は井を刺す。色は春を主り、春は滎を刺す。時は夏を主り、夏は輸を刺す。音は長夏を主り、長夏は経を刺す。味は秋を主り、秋は合を刺す。是れ①五変以て五輸を主ると謂う。

【注釈】

①　五変以て五輸を主る――馬蒔の説「五変は五輸を主るとは、どういうことか。思うに、五蔵は冬を主るので、およそ病が蔵に在れば、必ず五蔵の井穴を取るのである。たとえば、肝なら大敦に取り、心なら少衝に取る。色は春に生ずるので、およそ病が色に在れば、必ず五蔵の滎穴に取るのである。たとえば、肝なら行間に取り、心なら少府に取る。時は夏を主るので、およそ病が緩解したり悪化したりするときは、必ず五蔵の輸穴を取るのである。たとえば、肝なら太衝に取り、心なら神門に取る。音は長夏を主るので、およそ病が音に在れば、必ず五蔵の経穴を取るのである。たとえば、肝なら中封に取り、心なら霊道に取る。味は秋を主るので、およそ病が胃に在り、及び飲食の不摂生で病気になったときは、必ず五蔵の合穴に取るのである。たとえば、肝なら曲泉に取り、心なら少海に取る。これが五変が五輸を主る、ということであり、いわゆる五五二十五輸以て五時に応ずる、である」。

【現代語訳】

黄帝がいう。「五変がそれぞれ五輸穴を主るとは、どういうことか」。

岐伯がいう。「五蔵は冬を主り、冬季には井穴を刺します。五色は春を主り、春季には滎穴を刺します。五時は夏を主り、夏季には輸穴を刺します。五音は長夏を主り、長夏には経穴を刺します。五味は秋を主り、秋季には合穴を刺します。これが五変がそれぞれ五輸穴を主るということです」。

【訳注】

（一）　趙府居敬堂本及び明刊無名氏本には、「岐伯曰」の三字がなく、『太素』にはある。

【解説】

本節は、春・夏・長夏・秋・冬の五時と五蔵の気との相応関係から、それぞれの季節にそれぞれの五輪を刺すという主題を論じている。「蔵は冬を主り、色は春を主り、時は夏を主り、音は長夏を主り、味は秋を主る」についていては、五季を分けて蔵・色・時・音・味と関連づけている。結論として「是れ五変以て五輪を主ると謂う」と言うが、この「五変」は、先の色・時・日・音・味という五変の内容とは完全には整合せず、ここでは季節で分別して五輪を刺す方法を根拠としていて、重点は季節や時間と刺す腧穴の相応関係にあって、「五変」の発病の特徴は考慮されておらず、このことは、後文に語られる五変の発病の特徴、及びそれによって鍼治療の相応する五輪穴を確定することと、その内容を異にする。

黄帝曰、諸原安合以致六輪。岐伯曰、原独不応五時、以経合之、以応其数、故六六三十六輪。

黄帝曰く、諸原は安《いづ》くんぞ合して以て六輪を致す。岐伯曰く、原は独り五時に応ぜざれば、経を以てこれに合し①、以て其の数に応ず、故に六六三十六輪たり。

【注釈】

① 経を以てこれに合す——経穴で原穴を包括する、つまり経穴を原穴の代わりに使用する。これは五時を井・栄・輸・経・合の五輪穴に分配するが、六府には本来六輪があり、上述の五輪穴の外に、他にまだ原穴があって、「独り原は五時に応じない」、それで原穴を経穴の中に合併するのであるが、この時、経は原穴と同じ属性を具有するため、五変と相応するのである。

【現代語訳】

黄帝がいう。「六府の原穴は、どのように配合して六輸とするのか」。

岐伯がいう。「原穴だけは五時に配当されていませんので、原穴を経穴に配属して、五時六輸の数に対応させるのです。ですから六六三十六個の腧穴なのです」。

黄帝曰、何謂蔵主冬、時主夏、音主長夏、味主秋、色主春。願聞其故。岐伯曰、病在蔵者、取之井。病変于色者、取之榮。病時間時甚者、取之輸。病変于音者、取之経。経満而血者、病在胃及以飲食不節得病者、取之於合、故命曰味主合。是謂五変也。

黄帝曰く、何をか蔵は冬を主り、時は夏を主り、音は長夏を主り、味は秋を主り、色は春を主ると謂う。願わくは其の故を聞かん。岐伯曰く、病の蔵に在る者は、これを井に取る。病の色を変うる者は、これを榮に取る。病の時に間《しず》かに時に甚だしき者は、これを輸に取る。病の音を変うる者は、これを経に取る。経満ちて血ある者、病の胃に在るもの、及び飲食節ならざるを以て病を得る者は、これを合に取る、故に命《な》づけて味は合を主ると曰う。是れ五変と謂うなり。

【現代語訳】

黄帝がいう。「蔵は冬を主り、時は夏を主り、音は長夏を主り、味は秋を主り、色は春を主るとは、なにを言うのか。私はそのことわりを知りたい」。

岐伯がいう。「病が蔵にあるものは、邪気が深く侵入しているので、治療に際しては井穴を刺すべきです。疾病の変化が顔の色に現れているものは、治療に際しては滎穴を刺すべきです。病状が軽くなったり重くなったりするものは、治療に際しては輸穴を刺すべきです。疾病の影響が声の変化に現れるものは、経穴を刺すべきです。経脈が満ちて瘀血があるもの、病が陽明胃経にあるもの、及び飲食の不節制による疾病は、治療に際しては、みな合穴を刺すべきです。それゆえ、味は合を主る、というのです。以上が、五変の表す異なる特徴と、五輪と相応する鍼治療法であります」。

【本篇の要点】

一、一日を分割して四時とすることによって、人体の陽気の活動情況が、邪気と正気の闘争に影響するために、病状に一日の中でも旦慧・昼安・夕加・夜甚といった変化があることを説明する。

二、いくつかの疾病は、四時の気と対応せず、蔵が単独でその病と関わっているため、その軽重変化は、それぞれの蔵気と邪気の盛衰に左右され、一般に蔵気が邪気に剋てなければ病は重くなり、蔵気が邪気に剋てば病は軽くなる、と説明する。

三、治療に際しては、必ず時令に依拠し、相反してはいけないことを強調する。

四、五蔵・五変・五輸の内容、及び五蔵と色・時・音・味との配合関係を具体的に述べる。

（前田繁樹　訳）

外揣篇　第四十五

【解題】

本篇は、陰陽内外の密接な関係と相互の影響を強調し、外から内を知るための原理を説明する。それよって、外に現れる客観的臨床表現を重視して、疾病を診断する根拠とすることを啓発する。医者は臨床の際、患者の声や色などから推測を進めて、病気の原因、きっかけや部位などの概況を明らかにすることができる。それゆえ篇名を「外揣《すい》」とする。

(一)

黄帝曰、余聞九鍼九篇、余親受其調、頗得其意。夫九鍼者、始於一而終于九。然未得其要道也。夫九鍼者、小之則無内、大之則無外、深不可為下、高不可為蓋、恍惚無窮、流溢無極。余知其合于天

黄帝曰く、余　九鍼九篇を聞き、余親《①みずか》ら其の調を受け、頗《すこぶ》る其の意を得たり。夫れ九鍼なる者は、一②に始まりて九に終わる。然れども未だ其の要道を得ざるなり。夫れ九鍼なる者は、これを小にすれば則ち内なく、これを大にすれば則ち外なく、深きこと下と為すべからず、高きこと蓋と為すべからず、恍惚《こうこつ》として窮《きわ》まりなく、

道人事四時之変也。然余願雑之毫毛、渾束為一、可乎。
岐伯曰、明乎哉問也。非独鍼道焉、夫治国亦然。黄帝曰、余願聞鍼道、非国事也。岐伯曰、夫治国者、夫惟道焉。非道、何可小大深浅雑合而為一乎。

流溢して極まりなし。余は其の天道・人事・四時の変に合するを知るなり。然れども余願わくはこれを毫毛に雑《まじ》え、渾束して一と為さん、可なるか。
岐伯曰く、明なるかな問いや。独り鍼道のみに非ず、夫れ国を治むるも亦た然り。黄帝曰く、余 鍼道を聞かんことを願えり、国事に非ざるなり。岐伯曰く、夫れ国を治むる者は、夫れ惟だ道のみ。道に非ずんば、何ぞ小大深浅をして雑え合わせて一と為すべけんや。

【注釈】

① 親ら其の調を受く――「調」とは、知謀、智恵をいう。「親ら其の調を受く」とは、自ら岐伯の智恵と計略の結晶である理論を授かったことをいう。

② 一に始まりて九に終わる――九鍼の理論と各種の鍼具の名称をいう。これらの理論と各種の鍼具の使用には、条理と順序がなければならないので、それで「一に始まりて九に終る」というのである。この文は本書九鍼十二原篇第一既出。

【現代語訳】

黄帝がいう。「私は九鍼に関する九篇の論文について聞き、身をもって自ら英知みなぎる理論を味わい知り、大いに体得するところがあった。九鍼の内容はすこぶる豊富であり、道理は奥深いので、私はまだその要点を掌握しておらぬ。九鍼の理論は、精妙であることこの上なく、多様であることこの上なく、深遠であることこの上なく、高逸であることこの上ない。その道理は奥深くてとらえ難く、その応用範囲は広範で極まりない。それは、九鍼の理論が自然のことわり、人間社会や季節の変化に符合していることによる、と私は知っている。しかし私は、これら毫毛のごとき数多くの論述を帰納して一つの系統的理論としたいと願っている。できると思われるか」。

岐伯がいう。「まことに優れた質問です。九鍼の道理は帰納して系統的理論とするだけではなく、国家を統治することもまた、このようであるべきなのです」。

黄帝がいう。「私が伺いたいのは鍼のことわりであって、国家を統治する方策ではない」。

岐伯がいう。「国家を統治することも、鍼を用いることも、ともに原理原則がなければなりません。もし原則がなければ、どうして小大浅深の複雑な内容を統一してまとめ上げることができましょうか」。

【訳注】

（一）受　趙府居敬堂本及び明刊無名氏本は「授」に作り、『太素』は「受」に作る。原書は『太素』に従っている。

黄帝曰、願卒聞之。岐伯曰、日与月焉、水与鏡焉、鼓与響焉。夫日月之明、不失其影。水鏡之察、不失其形。鼓響之応、不後其声。動揺則応和、尽得其情。

黄帝曰く、願わくは卒《ことごと》くこれを聞かん。岐伯曰く、日と月と、水と鏡と、鼓と響となり。夫れ日月の明は、其の影を失わず。水鏡の察は、其の形を失わず。鼓響の応は、其の声に後れず。動揺すれば則ち応和し、尽く其の情を得。

【現代語訳】

黄帝がいう。「関連する諸問題についてすべてお聞かせ願いたい」。

岐伯がいう。「事物の間には密接な関係があります、例えば太陽と月、水と鏡、鼓と響きなどのように。日月が物体を照らせば、たちまち影ができます。水と鏡は物体の本来の形態をはっきりと映し出します。鼓を打てばすぐさま音が出、この音は鼓を打つ動作とはほぼ同時に発生します。鍼で病を治療するときも、定まった反応が引き起こされるので、この道理を理解するなら、鍼の使い方に関する理論もまた完全に掌握できるのです」。

黄帝曰、窘乎哉。昭昭之明不可蔽。其不可蔽、不失陰陽也。合而察之、切而験之、見而得之、若清水明鏡之不失其形也。五音不彰、五色不明、五蔵波蕩、若是則内外相襲、若鼓之応桴、響之応声、影之似形。故遠者司外揣内、近者司内揣外、是謂陰陽之極、天地之蓋。請蔵之霊蘭之室、弗敢使泄也。

黄帝曰く、窘《きん》なるかな。昭昭の明蔽《おお》うべからず。其の蔽うべからざるは、陰陽を失わざればなり。合してこれを察し、切してこれを験《ため》し、見てこれを得ること、清水・明鏡の其の形を失わざるが若《ごと》きなり。五音彰《あき》らかならず、五色明らかならず、五蔵波蕩《とう》す、是の若くんば則ち内外相襲①うこと、鼓の桴《ばち》に応じ、響の声に応じ、影の形に似るが若し。故に遠き者は外を司《つかさど》②りて内を揣《はか》り、近き者は内を司りて外を揣る、是れ陰陽の極、天地の蓋と謂う。請うらくはこれを霊③蘭の室に蔵《おさ》め、敢て泄らしめざらん。

【注釈】

① 相襲う――相互に影響しあうことをいう。

② 外を司りて内を揣る――「司」とは、その事を主ることをいう。「揣《すい》」とは、推測の意。「外を司りて内を揣る」とは、外表を観察して、内蔵の病変を推測できるということ。

③ 霊蘭の室――伝説では黄帝が書籍を収蔵したところ。王冰の説「霊蘭室とは、黄帝の書庫である」。

【現代語訳】

黄帝がいう。「この問題はまことに難問である。問題は複雑であるが、しかしこの深遠で明白なる道理は覆い隠すすべもない。それを覆い隠せないというのは、その理論的基底が陰陽の基本法則から逸脱していないからである。臨床上の様々な現象を総合的に観察し、脈診によって脈象の変化を検査し、視診によって外部の病症をもとめるということは、あたかも清水や明鏡が物の形を映すと同様にまぎれもないことだ。もし人の声が澄んでおらず、色つやがくすんでいると、五蔵の機能に変化があったということであり、それは人体の陰陽が内外相互に影響しあっていることによるためで、ちょうどばちで鼓を打つと、音は必ず打つに従って発せられるのと同様であり、また影が形に従い形に似るのと同様である。いわゆる遠とは、身体の外表の変化から内蔵の疾病を推測することができるということであり、いわゆる近とは、内蔵の疾病から外表の証候を推測することができるということである。これらの道理は、陰陽の高遠深奥なる理論であり、また自然界の基本法則でもある。どうか私にこれを霊蘭の室に秘蔵し、散逸してしまわぬようにさせていただきたい」。

【本篇の要点】

一、鍼を用いて治病することは、その治療効果がばちで鼓を打って音を発し、日月が物を照らして影が生じ、水や鏡が人を映して形を現すことと同様に、内外相応の道理に適っていることを説明する。

二、外の声や色に現れるものから推測を進めて、内蔵の病理変化を理解し、かつ診断と治療の根拠とすることができるとする。

（前田繁樹　訳）

五変篇　第四十六

【解題】

本篇は、疾病と体質の関係を論ずることを主題とする。文中に風・痺《ひ》・消癉《たん》・寒熱・積聚の五種の病証を現している患者の異なる体質類型と発病メカニズムを列挙し、あわせて斧で木を伐るときの五種の変化の様相を比喩として、病の内因と外因の関係を説明する。篇末に結語として「五変の紀」という言葉があるように、実際にも五変を論述の大要としているので、「五変」を篇名とする。

黄帝問于少兪曰、余聞百疾之始期也、必生于風雨寒暑、循毫毛而入腠理、或復還、或留止、或為風腫汗出、或為消癉、或為寒熱、或為留痺、或為積聚。奇邪淫溢、不

黄帝　少兪に問いて曰く、余聞くならく、百疾の始期①や、必ず風雨寒暑に生じ、毫毛に循いて腠《そう》理に入り、或いは復た還《かえ》り、或いは留止し、或いは風腫と為りて汗出で、或いは消癉《たん》と為り、或いは寒熱と為り、或いは留痺《ひ》と為り、或いは積聚と為る、と。奇邪の淫溢する

可勝数。願聞其故。夫同時得病、或病此、或病彼。意者天之為人生風乎、何其異也。少兪曰、夫天之生風者、非以私百姓也、其行公平正直。犯者得之、避者得無殆。非求人而人自犯之。

黄帝曰、一時遇風、同時得病、其病各異。願聞其故。少兪曰、善乎哉問。請論以比匠人。匠人磨斧斤礪刀、削斲材木。木之陰陽、尚有堅脆、堅者不入、脆者皮弛、至其交節、而缺斤斧焉。夫一木之中、堅脆不同、堅者則剛、脆者易傷、況其材木之不同、皮之厚薄、汁之多少、而各異耶。夫木之蚤花先生葉者、遇春霜烈風、則花落而葉萎。久曝大旱、則脆木薄皮者、枝条汁少而葉萎。久陰淫雨、則薄皮多汁

こと、勝《あ》げて数うべからず。願わくは其の故を聞かん。夫れ時を同じくして病を得るに、或いは此れを病み、或いは彼《かれ》を病む。意《おも》うに天の人の為《ため》に風を生ずるや、何ぞ其れ異なる。少兪曰く、夫れ天の風を生ずるは、以て百姓《せい》を私するに非ざるなり、其の行わるること公平にして正直なり。犯す者はこれを得、避くる者は殆《あやう》きことなきを得ん。人を求むるに非ずして人自らこれを犯す。

黄帝曰く、時を一《おな》じくして風に遇い、時を同じくして病を得るも、其の病各おの異る。願わくは其の故を聞かん。少兪曰く、善きかな問いや。論ずるに匠人に比するを以てせんことを請う。匠人は②斧斤を磨き刀を礪ぎ、材木を削③斲《たく》す。④木の陰陽、尚《な》お堅脆あり、堅き者は入らず、脆き者は皮弛《ゆる》きも、其の交節に至れば、而《すなわ》ち斤斧を缺《か》く。夫れ一木の中、堅脆同じからず、堅き者は則ち剛く、脆き者は傷《やぶ》り易し、況や其の材木の同じからず、皮の厚薄、汁の多少ありて、各おの異なるをや。夫れ木の⑤蚤《はや》く花さき先に葉を生ずる者は、春霜烈風に遇えば、則ち花落ちて葉萎《な》ゆ。久しく大旱に曝《さら》さるれば、

者、皮潰而漉。卒風暴起、則剛脆之木、枝折杌傷。秋霜疾風、則剛脆之木、根揺而葉落。凡此五者、各有所傷、況於人乎。

　黄帝曰、以人応木奈何。少兪答曰、木之所傷也、皆傷其枝、枝之剛脆而堅、未成傷也。人之有常病也、亦因其骨節皮膚腠理之不堅固者、邪之所舎也、故常為病也。

則ち脆木薄皮なる者は、枝条の汁少なくして葉萎ゆ。久陰淫雨なれば、則ち薄皮の汁多き者は、皮潰《つい》えて漉《したた》る。卒風暴《にわ》かに起これば、則ち剛脆の木は、枝折れ杌《ごつ》⑥傷る。凡そ此の五者は、各おの傷らるる所あり、況や人に於いてをや。

　黄帝曰く、人を以て木に応ずるはいかん。少兪答えて曰く、木の傷らるる所や、皆其の枝を傷り、枝の剛脆にして堅きは、未だ傷を成さざるなり。人の常に病むことあるや、亦た其の骨節・皮膚・腠理の堅固ならざるに因りて、邪の舎る所なり、故に常に病と為るなり。

【注釈】

① 始期——開始の時をいう。
② 斤——のこぎりのこと。
③ 斲——伐採するの意。
④ 木の陰陽——樹木の太陽のあたる面を「陽」、あたらない面を「陰」とする。
⑤ 蚤——音も意味も「早」と同じ。
⑥ 杌——張介賓の説「木の枝のないものである」。ここでは樹木の幹と理解すべきである。

【現代語訳】

黄帝が少兪に問う。「私は、多くの疾病の始まりは、決まって風・雨・寒・暑によって引き起こされ、邪気が体毛に沿って侵入して肌理に至り、あるものは表からまた出、あるものは体内に停留し、あるものは発症して風腫となって汗を出し、あるものは発症して消癉《たん》となり、あるものは発症して寒熱となり、あるものは留まって痺となり、あるものは積聚となる、と聞いている。季節にふさわしくない気が人体に侵入して溢れて病邪となったものが引き起こす病証は数え尽くせない。その理由をお聞かせ願いたい。何人かの人が同時に発病するに至り、ある者はこれこれの病を患い、ある者はあれそれの病を患うことがある。私は、人に対する自然の気候の影響が異なると思うが、そうでないとすれば、どうして病理変化に様々な区別があるのか」。

少兪がいう。「そもそも自然界の邪気は、決してどれか特定のタイプの人をえこひいきするものではなく、およそ邪気が犯せばみな病気になり、邪気を避ければ危険な状態になることはありません。それは、邪気が人を損なうのではなく、人が自分で邪気に触れて発病しているのです」。

黄帝がいう。「ある人たちは同じ時期に邪気に遭遇し、同じ時期に病を患っても、彼らの病証はそれぞれ異なる。その理由をお話しいただけないか」。

少兪がいう。「よい質問です。職人が木を切ることを喩えにさせていただきましょうか。職人が斧を磨いて木材を切ったり削ったりするとき、木の陰陽の面に堅い脆いの違いがあるため、堅いところに斧は簡単に切り込めません。脆いところは外皮に緩みがあるので容易に切り込めますが、たまたまふしのあるところに当たりますと、斧の刃先を欠いてしまうこともあります。同じ種類の木材でも、堅い脆いの違いがあり、堅いところは切りにくく、脆いところは切りやすいのですから、ましてや種類の異なる木材で、樹皮には厚薄の違いがあり、樹液には多少の違いがあり、性質の堅脆がそれぞれ異なるものでしたら、なおさらです。およそ樹木で開花時期が早く先に葉が生えるものは、春の霜や烈風に遭うと、花が落ち葉が萎んでしまいます。もし長期の日照りに曝されると、性質の脆い皮の薄い樹木は、枝の樹液が減って葉が萎んでしまいます。もし長期の曇天や長雨に曝されると、皮が薄くて樹液の多い樹木は、外皮が腐食して水が滲み込んできます。もし突然暴風が起きると、性質の剛脆な樹木は、枝が折れ幹が損傷します。もし秋に霜が降りその上烈風が吹き荒ぶと、性質の剛脆な樹木は、根元が揺動して葉が落ちます。これら五つの異なった様相は、それぞれその損傷の原因や程度が同じではありません。ましてや人ならなおさらです」。

黄帝がいう。「人を樹木の変化に喩えると、どうか」。

少兪が答える。「樹木が損傷する場合、みなその枝を損傷するのであり、およそ枝が剛脆で堅実であれば、損傷することはないのです。人体がたやすく病にかかるというのも、骨節、皮膚、肌理が堅固でなく、たやすく邪気に侵犯され占拠されてしまうので、たやすく発病するのです」。

【訳注】

（一）　木　趙府居敬堂本は「本」に作るが、明刊無名氏本は「木」に作る。

黄帝曰、人之善病風厥漉汗者、何以候之。少兪答曰、肉不堅、腠理踈、則善病風。黄帝曰、何以候肉之不堅也。少兪答曰、膕肉不堅

黄帝曰く、人の善く風厥を病み汗を漉《したた》らす者は、何を以てこれを候《うかが》わん。少兪答えて曰く、肉堅からず、腠理踈《あら》ければ、則ち善く風を病む。黄帝曰く、何を以て肉の堅からざるを候うや。少兪答えて曰く、膕①《かく》（䐃《きん》）肉

而無分理。理者麤理、麤理而皮不緻者、腠理踈。此言其渾然者。

　黄帝曰、人之善病消癉者、何以候之。少俞答曰、五蔵皆柔弱者、善病消癉。黄帝曰、何以知五蔵之柔弱也。少俞答曰、夫柔弱者、必有剛強、剛強多怒、柔者易傷也。黄帝曰、何以候柔弱之与剛強。少俞答曰、此人薄皮膚、而目堅固以深者、長衝直揚、其心剛、剛則多怒、怒則気上逆、胸中畜積、血気逆留、髖皮充肌、血脈不行、転而為熱、熱則消肌膚、故為消癉。此言其人暴剛而肌肉弱者也。

　黄帝曰、人之善病寒熱者、何以候之。少俞答曰、小骨弱肉者、善病寒熱。黄帝曰、何以候骨之小大、肉之堅脆、色之不一也。少俞答曰、

堅からずして分理なし。理なる者は麤《そ》理、麤理にして皮の緻《こま》かからざる者は、腠理踈し。②此れ其の渾然たる者を言う。

　黄帝曰く、人の善く消癉《たん》を病む者は、何を以てこれを候わん。少俞答えて曰く、五蔵皆柔弱なる者は、善く消癉を病む。黄帝曰く、何を以て五蔵の柔弱なるを知るや。少俞答えて曰く、夫れ柔弱なる者は、必ず剛強あり、剛強なれば怒ること多く、柔なる者は傷れ易きなり。黄帝曰く、何を以て柔弱と剛強とを候わん。少俞答えて曰く、此の人　薄き皮膚にして、目堅固にして以て深き者、長き衝③（衡）直に揚《あ》がり、其の心剛く、剛ければ則ち怒り多く、怒れば則ち気上逆し、胸中に畜積し、血気逆留し、皮に④髖《ひろ》がり肌に充ち、血脈行かず、転じて熱と為り、熱あれば則ち肌膚を消《へ》らす、故に消癉と為る。此れ其の人の暴剛にして肌肉弱き者を言うなり。

　黄帝曰く、人の善く寒熱を病む者は、何を以てこれを候わん。少俞答えて曰く、小骨弱肉なる者は、善く寒熱を病む。黄帝曰く、何を以て骨の小大、肉の堅脆、色の

顴骨者、骨之本也。顴大則骨大、顴小則骨小。皮膚薄而其肉無䐃、其臂懦懦然、其地色殆然、不与其天同色、汚然独異、此其候也。然後臂薄者、其髄不満、故善病寒熱也。

黄帝曰、何以候人之善病痺者。少兪答曰、麤理而肉不堅者、善病痺。黄帝曰、痺之高下有処乎。少兪答曰、欲知其高下者、各視其部。

黄帝曰、人之善病腸中積聚者、何以候之。少兪答曰、皮膚薄而不沢、肉不堅而淖沢、如此則腸胃悪、悪則邪気留止、積聚乃傷。脾胃之間、寒温不次、邪気稍至、稸積留止、大聚乃起。

黄帝曰、余聞病形、已知之矣。願聞其時。少兪答曰、先立其年、

一ならざるを候うや。少兪答えて曰く、顴《かん》骨なる者は、骨の本なり。顴大なれば則ち骨大にして、顴小なれば則ち骨小なり。皮膚薄くして其の肉に䐃《きん》なく、其の臂は⑤懦《だ》懦《だ》然とし、其の地色は⑥殆《たい》然とし、其の天と色を同じくせず、⑦汚然として独り異る、此れ其の候なり。然して後⑧と臂と薄き者は、其の髄満たず、故に善く寒熱を病むなり。

黄帝曰く、何を以て人の善く痺を病む者を候わん。少兪答えて曰く、麤理にして肉堅からざる者は、善く痺を病む。黄帝曰く、痺の高下に処あるか。少兪答えて曰く、其の高下を知らんと欲すれば、各おの其の部を視る。

黄帝曰く、人の善く腸中に積聚を病む者は、何を以てこれを候わん。少兪答えて曰く、皮膚薄くして沢《うるお》わず、肉堅からずして淖《どう》沢たり、此の如くんば則ち腸胃悪く、悪ければ則ち邪気留止し、積聚すれば乃ち傷る。脾胃の間、寒温次せず、邪気稍《やや》至り、稸《ちく》積し留止し、大いに聚まれば乃ち起こる。

黄帝曰く、余 病形を聞き、已《すで》にこれを知れり。願

以知其時。時高則起、時下則殆。雖不陥下、当年有衝通、其病必起。是謂因形而生病、五変之紀也。

わくは其の時を聞かん。少兪答えて曰く、先ず其の年を立てて、以て其の時を知る。時高ければ則ち起ち、時下《くだ》れば則ち殆《あや》うし。⑨陥下せざると雖も、当年に衝通あれば、其の病必ず起こる。⑩是れ形に因りて病を生ずるを謂う、⑪五変の紀なり。

【注釈】

① 䐃――『甲乙経』は「䐃」に作り、より妥当と考える。盛り上がった肌肉、たとえば肩・肘・髀〔もも〕・膝などの部位の隆起。

② 此れ其の渾然たる者を言う――『甲乙経』にはこの六字がない。後人が「無分理」の意味を注釈したのが、誤って本文に混入したのではなかろうか。だから、多紀元簡も「渾然とは、無分理のことをいう」と言っている。

③ 長き衝直に揚がる――「衝」字、原文は「衝」に作るが、『甲乙経』に拠って改める。眉毛をいう。「長衝直揚」とは、したがって目を挙げ眉を揚げるの意。

④ 髖――「寛」に通じる。

⑤ 懦懦然――軟弱なさま。

⑥ 地色――顔面の地角（したあご）の血色をいう。

⑦ 汚然――汚れて不潔であることを形容する。

⑧ 後と臂と薄し――殿部と臂膊〔うで〕の筋肉が痩せていることをいう。

⑨ 時高ければ則ち起ち、時下れば則ち殆うし――季節の気が生じ盛んになるときは、病も好転し、気が衰退下降するときは、病も悪化する。

⑩　衝通――張介賓の説「その年の運気と人体の気のめぐり合わせが悪いと、感応して発病する」。
⑪　起――ここでは発起、発生の意。

【現代語訳】

黄帝がいう。「風気厥逆してたらたら汗の出る病に罹りやすい人がいるが、どのように観察するべきか」。

少兪が答える。「およそ肌肉が脆弱で、腠理〔肌のきめ〕が粗いと、簡単に風邪に冒されて病気になります」。

黄帝がいう。「どのようにして肌肉が脆弱であることを見て取るのか」。

少兪が答える。「およそ隆起している部位の肉が堅実でなく、筋目がありません。もし筋目があっても比較的粗く、筋目が粗く皮膚も緻密でなければ、腠理もしまりがないのです」。

黄帝がいう。「消癉《たん》に罹りやすい人がいるが、どのように観察するべきか」。

少兪が答える。「五蔵がみな弱い人は、消癉の病を発症しやすいのです」。

黄帝がいう。「どのようにして五蔵が弱いことを知るのか」。

少兪が答える。「およそ五蔵の弱い人は、決まって気性が激しく、気性が激しければ怒りっぽいので、五蔵の弱い人は損傷を受けやすいのです」。

黄帝がいう。「どのようにして五蔵が弱いことと気性の激しさとを観察すればよいか」。

少兪が答える。「こうした人の皮膚は脆くて薄いのですが、視線が鋭くて眼窩は深く、眉毛は立ち上がり、気性が荒く、怒りっぽく、怒れば気が逆上して、胸中に蓄積し、血と気とは互いに阻み合って滞留し、肌肉と皮膚の間に充満し、血脈が滑らかに流れなくなるので鬱熱を生じ、熱が生じると肌肉と皮膚を消損して、消癉となるのです。これは、気性が激しくてしかも肌肉が脆弱な人のことを言うのです」。

黄帝がいう。「寒熱の病に罹りやすい人がいるが、どのように観察すべきか」。

少兪が答える。「およそ骨格が細くて小さく、肌肉が脆弱な人が、寒熱の病に罹りやすいのです」。

黄帝がいう。「どのようにして骨格の大小、肌肉の堅脆、気色の違いを観察すべきか」。

少兪が答える。「顔の顴骨が骨格全体を表しています。顴骨が大きければ全身の骨格も大きく、顴骨が小さければ全身の骨格も小さいのです。皮膚が薄くて肉も隆起していなくて、上肢が弱くて力がなく、顔の下顎の気色が暗く濁って艶がなく、額中央の気色と一致せず、まるで垢が一層被っているかのようなのがその特徴です。これが、骨・肉・色を診察する方法です。同時に、臀部の肌肉が薄弱であれば、その骨髄は必ず充実していないので、寒熱の病に罹りやすいです」。

黄帝がいう。「どのようにして痺病に罹りやすいことを観察するのか」。

少兪が答える。「肌のきめが粗くて肉が堅実でない人は、痺病に罹りやすいです」。

黄帝がいう。「痺病の部位の上下に決まった場所はあるのか」。

少兪が答える。「痺病の部位の高下を知るには、各部位の虚弱の様相を見てみなくてはなりません」。

黄帝がいう。「腸中の積聚の病に罹りやすい人がいるが、どのように観察するのか」。

少兪が答える。「皮膚が薄弱で潤いに欠け、肌肉がしっかりしていなくて滑らかでない、このようであれば、その人の胃腸はあまり丈夫でないので、邪気が停留して積聚になりやすく、脾や胃の正常な機能が損なわれるにいたることがわかります。もし脾と胃の間に寒温の差があれば、たとえ邪気が軽微なものであっても、蓄積停留して、積聚の病を形成いたします」。

黄帝がいう。「私は、病の形態に関しては、既に知っている。つぎに疾病と時令との関係についてお聞きしたい」。

少兪が答える。「はじめに一年間の気候の概況を明確にして、その後で四季それぞれの気候を掌握いたします。

およそ気候が疾病に対して有利にはたらく時は、その病は好転し、気候が疾病に対して不利にはたらく時には、病は悪化し、時にはある季節の気候の変化がたいして激烈でないとしても、その年の気候がその人体に適応しないことによっても、発病してしまうことになるのです。これが、人の体質が同じでないことによって生じる各種の病であり、五変の綱要であります」。

【解説】

本文はまず初めに、風・雨・寒・暑の諸邪が人体に侵襲した後、ある場合には外に「復還」して発病しないこと、ある場合には逆に内に「留止」して発病することがあり、それは人の体質によって決まる、ということを指摘している。およそ正気が強い者は発病に至らず、正気の虚している者が発病する。これは『素問』評熱病論第三十三の「邪の湊《あつ》まる所、其の気必ず虚たり」という論旨と一致する。ともに発病の過程においては正気が主導的作用を果たしており、外来の発病要因は疾病を誘発する条件であることを強調している。

次に、文中で多くの人が同一の客観的条件下にあって、病邪の侵入を受けて同時に発病するが、各人の発する病証が異なること、これもやはり人の体質によって決まる、ということを詳細に論じている。例えば、肉が堅実でなく、肌のきめが粗いと、風病を発しやすい。五蔵が弱いと、消癉病を発しやすい、などである。これらの内容は、臨床診断に際し、病の原因を探求し、病のきっかけを分析するときに、とても参考になる。同時に、体質の違いに基づいて、普段から注意してある種の病邪の侵入を予防することも、一定の意義のあることである。

【本篇の要点】

一、体質の違いと発病の関係を論述する。人の皮膚・肌肉・腠理・五蔵などが堅固か脆弱かの差異によって、発病しやすい疾病がそれぞれ異なっている。

二、風・痺・消癉・寒熱・積聚の五種の疾病を例に出して、それぞれの発病メカニズムと診察方法を説明する。

（前田繁樹　訳）

本蔵篇　第四十七

【解題】

本篇は、血気や精神や蔵府などの生理的機能、及び蔵府と体表組織との関係を論述し、蔵府の大小堅脆の違いが、人体の外在環境に対する適応能力に影響することを指摘する。その他に、人の健康もしくは疾病の根本は、内蔵の機能が正常か否かにあることを説明し、人体の外形は末梢であって、内蔵が根本であるとしている。それゆえ、「本蔵」を篇名としている。

黄帝問于岐伯曰、人之血気精神者、所以奉生而周于性命者也。経脈者、所以行血気而営陰陽、濡筋骨、利関節者也。衛気者、所以温分肉、充皮膚、肥腠理、司関闔者

黄帝　岐伯に問いて曰く、人の血気・精神なる者は、生を奉じて性命を周《めぐ》らすゆえんの者なり。経脈なる者は、血気を行《めぐ》らして陰陽を営み、筋骨を濡《うるお》し、関節を利するゆえんの者なり。衛気なる者は、分肉を温め、皮膚を充《み》たし、腠理を肥やし、関闔《こう》を司《つかさど》るゆえんの者な

也。志意者、所以御精神、収魂魄、適寒温、和喜怒者也。是故血和則経脈流行、営覆陰陽、筋骨勁強、関節清利矣。衛気和則分肉解利、皮膚調柔、腠理緻密矣。志意和則精神専直、魂魄不散、悔怒不起、五蔵不受邪矣。寒温和則六府化穀、風痺不作、経脈通利、肢節得安矣。此人之常平也。五蔵者、所以蔵精神血気魂魄者也。六府者、所以化水穀而行津液者也。此人之所以具受于天也。無愚智賢不肖、無以相倚也。然有其独尽天寿、而無邪僻之病、百年不衰、雖犯風雨卒寒大暑、猶有(一)弗能害也。有其不離屏蔽室内、無怵惕之恐、然猶不免於病、何也。願聞其故。

り。志意なる者は、精神を御①し、魂魄を収め、寒温に適《かな》い、喜怒を和するゆえんの者なり。是の故に血和すれば則ち経脈流行し、営②は陰陽を覆い、筋骨勁強にして、関節清利たり。衛気和すれば則ち分肉解利し、皮膚調柔し、腠理緻密たり。志意和すれば則ち精神③は専直にして、魂魄散ぜず、悔怒起こらず、五蔵邪を受けず。寒温和すれば則ち六府穀を化し、風痺作《おこ》らず、経脈通利し、肢節安んずるを得。此れ人の常平なり。五蔵なる者は、精神・血気・魂魄を蔵《おさ》むるゆえんの者なり。六府なる者は、水穀を化して津液を行《めぐ》らすゆえんの者なり。此れ人の具《とも》に天より受くるゆえんなり、愚智賢不肖となく、以て相倚《ことな》るなきなり。然るに其の独り天寿を尽くして、④邪僻の病なく、百年衰えず、風雨・卒寒・大暑に犯さると雖も、猶お害する能わざるものあるなり。其の屏蔽《へいへい》の室内を離れず、怵惕《じゅってき》の恐れなきに、然るに猶お病を免れざるものあるは、なんぞや。願わくは其の故を聞かん。

【注釈】

① 御す――制御し、管理するの意。

② 営は陰陽を覆う――「覆」とは、循環往復の意。陰陽は内外を指していう。ここでは血脈の流れが、身体の内外を往復運営することをいう。

③ 精神は専直――精神が集中して、思惟の敏捷であること。

④ 邪僻――不正の気のこと、内因と外因を含めた病因をいう。

【現代語訳】

黄帝が岐伯に問う。「人体の血気と精神は、生命を養い正常な生理機能を維持するものである。経脈は、気血が通行する通路であり、身体の内部と外部に気血を往復運行させ、筋骨を潤し、関節の動きを滑らかにするものである。衛気は、分肉を温め、皮膚を充たして栄養し、腠理を潤して、汗腺の開閉を主るものである。人の意志は、精神活動を統御し、魂魄を収監し、人体の冷熱の刺激に対する適応能力と情志の変化を調節するものである。したがって、血脈が調和して正常活動が保持されれば、気血は伸びやかに巡り、全身の内外はみなこの往復循環の過程で充分な栄養を獲得し、それによって筋骨は強靭で力強くなり、関節は滑らかで思いのままとなる。衛気の機能が正常であれば、肌肉を潤滑にして弾力に富ませ、皮膚をしなやかにして潤わせ、腠理をきめ細かにする。志意が穏やかであれば、精神を集中でき、思惟が敏速で、魂魄の活動などに乱れがなく、後悔や憤怒などの過度の感情の動揺がなく、それゆえ五蔵を安定させ、邪気の干渉を受けることがない。もし人が気候や飲食の冷暖に対して良い具合に適応と調節ができ、六府の水穀を輸送し化成する機能が正常に働き、気血の源泉が満ち満ちていて、経脈が滞りなく流通すれば、たやすく外邪を感受して風病や痺病を発症することがなくなり、肢体の関節がみな正常な動きを保持することができる。これらが人体の正常な生理状態である。五蔵は精神や気血や魂魄を貯蔵するものであり、六府は水穀を伝送し化成して津液を運行するものである。これらの機能はすべて先天的に受けているものであり、愚鈍や聡明、賢者や不肖を問わず、異なるところはない。しかし、ある人は授かった天寿を全うすることができ、外邪に損なわれることなく、身に持病がなく、百歳になっても衰えず、大寒・大暑・突風・暴雨という病を招く激烈な要因を感受しても、損傷されない。ある人は身は家から出ず、居室にすきまがなく、風雨の侵入がなく、驚き恐れる感情の刺激もないが、それでも病になることを免れることができない、いったいこれはどうしてか。私はその道理を知りたい」。

【訳注】

（一）有　『太素』にはこの字がない。書き下し文では、ないものとして訓読した。

岐伯対曰、窘乎哉問也。五蔵者、所以参天地、副陰陽、而連四時、化五節者也。五蔵者、固有小大、高下、堅脆、端正、偏傾者、六府亦有小大、長短、厚薄、結直、緩急。凡此二十五者、各不同、或善或悪、或吉或凶。請言其方。

岐伯対《こた》えて曰く、窘《きん》なるかな問えるや。五蔵なる者は、天地に参《まじ》わり、陰陽に①副《そ》いて、四時に連なり、②五節を化するゆえんの者なり。五蔵なる者は、固《もと》より小大・高下・堅脆・端正・偏傾なる者あり、六府も亦た小大・長短・厚薄・結直・緩急あり。凡そ此の③二十五者は、各おの同じからず、或いは善或いは悪、或いは吉或いは凶なり。其の方を言わんことを請う。

【注釈】

① 副う——本来は補佐〔する〕という意味であるが、ここでは配合する、符合するの意。

② 五節を化する——張介賓の説「五節を化すとは、五行の順序に応じて変化することである」。また、五蔵がそれぞれ五つの季節（春・夏・長夏・秋・冬）の五行の変化に相応じること。

③ 二十五者——五蔵にはそれぞれ大小・堅脆・高下・端正・偏傾などの違いがあり、全部で二十五種あることをいう。

【現代語訳】

岐伯が答える。「これはかなり答えるのが難しい問題です。五蔵の機能と活動は自然界と相応し、陰陽の変化の法則と符合し、四時の変化と関係を持ち、五つの季節の変化とも相応しているのです。人体の五蔵にはもとより大小・高低・堅脆・端正と偏頗の差異があり、六府にもまた大小・長短・厚薄・曲直と緩急の区別があります。これら二十五種の様相は、それぞれ善悪・吉凶の標識であります。私がその一般的情況について説明することをお許し下さい。

心小則安、邪弗能傷、易傷以憂。心大則憂不能傷、易傷于邪。心高則満于肺中、悗而善忘、難開以言。心下則蔵外、易傷于寒、易恐以言。心堅則蔵安守固。心脆則善病消癉熱中。心端正則和利難傷。心偏傾

心小なれば則ち安んじ、邪傷《やぶ》る能わざるも、傷るに憂いを以てし易し。心大なれば則ち憂ひ傷る能わざるも、邪に傷られ易し。心高ければ則ち肺中に満ち、悗《もだ》えて善く忘れ、開くに言を以てし難し。心①下《ひく》ければ則ち蔵外にして、寒に傷られ易く、恐るるに言を以てし易し。心堅ければ則ち蔵安んじて守り固し。心脆ければ則ち善

則操持不一、無守司也。

く消癉《たん》と熱中を病む。心端正なれば則ち和利して傷られ難し。心偏傾なれば則ち操持一ならず、守り司《つかさど》るなきなり。

【注釈】

① 心下ければ則ち蔵外なり――心が低いと内部の心の陽が拡散する。「外」とは、「疏」の意。『礼記』大学篇に「本を外にし末を内にす」と。孔穎達の疏に「外とは、疏なり」とある。転じて分散、拡散の意。

【現代語訳】

心が小さければ、神気は安定して収斂し、外邪も傷害しにくいのですが、憂いの感情の変化に損なわれやすいのです。心が大きければ、憂いにも傷害を受けにくいのですが、かえって外邪に損なわれやすいのです。心の位置が高ければ、上は肺を圧迫するので、煩悶し気分がすぐれず、物忘れが多く、何かと固執して言葉で善導し難いのです。心の位置が低ければ、心の陽気が振るわず、寒邪を感じやすく、言葉で容易に恫喝されます。心が堅実であれば、その神気は安定し、守りは堅固です。心が脆弱であれば、消癉と内熱に罹りやすいのです。心が端正であれば、心機能は正常であり、気血は伸びやかに流れ、邪気の傷害を受けにくいのです。心の位置が一方に偏り異常であれば、意識が安定せず、節操も弱く、物事に定見というものがありません。

肺小則少飲、不病喘喝。肺大則多飲、善病胸痺喉痺逆氣。肺高則

肺小なれば則ち飲むこと少なく、喘喝を病まず。肺大なれば則ち飲むこと多く、善く胸痺・喉痺・逆気を病む。

上気、肩息欬。肺下則居賁迫肺、善脇下痛。肺堅則不病欬上気。肺脆則苦病消癉易傷。肺端正則和利難傷。肺偏傾則胸偏痛也。

肺高ければ則ち上気し、肩息して欬《がい》す。肺下ければ則ち賁に居り肺に迫り、善く脇下痛む。肺堅ければ則ち欬と上気を病まず。肺脆ければ則ち消癉を病むに苦しみ、傷られ易し。肺端正なれば則ち和利して傷られ難し。肺偏傾なれば則ち胸偏痛するなり。

【現代語訳】

肺が小さければ、飲邪の停留することが少ないので、喘息を病むことがありません。肺が大きければ、飲邪の停留することが多いので、いつも胸痺、喉痺及び気逆を罹います。肺の位置が高いと、気の逆上をまねきやすく、喘息、肩で息をする及び咳嗽などの病があります。肺の位置が低ければ、場所が賁門に近接し、胃が肺に迫り、脇下に痛みが起こりやすくなります。肺が堅固ですと、咳と気の逆上を病みません。肺が脆弱ならば、消癉を発病しやすいです。肺が端正ならば、肺の気は穏やかで伸びやかであり、邪気に損なわれにくいのです。肺が一方に偏っていれば、気は伸びやかでなく、胸中に偏痛を患います。

肝小則蔵安、無脇下之病。肝大則逼胃迫咽、迫咽則苦膈中、且脇下痛。肝高則上支賁切脇悗、為息賁。肝下則逼胃、脇下空、脇下空

肝小なれば則ち蔵安んじ、脇下の病なし。肝大なれば則ち胃に逼《せま》り咽に迫り、咽に迫れば則ち膈中に苦しみ、且つ脇下痛む。肝高ければ則ち上支①　賁に切して脇悗《もだ》え、息賁と為る。肝下ければ則ち胃に逼り、脇下空《むな》し

則易受邪。肝堅則蔵安難傷。肝脆則善病消癉、易傷。肝端正則和利難傷。肝偏傾則脇下痛也。

く、脇下空しければ則ち邪を受け易し。肝堅ければ則ち蔵安んじて傷られ難し。肝脆ければ則ち善く消癉を病み、傷られ易し。肝端正なれば則ち和利して傷られ難し。肝偏傾なれば則ち脇下痛むなり。

【注釈】

① 上支　賁に切す――張介賓の説「上支賁に切すとは、肝経の上行する支脈が、賁門部位で塞がって切迫するので、脇部が悗悶《ばんもん》し、息賁・喘息することをいう」。

【現代語訳】

肝が小さければ、蔵気は安定し、脇下に病痛を発生することはなく、肝が大きければ、胃を圧迫し、胃に影響して上は食道を圧迫することにより、胸膈中に苦悶を生じ、両脇に痛みを起こします。肝の位置が高ければ、上に向かって賁門部位を圧し、さらに脇部に密着してそこに煩悶を生じさせ、息賁の病を起こします。肝の位置が低ければ、胃に切迫し、脇下を空虚にし、これによって邪気の侵犯を招きやすくします。肝が堅固であれば、蔵気は安定して損なわれにくいです。肝が脆弱であれば、消癉の病を発生しやすいです。肝が端正であれば、肝気の通りもよく、邪をうけにくいです。肝の位置が一方に偏っていれば、気が通じず、脇下に疼痛があります。

脾小則蔵安、難傷于邪也。脾大

脾小なれば則ち蔵安んじ、邪に傷られ難きなり。脾大

則苦湊眇而痛、不能疾行。脾高則眇引季脇而痛。脾下則下加于大腸、下加于大腸則蔵苦受邪。脾堅則蔵安難傷。脾脆則善病消癉易傷。脾端正則和利難傷。脾偏傾則善満善脹也。

なれば則ち①眇《びょう》に湊《あつ》まりて痛むに苦しみ、疾《と》く行く能わず。脾高ければ則ち眇より季脇②に引きて痛む。脾下ければ則ち下に大腸に加わり、下に大腸に加われば則ち蔵邪を受くるに苦しむ。脾堅ければ則ち蔵安んじ傷られ難し。脾脆ければ則ち善く消癉を病みて傷られ易し。脾端正なれば則ち和利して傷られ難し。脾偏傾なれば則ち善く満ち善く脹するなり。

【注釈】

① 眇に湊まる——「湊」とは、集まり満ちるの意。「眇」は、脇下のくぼんで柔らかいところ。

② 季脇——側胸部の第十一、十二肋軟骨の部分。

【現代語訳】

脾が小さければ、蔵気は安定し、邪気の傷害を受けにくいです。脾が大きいと、脇の下のくぼんで軟らかいところを満ち塞ぐので疼痛し、早足で歩行することができません。脾の位置が高ければ、脇の下のくぼんで軟らかいところから季脇にかけて疼痛を起こします。脾の位置が低ければ、下は大腸の上に被さって、邪気に損なわれやすくなります。脾が堅実であれば、蔵気は安定し、外邪が侵犯し傷害しにくくなります。脾が脆弱であれば、蔵気が運行せず消癉に罹りやすくなります。脾の位置が端正であれば、蔵気は安定して伸びやかにめぐり、傷害されにくいのです。脾の位置が偏っていれば、蔵気は伸びやかにめぐらず、輸送化成の機能が失われて、脹満を生じやすいのです。

腎小則蔵安難傷。腎大則善病腰痛、不可以俛仰、易傷以邪。腎高則苦背膂痛、不可以俛仰。腎下則腰尻痛、不可以俛仰、為狐疝。腎堅則不病腰背痛。腎脆則善病消癉易傷。腎端正則和利難傷。腎偏傾則苦腰尻痛也。凡此二十五変者、人之所苦常病。

腎小なれば則ち蔵安んじ傷られ難し。腎大なれば則ち善く腰痛を病み、以て俛《ふ》仰すべからず、傷るに邪を以てし易し。腎高ければ則ち背膂《りょ》の痛みに苦しみ、以て俛仰すべからず。腎下ければ則ち腰尻《こう》①痛み、以て俛仰すべからず、狐疝《せん》と為る。腎堅ければ則ち腰背痛を病まず。腎脆ければ則ち善く消癉を病みて傷られ易し。腎端正なれば則ち和利して傷られ難し。腎偏傾なれば則ち腰尻痛に苦しむなり。凡そ此の二十五変なる者は、人の常に病むに苦しむ所なり。

【注釈】

① 尻——尾骶骨部の通称。

【現代語訳】

腎が小さければ、蔵気は安定し、外邪に損なわれにくいです。腎が大きければ、つねに腰痛があり、俯いたり仰むいたりができず、さらに外邪に損なわれやすいのです。腎の位置が高ければ、つねに背骨に疼痛が起こって俯仰できません。腎の位置が低ければ、腰や尻に疼痛が起こり、やはり俯仰できず、同時に狐疝病を起こすのです。腎が堅実で精気が旺盛であると、腰骨に疼痛が起こることがありません。腎が脆弱であると、消癉病を患いやすく、そのうえ外邪に損なわれやすいのです。腎の位置が適正であると、精気は充満し、機能は正常で、邪気の傷害を受けにくいです。腎の位置が一方に偏っていると、腰や尻に疼痛が起こりやすいです。以上お話したこれら二十五種類の病理変化は、人が罹りやすい病証であります」。

黄帝曰、何以知其然也。岐伯曰、赤色小理者、心小。麤理者、心大。無髃骬者、心高。髃骬小短挙者、心下。髃骬長者、心下堅。髃骬弱小以薄者、心脆。髃骬直下不挙者、心端正。髃骬倚一方者、心偏傾也。

黄帝曰く、何を以て其の然るを知るや。岐伯曰く、赤色にして小理なる者は、心小なり。麤《そ》理なる者は、心大なり。①髃骬《かつう》なき者は、心高し。髃骬の小短にして挙がる者は、心下《ひく》し。髃骬長き者は、心下く堅し。髃骬の弱小にして以て薄き者は、心脆し。髃骬の直下して挙がらざる者は、心端正なり。髃骬の一方に倚る者は、心偏傾なり。

【注釈】

① 髃骬——胸骨下端にある心を被っている骨のことで、別名を鳩尾・蔽骨という。

【現代語訳】

黄帝がいう。「どのようにして五蔵の大小、堅脆などの様相を知るのか」。

岐伯がいう。「皮膚の色が赤く、きめが細かければ、心は小さいです。きめが粗ければ、心は大きいです。胸骨の剣状突起が顕わになっていなければ、心の位置は高いです。胸骨の剣状突起が短くて、鳩の胸のように高く突き出ていれば、心の位置は低いです。胸骨の剣状突起が長ければ、心は堅実です。胸骨の剣状突起が薄くて小さければ、心は脆弱です。胸骨の剣状突起が真っ直ぐ下に向かい突起がなければ、心の位置は適正です。胸骨の剣状突起が曲がっていれば、心の位置は不適正です」。

白色小理者、肺小。麤理者、肺大。巨肩反膺陥喉者、肺高。合腋張脇者、肺下。好肩背厚者、肺堅。肩背薄者、肺脆。背膺厚者、肺端正。脇偏踈者、肺偏傾也。

白色にして小理なる者は、肺小なり。麤《そ》理なる者は、肺大なり。巨肩・反膺《よう》①・陥喉なる者は、肺高し。合腋②にして脇を張る者は、肺下《ひく》し。好肩にして背厚き者は、肺堅し。肩背薄き者は、肺脆し。背膺厚き者は、肺端正なり。脇偏《かたよ》り踈なる者は、肺偏傾なり。

【注釈】

① 反膺・陥喉——張介賓の説「胸の前の両旁を膺といい、胸が突き出て外に向いているのを、反膺という。肩が高く胸が突き出ていれば、その人の喉は必ず落ちくぼんでいるので、陥喉という」。

② 合腋にして脇を張る——張介賓の説「合腋にして脇を張るとは、腋が狭窄で、脇が開いていることである」。つまり胸郭の上部が狭く、下部が広く張っていること。

【現代語訳】

「皮膚の色が白く、きめが細かければ、肺は小さいです。きめが粗ければ、肺は大きいです。両肩が隆起し、前胸部位が突出して咽喉が窪んでいれば、肺の位置は高いです。両脇の間隔が狭く、胸郭上部が縮こまり、脇の部分が開いて張っていれば、肺の位置は低いです。肩の部分の発達に均整がとれていて、背部の筋肉が厚ければ、肺は堅実です。肩背部分が痩せて薄ければ、肺は脆弱です。胸背部位の筋肉が厚く均整がとれていれば、肺の位置は適正です。肋骨が曲がっていて外部露出が不均等ならば、肺の位置は不適正です」。

青色小理者、肝小。麤理者、肝大。広胸反骹者、肝高。合脇兎骹者、肝下。胸脇好者、肝堅。脇骨弱者、肝脆。膺腹好相得者、肝端正。脇骨偏挙者、肝偏傾也。

青色にして小理なる者は、肝小なり。麤《そ》理なる者は、肝大なり。広胸にして反骹《こう》①なる者は、肝高し。合脇にして兎骹②なる者は、肝下し。胸脇好き者は、肝堅し。脇骨弱き者は、肝脆し。膺《よう》腹好く相得る者は、肝端正なり。脇骨偏り挙がる者は、肝偏傾なり。

【注釈】

① 反骹——下部の肋骨を「骹」という。「反骹」とは、下部の肋骨の突起である。張介賓の説「脇下の骨を骹という。反骹とは、脇の骨が高く張っていることである」。

② 兎骹——張介賓の説「兎骹とは、脇の骨が低く合して兎のごときをいう」。

【現代語訳】

「皮膚の色が青くて、きめが細かければ、肝は小さいです。きめが粗ければ、肝は大きいです。胸部が幅広く、脇骨が張り出しているのは、肝の位置が高いです。肋骨が低く合して小さくおさまっていれば、肝の位置が低いです。胸や脇の発育に均整がとれていて強健であれば、肝は堅実です。脇骨が軟弱であれば、肝は脆弱です。胸部と腹部の発育が良好で、均整がとれていれば、肝が端正です。脇骨が偏って突き出ているのは、肝が偏頗です」。

黄色小理者、脾小。麤理者、脾大。掲唇者、脾高。唇下縦者、脾下。唇堅者、脾堅。唇大而不堅者、脾脆。唇上下好者、脾端正。唇偏挙者、脾偏傾也。

黄色にして小理なる者は、脾小なり。麤理なる者は、脾大なり。唇を掲ぐる者は、脾高し。唇下りて縦《ゆる》き者は、脾下し。唇堅き者は、脾堅し。唇大にして堅からざる者は、脾脆し。唇の上下好き者は、脾端正なり。唇の偏り挙がる者は、脾偏傾なり。

【現代語訳】

「皮膚の色が黄色できめが細かいのは、脾が小さいです。きめが粗いのは、脾が大きいです。口唇がそりかえっているのは、脾の位置が高いです。口唇が垂れ下がって弛緩しているのは、脾の位置が低いです。口唇がひきしまっているのは、脾が堅実です。口唇が大きくてしまりがないのは、脾が脆弱です。口唇が上下とも端正で均整がとれていれば、脾の位置は適正です。口唇がゆがんで、一方が上がっているのは、脾の位置がずれています」。

黒色小理者腎小。麤理者、腎大。高耳者、腎高。耳後陥者、腎下。耳堅者、腎堅。耳薄不堅者、腎脆。耳好前居牙車者、腎端正。耳偏高者、腎偏傾也。凡此諸変者、持則安、減則病也。

黒色にして小理なる者は、腎小なり。麤理なる者は、腎大なり。高き耳なる者は、腎高し。耳の後に陥る者は、腎下し。耳堅き者は、腎堅し。耳の薄くして堅からざる者は、腎脆し。耳好く、前に牙車[①]に居る者は、腎端正なり。耳の偏り高き者は、腎偏傾なり。凡そ此の諸もろの変者は、持すれば則ち安く、減ずれば則ち病むなり。

【注釈】

① 牙車――歯茎《はぐき》をいう。頬車穴の部位である。

【現代語訳】

「皮膚の色が黒く、きめが細かいのは、腎は小さいです。きめが粗いのは、腎が大きいです。耳の位置が高いのは、腎の位置も高いです。耳が後方にめくれているのは、腎の位置は低いです。耳が厚くどっしりしているのは、腎が堅実です。耳が薄っぺらいのは、腎が脆弱です。耳の発育がよくて端正であり、前の方が歯茎に近接するのは、腎も端正です。両耳が不釣合で、高さが対称でないのは、腎も傾いています。上述の五蔵の強弱、位置などの異なる様相については、もし注意して摂生できるならば、機能を正常に保つことができますが、もし傷害を受けて機能が減退することがありますと、様々な疾病を生じることとなります」。

帝曰、善。然非余之所問也、願聞人之有不可病者、至尽天寿、雖有深憂、大恐、怵惕之志、猶不能感(一)也、甚寒大熱、不能傷也。其有不離屏蔽室内、又無怵惕之恐、然不免于病者、何也。願聞其故。岐伯曰、五蔵六府、邪之舎也、請言其故。五蔵皆小者、少病、苦燋心、大愁憂。五蔵皆大者、緩于事、難使以憂。五蔵皆高者、好高挙措。五蔵皆下者、好出人下。五蔵皆堅者、無病。五蔵皆脆者、不離于病。五蔵皆端正者、和利得人心。五蔵皆偏傾者、邪心而善盗、不可以為人平、反復言語也。

帝曰く、善し。然れども余の問う所に非ざるなり。願わくは聞かん、人の病むべからざる者あり、天寿を尽くすに至り、深き憂い、大いなる恐れ、怵惕《じゅってき》の志ありと雖も、①猶お感ずる能わざるなり、甚だしき寒も大熱も傷る能わざるなり。其れ屏蔽《へいへい》の室内を離れず、又た怵惕の恐れなきも、然れども病を免れざる者あるは、なんぞや。願わくは其の故を聞かん。岐伯曰く、五蔵六府は、邪の舎なり、其の故を言わんことを請う。五蔵皆小なる者は、病少きも、心を燋がすに苦しみ、大いに愁憂す。五蔵皆大なる者は、事に緩やかにして、以て憂えしめ難し。五蔵皆高き者は、挙措を高くするを好む。五蔵皆下《ひく》き者は、人の下に出づるを好む。五蔵皆堅き者は、病なし。五蔵皆脆き者は、病を離れず。五蔵皆端正なる者は、和利にして人心を得。五蔵皆偏傾なる者は、邪心ありて善く盗み、以て人平②と為すべからず、言語を反復するなり。

【注釈】

① 猶お感ずる能わず——『広雅』釈詁二に「感とは、惕なり」。「惕」は、傷の本字である。「猶お感ずる能わず」

とは、傷害することができないの意である。

② 平――「評」に通じる。

【現代語訳】

黄帝がいう。「よいお話であった。しかし、そなたの話は、私が聞きたかった事柄ではない。私の理解したかったこととはこうなのだ。ある人は普段から病気にならず、天寿を全うすることができ、恐れおののくような大きな感情の刺激や厳しい暑さ寒さといった外邪の侵襲があったとしても、それでもその人を傷害できない。一方、ある人は一日中密室の帳の内に住まい、さらに恐れおののくような感情の刺激がないにもかかわらず、それでも発病することを免れない。これはどういうわけであろうか。私はその理由を知りたいと思うのだ」。

岐伯がいう。「人の五蔵六府は、内外の邪気が潜伏し寄居するところであります。私にこの事柄について少しお話しさせて下さい。五蔵がみな小さいと、外邪の侵入によって病が生じることが比較的少ないのですが、常日頃気ぜわしく思慮し、愁憂することしばしばであります。五蔵がどれも大きいと、動作がおっとりとして緩慢で、度量が広く、この人を愁憂させることは困難です。五蔵の位置が高いと、挙止が高遠に過ぎます。五蔵の位置が低いと、意志薄弱で、人後に甘んじます。五蔵がどれも堅実だと、内外の邪気はいずれも侵犯することができず、それゆえ疾病を生じません。五蔵がどれも脆弱だと、病邪の侵入を受け易く、それゆえ病が身から離れません。五蔵の位置がどれも適切だと、蔵気は調和し、性情は従順、人柄も正直で、事にあたってたやすく人心を得ます。五蔵の位置が不適切だと、考え方が不正で、いつも盗みをはたらき、このような人を人の標準とすることはできません。こうした人の話は、くるくる内容が変わるのです」。

【訳注】

（一）感　趙府居敬堂本及び明刊無名氏本は「減」に作る。『太素』及び『甲乙経』は「感」に作る。原著は「感」に従う。

黄帝曰、願聞六府之応。岐伯答曰、肺合大腸、大腸者、皮其応。心合小腸、小腸者、脈其応。肝合胆、胆者、筋其応。脾合胃、胃者、肉其応。腎合三焦膀胱、三焦膀胱者、腠理毫毛其応。

黄帝曰く、願わくは六府の応を聞かん。岐伯答えて曰く、肺は大腸と合し、大腸は、皮　其の応なり。心は小腸と合し、小腸は、脈　其の応なり。肝は胆と合し、胆は、筋　其の応なり。脾は胃と合し、胃は、肉　其の応なり。腎は三焦・膀胱と合し、三焦・膀胱は、腠理・毫毛　其の応なり。

【現代語訳】

黄帝がいう。「私は六府と身体の各組織との相応の様子を知りたい」。

岐伯が答える。「肺は大腸と相応し、大腸は外は皮と応じています。心は小腸と相応し、小腸は外は脈と応じています。肝は胆と相応し、胆は外は筋と応じています。脾は胃と相応し、胃は外は肉と応じています。腎は膀胱・三焦と相応し、三焦・膀胱は外は腠理・体毛と応じています」。

黄帝曰、応之奈何。岐伯曰、肺応皮。皮厚者、大腸厚。皮薄者、大腸薄。皮緩、腹裏大者、大腸大而長。皮急者、大腸急而短。皮滑者、大腸直。皮肉不相離者、大腸結。

黄帝曰く、これに応ずるはいかん。岐伯曰く、肺は皮に応ず。皮厚き者は、大腸厚し。皮薄き者は、大腸薄し。皮緩く、腹裏の大なる者は、大腸大にして長し。皮急なる者は、大腸急にして短し。皮滑らかなる者は、①大腸直し。皮肉相②離《っ》かざる者は、大腸結ぼる。

【注釈】

① 大腸直し――ここでは大腸が真っ直ぐなことをいうのではなく、大腸の働きがのびやかであることを喩えている。

② 相離かず――「離」は麗に通じ、くっつく、付き従うの意。「相離《っ》かず」とは、くっつかないことで、皮膚のしわに垢が出るようなことをいう。

【現代語訳】

黄帝がいう。「蔵府と各組織との相応関係とはどのようであるのか」。

岐伯がいう。「肺は皮膚と相応し、また大腸に相合しています。皮膚が厚ければ、大腸も厚いです。皮膚が薄ければ、大腸も薄いです。皮膚が緩んでいて、腰回りが太ければ、大腸も緩んでいてしかも長いです。皮膚が引き締まっていれば、大腸も引き締まっていてしかも短いです。皮膚につやがあれば、大腸は通りがよいです。皮膚が乾いて粉っぽく、肉としっくりしていなければ、大腸もまた通りが悪いです」。

心応脈。皮厚者脈厚、脈厚者小腸厚。皮薄者脈薄、脈薄者小腸薄。皮緩者脈緩、脈緩者小腸大而長。皮薄而脈冲小者、小腸小而短。諸陽経脈皆多紆屈者、小腸結。

心は脈に応ず。皮厚き者は脈厚く、脈厚き者は小腸厚し。皮薄き者は脈薄く、脈薄き者は小腸薄し。皮緩き者は脈緩く、脈緩き者は小腸大にして長し。皮薄くして脈①冲小なる者は、小腸小にして短し。諸陽の経脈皆紆屈多き者は、小腸結ぼる。

【注釈】

① 冲小――脈拍の拍動が細く小であること。

【現代語訳】

「心は脈と相応し、また小腸と相応じています。皮膚が厚ければ、脈管も厚いことを物語り、脈が厚ければ小腸も厚いのです。皮膚が薄ければ、脈管も薄いことを物語り、脈が薄ければ小腸は薄いのです。皮膚が緩ければ、脈管も緩いことを物語り、脈管が緩ければ小腸は緩くやたらと大きくてかつ長いのです。皮膚が薄く脈がか細く弱ければ、小腸も小さくて短いのです。三陽の経脈の部位にしばしば旋回屈曲が見られれば、小腸は通りが悪いのです」。

脾応肉。肉䐃堅大者、胃厚。肉䐃麽者、胃薄。肉䐃小而麽者、胃不堅。肉䐃不称身者、胃下。胃下

脾は肉に応ず。肉䐃《きん》の堅大なる者は、胃厚し。肉䐃麽《こま》①かき者は、胃薄し。肉䐃の小にして麽かき者は、胃堅からず。肉䐃の身に称《かな》わざる者は、胃下《ひく》し。胃下き者は、

者、下管約不利。肉䐃不堅者、胃緩。肉䐃無小裏累者、胃急。肉䐃多小裏累者、胃結。胃結者、上管約不利也。

下管約して利せず。肉䐃堅からざる者は、胃緩し。肉䐃に小裏②（裹《か》）の累なるなき者は、胃急なり。肉䐃に小裏（裹）の累なる多き者は、胃結ぼる。胃結ぼる者は、上管約して利せざるなり。

【注釈】

① 麼かし——細小であること。慧琳『一切経音義』巻四六所引の『通俗文』に「細小なるを麼という」。

② 小裏の累なる——『甲乙経』は「裏《り》」を「裹《か》」に作る。「小裹《か》累」は、つまり「小果累」で、顆粒状の細かい粒つぶが無数にあるの意。

【現代語訳】

「脾は肉と相応し、胃と相合しています。肉䐃（肌肉の隆起部）が堅実で大きいと、胃が厚いです。肉䐃が薄いと、胃は薄いです。肉䐃が小さくて薄弱であると、胃もまた薄弱で堅実ではありません。肉䐃が痩せて総身と釣り合いがとれていないと、胃の位置は低く、またその位置が低いことによって胃の出口（幽門）が圧迫され緊縮して、食物の順調な通過ができません。肉䐃が堅実でないと、胃は緩んでいます。肉䐃の周囲に小さな顆粒状の粒々が連なっていないと、胃は緊張して縮んでいます。肉䐃の周囲にたくさん小さな顆粒状の粒々が連なっていると、胃気は結ぼれて塞がり、胃気が塞がっていることにより、胃の入口（噴門）を緊縮させ、飲食物の順調な下行ができません」。

肝応爪。爪厚色黄者、胆厚。爪薄色紅者、胆薄。爪堅色青者、胆急。爪濡色赤者、胆緩。爪直色白無紋(一)者、胆直。爪悪色黒多紋者、胆結也。

肝は爪に応ず。爪厚く色黄なる者は、胆厚し。爪薄く色紅なる者は、胆薄し。爪堅く色青き者は、胆急なり。爪濡れ色赤き者は、胆緩し。爪直にして色白く紋なき者は、胆直なり。爪悪く色黒く紋多き者は、胆結ぼるるなり。

【現代語訳】

「肝は爪と相応し、胆と相合しています。爪が厚くて色が黄色いと、胆は厚く、爪が薄くて色が赤いと、胆も薄いです。爪が堅実で色が青いと、胆は緊張して縮んでいます。爪がしっとりと軟かで色が赤いと、胆は緩んでいます。爪が真っ直ぐで色が白くて斑点がないと、胆気は伸びやかでよく和順しています。爪の形が悪く色が黒くて斑点が多いと、胆気は塞がって伸びやかではありません」。

【訳注】

(一) 紋　『霊枢』各本及び『甲乙経』は「約」に作る。原著は「紋」に作る。下文の「多紋」と相対しているから、「紋」を是とする。

腎応骨。密理厚皮者、三焦膀胱厚。麤理薄皮者、三焦膀胱薄。踈

腎は骨に応ず。密理①にして厚き皮なる者は、三焦・膀胱厚し。麤《そ》理にして薄き皮なる者は、三焦・膀胱薄し。

腠理者、三焦膀胱緩。皮急而無毫毛者、三焦膀胱急。毫毛美而麤者、三焦膀胱直。稀毫毛者、三焦膀胱結也。

踈き腠理なる者は、三焦・膀胱緩し。皮急にして毫《ごう》毛なき者は、三焦・膀胱急なり。毫毛美しくして麤《あら》き者は、三焦・膀胱直なり。毫毛稀なる者は、三焦・膀胱結ぼるるなり。

【注釈】

① 密理にして厚き皮なる者は、三焦・膀胱厚し——倪《げい》沖之の説「太陽の気は皮毛を主り、三焦の気は腠理に通じる。したがって、皮膚腠理の厚薄を視れば、内部にある三焦と膀胱を診断できる」。

【現代語訳】

「腎は骨と相応し、膀胱・三焦と相合し、膀胱・三焦はまた外は皮毛に相応します。きめが細かく皮膚が厚いと、三焦・膀胱は厚いです。きめが粗く皮膚も薄いと、三焦・膀胱は薄いです。腠理が粗いと、三焦・膀胱は緩んでいます。皮膚が縮こまって体毛がないと、三焦・膀胱も縮こまっています。体毛がつややかでまばらであれば、三焦・膀胱の気はのびやかです。体毛が極めてまばらであると、三焦・膀胱の気は滞ります」。

黄帝曰、厚薄美悪皆有形。願聞其所病。岐伯答曰、視其外応、以知其内蔵、則知所病矣。

黄帝曰く、厚薄美悪皆形あり。願わくは其の病む所を聞かん。岐伯答えて曰く、其の外応を視て、以て其の内蔵を知れば、則ち病む所を知る。

【現代語訳】

黄帝がいう。「蔵府の厚薄、善し悪しには決まった形状がある。いま私はそれらに発症する病理変化がどのようなものであるかについて理解したいと思う」。

岐伯が答える。「それぞれの外応である皮肉筋骨などの組織器官を観察すれば、内にある蔵府を知ることができ、併せてさらにそこに発生する病理変化を知ることができます」。

【解説】

本篇は、人が発病するか否かの論述において、外邪の侵入に重きを置かず、人の体質の強弱を強調しているので、「邪の湊まる所、其の気必ず虚す」と「正気内に存すれば、邪干《おか》すべからず」の具体的説明であるといえる。体質の強弱に対する認識の上で、五蔵が基本であることを十分に強調し、併せて人体外部の組織の強弱も、内部にある蔵府に由来していることを指摘している。このような生理機能への認識に基づいているので、病理変化においては、「其の外応を視て、以て其の内蔵を知れば、則ち病む所を知る」ことができるのである。これらは、中医診断学の「諸《これ》を内に有すれば、必ず諸を外に形《あらわ》す」及び「外より以て内を知る」という基本的観点に対して基礎を定めたものである。

【本篇の要点】

一、人体の経脈・血液・衛気・志意といった生理機能、及び正常な状態下での一般表現について論述する。これらはみな先天的なもので、人の愚智・賢不肖によって異なるものではない。

二、病気に罹りやすいことと天寿を全うすることとの根本原因は、五蔵の大小・高低・堅脆・端正と偏傾の違いにあることを論じている。五蔵のこのような内部状況は、また外部の五色・腠理・骨格などの変化から判断できるものである。

三、五蔵の八種類の変化の生理と多発する病証を概論する。

四、五蔵六府と外部の皮肉・筋骨などの組織・器官との間の生理的・病理的関係について具体的に説明する。

（前田繁樹　訳）

禁服篇　第四十八

【解題】

本篇は、刺鍼するにあたって経絡の循行法則及び衛気との関係を理解すべきであることを説明する。そして、人迎、寸口の脈象の変化を通して、人体の経脈蔵府の病変を推測し、疾病の虚実寒熱の異なる性質にもとづいて、補瀉の治療原則を確定し、灸、刺、服薬等の異なる治療法を施すことを示す。また、医師が臨床の時に盲目的に疾病を処理することを禁止し、成熟した治療法に従うべきであることを戒める。したがって、「禁服」を篇名としたのである。

雷公問于黄帝曰、細子得受業、通于九鍼六十篇、旦暮勤服之、近者編絶、久者簡垢。然尚諷誦弗置、未尽解於意矣。外揣言渾束為一、

雷公　黄帝に問いて曰く、[1]細子得て業を受け、[2]九鍼六十篇に通じて、旦暮にこれを[3]勤服し、近き者は[4]編絶し、久しき者は[5]簡垢す。然れども尚お諷誦置かざるも、未だ尽くは意を解せず。外揣に渾束して一と為すと言うも、

未知所謂也。夫大則無外、小則無内、大小無極、高下無度。束之奈何。士之才力、或有厚薄。智慮編浅、不能博大深奥。自強于学若細子(二)。細子恐其散于後世、絶于子孫。敢問約之奈何。

黄帝曰、善乎哉問也。此先師之所禁、坐私伝之也。割臂歃血之盟也。子若欲得之、何不斎乎。雷公再拝而起曰、請聞命。于是也、乃斎宿三日而請曰、敢問今日正陽、細子願以受盟。黄帝乃与倶入斎室、割臂歃血。黄帝親祝曰、今日正陽、歃血伝方、有敢背此言者、反受其殃。雷公再拝曰、細子受之。黄帝乃左握其手、右授之書曰、慎之、慎之。吾為子言之。

未だ謂う所を知らざるなり。夫れ大ならば則ち外なく、小ならば則ち内なく、大小極なく、高下度なし。これを束《つか》ぬるはいかん。士の才力、或いは厚薄あり。智慮⑥編浅にして、博大深奥なる能わず。学に自強すること細子の若し。細子　其の後世に散じ、子孫に絶たれんことを恐る。敢えて問う、これを約することいかん。

黄帝曰く、善きかな問いや。此れ先師の禁ずる所、⑦私《ひそ》かにこれを伝うるに坐せん。⑧臂を割き血を歃《すす》るの盟あるなり。子若しこれを得んと欲せば、何ぞ斎せざるや。雷公再拝して起ちて曰く、請う、命を聞かん。是において、乃ち⑨斎宿すること三日にして請いて曰く、敢えて問う、今日正陽、細子以て盟を受くるを願わん。黄帝乃ち与《とも》に倶《とも》に斎室に入り、臂を割き血を歃る。黄帝親《みずか》ら祝して曰く、今日⑩正陽に、血を歃り方を伝えんとす。敢えて此の言に背《そむ》く者あらば、反つて其の殃を受けん。雷公再拝して曰く、細子これを受けん。黄帝乃ち左に其の手を握り、右にこれに書を授けて曰く、これを慎め、これを慎め。吾れ子の為にこれを言わん。

【注釈】

① 細子――俗に小子という。自らを謙遜した辞。

② 『九鍼』六十篇――張介賓の説「六十篇とは、古経の数である。今日には伝存しない」。この言によれば、刺鍼に関する古代の医書の名称である。

③ 勤服――こつこつと勉学に励むことを意味する。

④ 編絶――古代には紙がなく、文字はすべて簡に書き、皮紐でつなぎ合わせたが、それを「編」という。「編絶」とは、竹簡をつなぎ合わせた皮紐が切れることをいう。

⑤ 簡垢――「簡」は、すなわち竹簡である。「垢」は、塵埃である。「簡垢」とは、竹簡にほこりがたまることをいう。

⑥ 褊浅――「褊」は、狭いことである。「浅」は、浅薄である。「褊浅」とは、狭隘で浅薄であることをいう。

⑦ 私かにこれを伝うるに坐せん――伝授する人物を慎重に選ばなくてはならず、労せずして手に入れ、専ら私服を肥やそうとするような人には伝授することはできないことを戒める。だから、前文に「先師の禁ずる所なり」とある。

⑧ 臂を割き血を歃るの盟――「割臂」とは、刀で腕を切って血を出すことである。「歃血」とは、同盟者が血を口のまわりに塗りつけることである。「割臂歃血の盟」というのは、最も丁重な宣誓の儀式であり、決して信義に背いて約束を破ったりしないことを示すものである。

⑨ 斎宿――沐浴して服を着替え、菜食独宿し、嗜欲を抑えて、意志を一つに専念させ、至誠の気持ちを示そうとするものである。

⑩ 正陽――正午の時刻。

【現代語訳】

雷公が黄帝に問う。「私は、あなた様に伝授していただいた『九鍼』六十篇を手にして以来、朝から晩までこつこつと勉学に励みました。しかし、簡の綴じ紐が切れたり、汚れたりしてもやめることなく閲読暗誦したにもかかわらず、まだその書の精義が理解できません。例えば、外揣篇の「渾束して一と為す」とあるのは[二]、どういう道理であるのかわかりません。九鍼の道理が、それ以上大きくできないくらい博大で、それ以上微細にできないくらい精微であって、その大と小がすでに極限に到達しており、至高無上、至深無下であるというなら、それをどのようにして帰納し、総括すればいいのでしょうか。まして、人の聡明才知には厚薄があり、知恵が人に過ぎ、思慮が周密である場合もあれば、浅見薄識である場合もあって、その深奥な道理を理解することができず、また私ほど一生懸命に勉強することもできません。だから、長い時が経つ間に、この学術が散失し、子孫も代々継承できなくなるのではないかと危惧しております。それで、どのようにして博大なものを簡約に帰着させるのかをお伺いしたく存じております」。

　黄帝がいった。「とてもよい質問である。これこそ、先師が再三戒めたことである。労せずして手に入れ、専ら私腹を肥やそうとするような人には伝授することはできない。だから、臂を割いて血を歃る盟誓をすませて、初めて秘かに伝授できるのである。伝授してほしいなら、どうして至誠をもって斎戒しないのか」。

　雷公は、「お教えの通りにいたします」と、とてもうやうやしくいった。そこで、雷公は、ねんごろに斎戒独宿すること三日、その後に再びやってきて、「今日の正午に、私は血盟を結んで医方の伝授を受けたく存じております」と願い出た。黄帝と彼は、一緒に斎戒の部屋に入り、臂を割いて血を歃る宣誓の儀式を行った。黄帝は、みずから祈っていった。「今日、正午において、血を歃る儀式を通じ医学の要道を伝授せん。もし今日の誓いに背かば、必ずや災難に遭わん」。雷公は、再拝して、「私は盟戒をお受けします」といった。黄帝は、左手で雷公の手を握り、右手で雷公に書を授け、そしていった。「慎め、慎め。私は今からその中に書かれた道理を説明しよう」。

【訳注】

（一）「自強于学若細子」は、『太素』巻十四人迎脈口診では、「自強於学、未若細子（学に自強すること、未だ細子に若かず）」に作る。

（二）『霊枢』外揣篇第四十五に「夫九鍼者、小之則無内、大之則無外、深不可為下、高不可蓋、恍惚無窮、流溢無極。余知其合于天道人道四時之変也。然余願之毫毛、渾束為一、可也」。

凡刺之理、経脈為始、営其所行、知其度量。内刺五蔵、外刺六府、審察衛気、為百病母。調其虚実、虚実乃止、写其血絡、血尽不殆矣。雷公曰、此皆細子之所以通、未知其所約也。黄帝曰、夫約方者、猶約嚢也。嚢満而弗約、則輸泄。方成弗約、則神与弗倶。雷公曰、願為下材者、勿満而約之。黄帝曰、未満而知約之、以為工、不可以為天下師。

凡そ刺の理は、経脈を始めと為し、其の行《めぐ》る所を営み、其の度量を知る。内は五蔵に刺し、外は六府に刺し、審《つまび》らかに衛気を察し、百病の母と為す。其の虚実を調うれば、虚実乃ち止み、其の血絡を写すれば、血尽きて殆《あや》うからず。雷公曰く、此れ皆細子の通ずるゆえんなるも、未だ其の約する所を知らざるなり。黄帝曰く、夫れ方①を約する者は、猶お嚢②を約《しば》るがごときなり。嚢満ちて約らざれば、則ち輸泄す。方成りて約せざれば、則ち神③与《とも》に倶《とも》にせず。雷公曰く、願わくは下材なる者と為りて、満つるなくしてこれを約せん。黄帝曰く、未だ満たずしてこれを約するを知るは、以て工と為るも、以て天下の師と為るべからず。

【注釈】

① 方を約す——医道のなかのたくさんの診断と治療法の要点をつかみ、帰納したものを、「約方」という。

② 嚢を約る——袋の口を縛ることを指す。

③ 神与に倶にせず——張介賓の説『易』〔繋辞下伝〕に『精義神に入りて、以て用を致すなり』というが、その精を得なければ、どうして神に入ることができようか。医方があって要約することがなければ、すなわち神はない。だから、『神与に倶にせず』という」。

【現代語訳】

「およそ鍼灸で病気を治す道理を把握するためには、まず経脈を熟知し、経脈の運行する方向を知り、そしてその長短と各経ごとに気血がどれくらいあるかの差異を知らなくてはならない。病が内側にある場合には、五蔵に所属する経脈に鍼を刺し、病が外側にある場合には、六府に所属する経脈に鍼を刺し、同時に衛気の変化をよく調べるべきである。衛気は人体において防衛作用を果しているから、衛気が異常を起こすと、邪気が衛から入り、百病がそれによって生じることになる。実の状態であればそれを瀉し、虚の状態であればそれを補す。その虚実をよく調え、補瀉が当を得ていれば、虚実による病変の進行を停止させることができる。病が血絡にある場合には、刺絡法を用いてその血絡を瀉し、邪血をことごとく取り去れば、病状は好転する」。

雷公がいった。「これらの道理なら、私も知っておりますが、まだ帰納してその要領を把握できないでおります」。

黄帝がいった。「約方とは、あたかも袋の口を縛るようなものであり、袋が一杯になって、もしも口を縛らなければ、入っているものがすべて出てしまう。学んだたくさんの診断や治療の方法を、もしも要点をつかんで、総括し、帰納することができなければ、簡潔でなく雑駁になり、入神の技として自在に運用させることはできない」。

雷公がいった。「下等な人材になって、学識が博く深いことを求めず、ただ帰納し、簡素化して、要領を把握したいと思います」。

黄帝がいった。「そのような人物は、普通の医者になれるだけで、天下の指導者になることはできない」。

雷公曰、願聞為工。黄帝曰、寸口主中、人迎主外。両者相応、倶往倶来、若引縄大小斉等。春夏人迎微大。秋冬寸口微大。如是者名曰平人。

雷公曰く、願わくは工と為るを聞かん。黄帝曰く、寸口は中を主り、人迎は外を主る。両者相応じ、倶に往き倶に来たること、①縄を引きて大小斉等なるが若《ごと》し。春夏には人迎微大なり。秋冬には寸口微大なり。是の如き者を名づけて②平人と曰う。

【注釈】

① 縄を引きて大小斉等なるが若し——人迎、寸口脈の拍動が等しいことをたとえる。楊上善の説「二人でともに一つの縄を引き合うと、彼方の者が引いて遠ざかると、その縄もいっしょに遠ざかり、此方の者が引いて近づくと、その縄もいっしょに近づいてくる。寸口と人迎は、呼吸によって脈を牽引して往来する。その動きはこれと同じである。だから、斉等と曰う」。

② 平人——病気にかかっていない人を指す。

【現代語訳】

雷公がいった。「一般の医者として備えるべき医療技術を伺いたいのですが」。

黄帝がいった。「寸口脈は、内にある五蔵の病変を、人迎脈は外にある六府の病変を診察する。この二脈の脈拍の往来運行は、大小相等しい拍動力である。春夏には陽気が盛んになり、人迎脈がやや大きく、秋冬には陰気が盛んになり、寸口脈がやや大きい。そのようであれば、正常な人の状態である」。

人迎大一倍于寸口、病在足少陽。一倍而躁、在手少陽。人迎二倍、病在足太陽。二倍而躁、在手太陽。人迎三倍、病在足陽明。三倍而躁、病在手陽明。盛則為熱、虚則為寒、緊則為痛痺、代則乍甚乍間。盛則写之、虚則補之、緊痛則取之分肉、代則取血絡、且飲薬。陥下則灸之。不盛不虚、以経取之。名曰経刺。人迎四倍者、且大且数。名曰溢陽。溢陽為外格。死不治。必審按其本末、察其寒熱、以験其蔵府之病。

人迎大なること寸口に一倍なれば、病 足の少陽に在り。一倍にして躁なれば、手の少陽に在り。人迎二倍なれば、病 足の太陽に在り。二倍にして躁なれば、手の太陽に在り。人迎三倍なれば、病 足の陽明に在り。三倍にして躁なれば、病 手の陽明に在り。盛なれば則ち熱と為り、虚なれば則ち寒と為り、緊なれば則ち痛痺と為り、代なれば則ち乍《たちま》ち甚だしく乍ち間なり。盛なれば則ちこれを写し、虚なれば則ちこれを補し、緊痛なれば則ちこれを分肉に取り、代なれば則ち血絡に取り、且つ薬を飲ましむ。陥下すれば則ちこれに灸す。盛ならず虚ならざれば、経を以てこれを取る。名づけて経刺と曰う。人迎四倍なる者は、且つ大にして且つ数《さく》なり。名づけて溢陽と曰う。溢陽は外格たり。死して治せず。必ず審《つまび》らかに其の本末を按じ、其の寒熱を察し、以て其の蔵府の病を験す。

【現代語訳】

「人迎が寸口の脈象より一倍大きいなら、病は足の少陽経にある。一倍大きくて躁疾であれば、病は手の少陽経にある。人迎脈が寸口より二倍大きいなら、病は足の太陽経にある。二倍大きくて躁疾であれば、病は手の太陽経にある。人迎脈が寸口より三倍大きいなら、病は足の陽明経にある。三倍大きくて躁疾であれば、病は手の陽明経にある。人迎脈が盛んなら、陽気が内に盛で熱となっていて、虚小なら、陽気が内に虚で寒となっている。脈が緊であれば、痛痺になる。代脈が起こると、痛くなったり、止んだり、軽くなったり、重くなったりする症状になる。治療に際して、脈が盛の実証であれば、瀉法を用い、脈が虚の虚証であれば、補法を用いる。脈が緊で疼痛があれば、分肉の間の穴位に鍼を刺し、脈が代であれば、血絡に刺して血を出し、同時に湯薬を服用させる。脈が落ちくぼんでいるなら、灸法を用いる。盛でも虚でもないなら、経が自ら病んでいるから、病んでいる蔵の本経に治療を施すが、それを呼んで経刺という。人迎脈が寸口より四倍大きく、大でかつ数であれば、陽脈がはなはだ盛んであるので、名づけて溢陽脈という。溢陽とは、陰気が陽気を外に遮る現象であり、不知の死証に属する。疾病の全過程を詳細に研究し、寒に属するか、熱に属するかを識別し、蔵府の病変を判断しなくてはいけない」。

寸口大于人迎一倍、病在足厥陰。一倍而躁、在手心主。寸口二倍、

寸口　人迎より大なること一倍なれば、病　足の厥陰に在り。一倍にして躁なれば、手の心主に在り。寸口二

病在足少陰。二倍而躁、在手少陰。寸口三倍、病在足太陰、三倍而躁、在手太陰。盛則脹満、寒中、食不化。虚則熱中、出糜、少気、溺色変。緊則痛痺。代則乍痛乍止。盛則写之、虚則補之、緊則先刺而後灸之、代則取血絡而後調之、陥下則徒灸之。陥下者、脈血結于中、中有著血、血寒。故宜灸之。不盛不虚、以経取之。寸口四倍者、名曰内関。内関者、且大且数。死不治。必審察其本末之寒温、以験其蔵府之病。

倍なれば、病　足の少陰に在り。二倍にして躁なれば、手の少陰に在り。寸口三倍なれば、病　足の太陰に在り。三倍にして躁なれば、手の太陰に在り。盛なれば則ち脹満し、寒中し、食化せず。虚なれば則ち熱中し、①糜《び》を出だし、少気し、溺《にょう》色変ず。緊なれば則ち痛痺たり。代なれば則ち乍《たちま》ち痛み乍ち止む。盛なれば則ちこれを写し、虚なれば則ちこれを補い、緊なれば則ち先ず刺して而《しか》る後にこれに灸し、代なれば則ち血絡に取りて而る後にこれを調え、陥下すれば則ち徒《た》だこれに灸す。陥下する者は、脈血　中に結し、中に②著《ちゃく》血ありて、血寒たり。故に宜しくこれに灸すべし。盛ならず虚ならざれば、経を以てこれを取る。寸口四倍なる者は、名づけて内関と曰う。内関なる者は、且つ大にして且つ数《さく》なり。死して治せず。必ず審らかに其の本末の寒温を察し、以て其の蔵府の病を験す。

【注釈】

① 糜を出だす――「出糜」とは、糞便中に未消化の食物が混じることを指す。

② 著血――脈管内にうっ血が付着していることを指す。

【現代語訳】

「寸口脈が人迎より一倍大きいなら、病は足の厥陰経にある。一倍大きくて躁疾であれば、病は手の厥陰経にある。寸口脈が人迎より二倍大きいなら、病は足の少陰経にある。二倍大きくて躁疾であれば、病は手の少陰経にある。寸口脈が人迎より三倍大きいなら、病は足の太陰経にある。三倍大きくて躁疾であれば、病は手の太陰経にある。寸口脈が盛大ならば、脹満、寒が中焦に滞る、食物が消化できないなどの症状を起こす。寸口脈が虚弱であれば、内熱、大便に未消化の食物が混ざる、少気、小便が変色するなどの症状を起こす。脈が緊であれば、寒に属し、痛痺を起こす。脈が代であれば、血脈が不調で、痛くなったり、止んだりする。治療に際して、脈が盛であれば、瀉法を用い、脈が虚であれば、補法を用いる。脈が緊であれば、まず鍼を刺し、後に灸法を用い、脈が代であれば、血絡に刺して邪血を除去し、それから薬物療法を用いる。脈が虚で落ちくぼんでいるなら、灸法を用いて治療する。脈が虚で落ちくぼんでいるのは、脈中の血行が凝結し、うっ血が脈内に付着していることによる。これは、寒気が血に深く入り込み、血が寒によって滞っているためである。だから、灸法を用いて、陽を通じ寒を散じるべきである。盛でも虚でもないなら、経が自ら病んでいるから、本経の穴位に治療を施すべきである。寸口脈が人迎より四倍大きいものは、内関と称する。内関とは、陰気が過度に盛んで、陽気が陰気と交わって外に越えることができないようにさせているものである。内関の脈象は、大でかつ数《さく》であり、不治の死証である。いずれにせよ、病を起こす本末及び寒熱の違いを詳細に調べ、それで蔵府の病変を判別して、治療を施すべきである」。

通其営輸、乃可伝于大数。大数曰、盛則徒写之、虚則徒補之、緊則灸刺、且飲薬、陥下則徒灸之、不盛不虚、以経取之。所謂経治者、飲薬、亦用灸刺。脈急則引、脈大以弱、則欲安静、用力無労也。

其[1]の営輸に通ずれば、乃ち大数を伝うべし。大数[2]に曰く、盛なれば則ち徒[3]《た》だこれを写し、虚なれば則ち徒だこれを補し、緊なれば則ち灸刺し、且つ薬を飲み、陥下すれば則ち徒だこれに灸し、盛ならず虚ならざれば、経を以てこれを取る。いわゆる経治なる者は、薬を飲み、亦た灸刺を用う。脈急なれば則ち引[4]し、脈大にして以て弱なれば、則ち安静にして、力を用うるに労することなからんと欲するなり、と。

【注釈】

① 其の営輸に通ず――「営」は、営運である。「輸」は、輸注である。「其の営輸に通ず」とは、経脈の運行と輸注の道理に通暁することをいう。
② 大数――古代の医書の名称である。治療上の大法を記載する。だからそのように名づけられている。
③ 徒――但に通じる。ただの意味。
④ 引――導引法を指す。

【現代語訳】

「経脈の運行と輸注の生理に通暁してはじめて、鍼灸治療の大法を伝授することができる。『大数』にいう、脈が盛であれば瀉法を用い、脈が虚であれば補法を用いる。脈が緊であれば、灸、刺鍼、服薬の三者を併用し、脈が虚で落ちくぼんでいるならば、灸法を用いる。脈が盛でも虚でもないなら、経が自ら病んでいるから、本経の穴位に治療を施す。いわゆる経治とは、服薬させたり、灸、刺鍼したりして、その経脈のふさわしいところに従って施す治療法を選択することである。脈が急であれば、邪気が盛んなので、導引法を兼用して病気を除去する。脈が大で弱ならば、安心して静養するのがよく、無理に力を用いたり、過度に煩労してはいけない、と」。

【訳注】

（一）用　趙府居敬堂本は「用」を「曰」に作るが、原訳書は『甲乙経』巻四上第一上に従っている。

【本篇の要点】

一、最初に、刺鍼で治療するには、経脈の運行経路を推し量り、内は五蔵に刺し、外は六府に刺し、衛気の状況をよく調べ、その虚実に依拠して治療を施すべきことを説明する。

二、その次に、疾病を診断するのに、切脈では人迎と気口の脈象を主とすることを説明する。正常な人は、春夏は人迎脈が気口脈よりやや大きくなり、秋と冬はこれとは逆になる。そして、一倍以上大きくなる場合は、病んだ状態であることを示す。

（武田時昌・佐藤実　訳）

五色篇　第四十九

【解題】

本篇は、色診の大綱である。蔵府と四肢関節の病変が顔面に反映する時、各々その分布の位置及び五色との配合関係があることを説明する。顔面の色つやの変化によって疾病の深浅、新旧とその転移、予後等を判断する。主な内容が五色を五蔵に分属させて、臨床診断の根拠とすることから、「五色」を篇名としたのである。

雷公問于黄帝曰、五色独決于明堂乎。小子未知其所謂也。黄帝曰、明堂者、鼻也。闕者、眉間也。庭者、顔也。蕃者、頬側也。蔽者、耳門也。其間欲方大、去之十歩、皆見于外。如是者寿必中百歳。

雷公　黄帝に問いて曰く、五色独り明堂に決するか。①小子未だ其の謂う所を知らざるなり。黄帝曰く、明堂とは、鼻なり。闕《けつ》とは、眉間なり。庭とは、顔なり。蕃とは、頬側なり。蔽とは、耳門なり。其の間、②方大にして、これを去ること十歩にして、皆外に見《あらわ》れんと欲す。是くの如き者は　③寿必ず百歳に中《あ》たる。

【注釈】

① 小子——謙譲語。禁服篇第四十八の「細子」と同じ意味である。また年少で何も知らない者を指すこともある。張介賓の説「諸臣のなかで、雷公だけが若かったので、小子と自称する」。

② 方大——端正、広大、豊富といった意味である。

③ 寿必ず百歳に中たる——「中」は、満ちるという意味である。「寿必ず百歳に中たる」とは、寿命が必ず百歳にまでなるということである。

【現代語訳】

雷公が黄帝に問う。「顔の五色を診《み》る場合、明堂の部位だけによって決まるのですか。その道理がまだはっきりとわかりません」。

黄帝がいう。「明堂とは鼻である。闕とは眉の間である。庭（天庭）とは額である。蕃とは頬の外側である。蔽とは耳の前である。これらの部位の間が大きく、十歩以上離れた所からでもはっきりと見えれば、それは寿命が必ず百歳を満たす象徴である」。

雷公曰、五官之辨奈何。黄帝曰、明堂骨高以起、平以直、五蔵次于中央、六府挾其両側、首面上于闕庭、王宮在于下極。五蔵安于胸中、真色以致、病色不見、明堂潤沢以

雷公曰く、五官の辨《わか》つはいかん。黄帝曰く、明堂の骨高く以て起こり、平らかにして以て直く、五蔵①中央に次《じ》し、六府②其の両側を挾み、首面 闕庭に上り、王③宮 下極に在り。五蔵 胸中に安んじ、真色以て致し、病色見《あらわ》れず、明堂潤沢にして以て清し。五官悪《いづ》くんぞ

清。五官悪得無辨乎。雷公曰、其不辨者、可得聞乎。黄帝曰、五色之見也、各出其色部。部骨陥者、必不免于病矣。其色部乗襲者、雖病甚、不死矣。雷公曰、官五色奈何。黄帝曰、青黒為痛、黄赤為熱、白為寒、是謂五官。

辨つなきを得んや。雷公曰く、其の辨たざる者は、得て聞くべきか。黄帝曰く、五色の見《あらわ》るるや、各おの其の色部に出づ。部骨陥なる者は、必ず病を免れざらん。其の色部乗襲④する者は、病甚だしと雖も、死せず。雷公曰く、五色を官《つかさど》るはいかん。黄帝曰く、青黒は痛と為し、黄赤は熱と為し、白は寒と為す、是れ五官と謂う。

【注釈】

① 五蔵　中央に次す――「次」とは居るという意味である。「五蔵　中央に次す」とは、五蔵が反映される部位は顔の中央にあるということである。

② 六府　其の両側を挾む――「挾」とは付くという意味である。「六府　其の両側を挾む」とは、六府が五蔵の両側に付着しているということである。

③ 王宮――心が属する下極（両目の間にある）を指す。

④ 乗襲――虚に乗じて襲うことをいう。張志聡の説「承（乗）襲とは、子が母の気を襲うことをいう。たとえば、心に黄があらわれ、肝に赤があらわれ、肺に黒があらわれ、腎に青があらわれるのは、子の気色が母の部位を襲うからである」。

【現代語訳】

雷公がいう。「五官の色気はどのように区別するのですか」。

黄帝がいう。「鼻の骨は高く隆起し、端正で真っ直ぐであり、五蔵が反映される部位は顔の真ん中の鼻の上に順次並び、六府は鼻の両側にある。上部にある闕のなかと天庭は頭の部位であり、王宮（心）〔の反映される部位〕は両目の間の下極にある。もし五蔵の機能が正常で胸中に落ちついていれば、正常な五色が現れて、病色は現れず、鼻の色つやが必ずうるおい、はっきりする。五官の色がどうして区別できないことがあろうか」。

雷公がいう。「そのように区別できないものが、他にありますか。お聞かせ下さい」。

黄帝がいう。「五色が現れるには、それぞれ決まった部位がある。もしある部位の気色に深くくぼんで骨に入る徴候があると、それは必ず発病する現れである。もしある部位に乗襲の色があっても、それが剋賊の色でなければ、病状が重くなっても、死んでしまう危険はない」。

雷公がいう。「五色が主る病証はそれぞれ何でしょうか」。

黄帝がいう。「青と黒は痛みを主り、黄色と赤は熱を主り、白は寒を主る。これが五色が主る一般的な証候である」。

【解説】

「青黒は痛と為し、黄赤は熱と為し、白は寒と為す」という五色の主る病は、一般的な病状を反映させたものであり、普遍的な法則ではない。たとえば黒色についていえば、『金匱要略』に「内に乾血があり、皮膚が甲錯し、両目が黯黒になる」「膈間の支飲〔水飲停留〕すると、その人は喘息になり胸内が充満し、心下がつかえて堅く、顔色がやつれた黒になる」とあるのは、黒色が痛みだけを主るわけではないことを物語る。また、黄赤についていえば、本篇の下文に「黄赤は風と為す」という記述がある。したがって、五色の主る病についても、自在に活用しなくてはいけない。

雷公曰、病之益甚与其方衰如何。黄帝曰、外内皆在焉。切其脈口滑小緊以沈者、病益甚、在中。人迎気大緊以浮者、其病益甚、在外。其脈口浮滑者、病日進。人迎沈而滑者、病日損。其脈口滑以沈者、病日進、在内。其人迎脈滑盛以浮者、其病日進、在外。脈之浮沈及人迎与寸口気小大等者、病難已。病之在蔵、沈而大者、易已、小為逆。病在府、浮而大者、其病易已。人迎盛堅者、傷於寒。気口盛堅者、傷於食。

雷公曰く、病の①益ます甚だしきと其の②方《まさ》に衰えんとするとはいかん。黄帝曰く、外内皆焉《ここ》に在り。其の③脈口を切して滑・小・緊以て沈なる者は、病益ます甚だしく、中に在り。人迎の気　大・緊以て浮なる者は、其の病益ます甚だしく、外に在り。其の脈口　浮・滑なる者は、病日びに進む。人迎　沈にして滑なる者は、病日びに損す。其の脈口　滑以て沈なる者は、病日びに進み、内に在り。其の人迎脈　滑・盛以て浮なる者は、其の病日びに進み、外に在り。脈の浮・沈及《と》人迎と寸口の気と小大等しき者は、病④已《い》え難し。病の蔵に在り、沈にして大なる者は、已え易く、小なるは逆と為す。病　府に在り、浮にして大なる者は、其の病已え易し。人迎　盛・⑤堅なる者は、寒に傷《やぶ》らる。気口　盛・堅なる者は、食に傷らる。

【注釈】

① 益ます甚だし――病状が次第に重くなっていくことを指す。

② 方に衰えんとす――病邪が日に日に衰えて、病が次第によくなっていくことを指す。張介賓の説「益ます甚だしとは、病が進むこと、方に衰えんとすとは、病が退いていくことである」。

③ 脈口――寸口、気口ともいう。手首の橈骨側の切脈部位を指す。

④ 病已え難し――これは「病已え易し」に作るべきである。終始篇第九、禁服篇第四十八では、病というのは、人迎と気口が等しくないものが虚実や、寒熱となり、陰陽のバランスがとれないために病となると述べられている。今、脈の浮沈及び人迎と寸口の気と小大等しき者、とあるのは、陰陽のバランスがとれて、病が好転することを言っているのであるから、病は已え易いはずだ。(一)

⑤ 堅――『太素』『甲乙経』では「緊」に作る。『傷寒論』弁太陽病脈証幷治上には「太陽の病で、脈が浮で緊であるものを傷寒という」とある。堅と緊とは字形が似ているので誤ったのである。下文の「気口、盛堅なる者」も「緊」に作るべきである。

【現代語訳】

雷公がいう。「病状の進退はどのようにして判断したらよいでしょうか」。

黄帝がいう。「色と脈が結びついて、表裏全体の診察を行うべきである。病人の寸口脈を切按し、もし滑・小・緊で沈であれば、邪が盛んで、病が進行しており、病は五蔵にある。もし人迎脈が大・緊で浮であれば、陽の邪が盛んで、病が進行しており、病は外にある。寸口脈が浮・滑であれば、病が日に日に進展しており、もし人迎脈が沈で滑であれば、病は日に日に軽くなっていく。寸口脈が滑で沈であれば、病邪が次第に進行しており、病は内部にある。もし人迎脈が滑・盛で浮であれば、病邪は日に日に進展しており、病は外にある。もし寸口脈と人迎脈の脈象が浮・沈、大・小で同じであれば、陰陽のバランスがとれており、病状は好転する。(一) 病が五蔵にある場合、もし脈が沈で大であれば、その病は治りやすく、小であれば治りにくい。病が六府にある場合、もし脈が浮で大であれば、その病は治りやすい。人迎は外部を主るが、盛で緊であれば、寒邪に傷《そこ》なわれて病となっている。寸口は内部を主るが、盛で緊であれば、過度の飲食に傷なわれる」。

【訳注】

(一) けれども諸家の説では原文の通りに読んでいる。なぜ病が治りにくいかについては、主な注釈を挙げると、楊上善は「是陰陽不得相傾、故病難已也」〔『太素』巻十四人迎脈口診〕とし、馬蒔は「外感、内傷倶未尽減、其病為難已也」とし、張介賓は「非偏于陰則偏于陽、故病難已。按禁服篇曰、春夏人迎微大、秋冬寸口微大、如是者曰平人、則義有可知矣」〔『類経』巻六、三十二〕と述べている。

雷公曰、以色言病之間甚奈何。黄帝曰、其色麤以明、沈夭(一)者為甚。其色上行者、病益甚。其色下行如雲徹散者、病方已。(二) 五色各有蔵部、有外部、有内部也。色従外部走内部者、其病従外走内。其色従内走外者、其病従内走外。病生於内者、先治其陰、後治其陽。反者益甚。

雷公曰く、色を以て病の間甚を言うはいかん。黄帝曰く、其の色麤《そ》①にして以て明、沈夭②なる者は甚だしと為す。其の色上行する者は、病益ます甚だし。其の色下行すること雲の徹散するが如き者は、病方《まさ》に已《い》えんとす。五色に各おの蔵部③あり、外部あり、内部あるなり。色外部より内部に走る者は、其の病外より内に走る。其の色内より外に走る者は、其の病内より外に走る。病内に生ずる者は、先ず其の陰を治し、後に其の陽を治す。反する

其病生於陽者、先治其外、後治其内。反者益甚。其脈滑大以代而長者、病従外来、目有所見、志有所悪。此陽気之并也。可変而已。雷公曰、小子聞、風者、百病之始也。厥逆者、寒湿之起也。別之奈何。黄帝曰、常候闕中、薄沢為風、冲濁為痺、在地為厥。此其常也、各以其色言其病。

者は益ます甚だし。其の病陽に生ずる者は、先ず其の外を治し、後に其の内を治す。反する者は益ます甚だし。其の脈　滑大以て代にして長なる者は、病外より来たり、目に見る所あり、志に悪《にく》む所あり。此れ陽気の并するなり。変じて已ゆべし。雷公曰く、小子聞けり、風は百病の始めなり、厥逆は寒湿の起こるなり、と。これを別《わか》つはいかん。黄帝曰く、常に闕中を候《うかが》うに、④薄沢なるは風と為し、⑤冲濁なるは痺と為し、⑥地に在るは厥と為す。此れ其の常なり、各おの其の色を以て其の病を言う。

【注釈】

① 色麤にして以て明――張介賓は「麤」を「顕」と解釈する。「色麤にして以て明」とは、顔の色が明るいことを指す。
② 沈夭――暗くて滞るという意味である。
③ 蔵部――五色がつかさどる蔵府を指す。張志聡の説「蔵部とは蔵府の分かれた部位である」。
④ 薄沢――浮沢と同じで、色が薄くて光沢があることを指す。
⑤ 冲濁――「冲」は深いという意味である。「濁」は混濁して澄んでいないこと。「冲濁」とは、色が深く沈んで混濁しているという意味である。
⑥ 地――下顎を指す。地閣ともいう。巨分、巨屈の外にある（巨分、巨屈については、後文の注釈を参照）。

【現代語訳】

雷公がいう。「色つやから、どのようにして病の軽重を判断するのでしょうか」。

黄帝がいう。「病人で、顔色が明るく潤いがある人は病が軽く、暗く沈んだ人は重い。色が上にのぼる場合は、病状が日に日に重くなり、雲が消えて空が晴れるように下にくだる場合は、疾病が癒えようとする現れである。五色は顔に現れるが、蔵府が属する部位に分かれて現れ、外部（六府に属する）と内部（五蔵に属する）とがある。病色が外部から内部へと向かうものは、病邪は表から裏へ入る。病色が内部から外部へと向かうものは、病邪は裏から表へ出る。病が内部に生じた場合は、まず蔵を治療し、それから府を治療する。もしこの順序を逆にすると、病状は必ずひどくなる。病が六府に生じた場合は、まず表を治療し、それから裏を治療する。誤って内外表裏を逆にして治療をすると、邪を深く引き入れてしまい、病状をひどくしてしまう。もし脈が滑大あるいは代[三]で長であると、外感の病邪は表から裏へ入り、視覚がおかしくなり、精神が異常になる。これは陽邪が盛んで、陽気と合わさったことによる病症で、陽を瀉す治療法によって、盛んな陽が陰を傷つける状況を改めると、病はよくなる」。

雷公がいう。「多くの病の始まりは風邪によって生じ、厥逆は寒湿によって引き起こされることが多いと聞きます。どのようにして顔色から識別するのですか」。

黄帝がいう。「通常の場合は、両眉の間の気色の変化を診る。薄くて光沢のあるものは風病である。深く沈んで濁り、暗いものは痺病である。もし濁って暗い色が闕〔眉間〕[四]の部位に現れたら厥逆病である。これが顔色の違いによって病を判断する一般的な方法である」。

【訳注】

（一）　夭　趙府居敬堂本は「大」に作るが、明刊無名氏本は「夭」に作る。

(二) 已　原書は「已」に作り、趙府居敬堂本は「以」に作る。明刊無名氏本は「已」に作るので原書に従う。

(三) 代　原書は「代」字を「変わる」と訳しているが、脈象として捉えるべきなので改める。

(四) 闕　原書は「地闕」と訳すが、張介賓・李中梓注の訓み誤りによるものなので改める。『甲乙経』は「闕中」を「眉間」に作る。

雷公曰、人不病卒死。何以知之。黄帝曰、大気入于蔵府者、不病而卒死矣。雷公曰、病小愈而卒死者、何以知之。黄帝曰、赤色出両顴、大如母指者、病雖小愈、必卒死。黒色出於庭、大如母指、必不病而卒死。雷公再拝曰、善哉。其死有期乎。黄帝曰、察色以言其時。

雷公曰く、人病まずして①卒《にわ》かに死す。何を以てこれを知るや。黄帝曰く、②大気　蔵府に入る者は、病まずして卒かに死す。雷公曰く、病小《すこ》しく愈えて卒かに死する者は、何を以てこれを知るや。黄帝曰く、赤色　両顴に出でて、③大なること母指の如き者は、病小しく愈ゆと雖も、必ず卒かに死す。黒色　庭に出でて、大なること母指の如きは、必ず病まずして卒かに死す。雷公再び拝して曰く、善きかな。其れ死に期あるか。黄帝曰く、色を察して以て其の時を言う。

【注釈】

① 卒かに死す――「卒」の意味は猝《そつ》と同じで、「卒かに死す」とは、突然死んでしまうことである。

② 大気――大邪の気のことで、極めて激しい病邪を指す。張介賓の説「大気とは大邪の気である。大邪が入ってくる場合は、必ず正気が(一)太虚の状態になった後で、邪が正気を襲うことになる。だから、突然死んでしまう」。

③　大なること母指の如し――「母指」とは親指のこと。「大なること母指の如し」とは、ぶつかり集まってできたかたまりの病色が、親指くらいの大きさであることを形容している。

【現代語訳】

雷公がいう。「病象がないのに突然死んでしまう人がいますが、どのようにして予測するのですか」。

黄帝がいう。「これは人の正気が太虚の状態であり、さらに大邪の気が蔵府に侵入することによって、病象がないのに突然死んでしまうのである」。

雷公がいう。「病が少しよくなったのに突然死んでしまう人がいますが、どのようにして予測するのですか」。

黄帝がいう。「両顴に赤色が現れ、それが親指くらいの大きさであれば、病は一時好転するが、突然死んでしまう。黒色が天庭に現れ、親指くらいの大きさであれば、病象がなくても突然死んでしまう」。

雷公がいう。「よくわかりました。病人が死亡する時期はあらかじめ知ることができますか」。

黄帝がいう。「顔の気の変化を観察すれば、亡くなるおおよその時期は判断できる」。

【解説】

本節の経文では、色診で見られる、突然亡くなってしまう病象をいくつか指摘する。これは古代の人々が臨床の実践で得た貴重な経験であり、非常に価値のあるものである。大気が蔵府に入ると突然死んでしまうという一節に関しては、近代の医者、張錫純が詳しく論述している。彼は次のように言っている。「横隔膜の上には、心、肺二蔵があり、いわゆる府は存在しない。経文では蔵府と統言しているので、横隔膜の下の蔵府を指していることがわかる。横隔膜の上の大気が横隔膜の下の蔵府に入れば、必ず下に落ち込むのではないか。大気が落ち込んでしまい、気が肺の外側を包み込み、その開閉機能を鼓動させなければ、呼吸はすぐに止まってしまう。だから、病まずに突然死んでしまうのである」。かくして彼は「升陥湯」の三処方を作ったが、このことは我々がこの経文の理論と実際の臨床との関係を学ぶ参考とすることができる。

【訳注】

（一）正気　『類経』巻六　三十二は「元気」に作る。現代語訳も「正気」としているが、「元気」とすべきであろう。

雷公曰、善乎。願卒聞之。黄帝曰、庭者、首面也。闕上者、咽喉也。闕中者、肺也。下極者、心也。直下者、肝也。肝左者、胆也。下者、脾也。方上者、胃也。中央者、大腸也。挾大腸者、腎也。当腎者、臍也。面王以上者、小腸也。面王以下者、膀胱、子処也。顴者、肩也。顴後者、臂也。臂下者、手也。目内眥上者、膺乳也。挾縄而上者、背也。循牙車以下者、股也。中央

雷公曰く、善し。願わくは卒《ことごと》くこれを聞かん。黄帝曰く、庭は首面なり。闕上は咽喉なり。闕中は肺なり。下極は心なり。①直下は肝なり。肝の左は胆なり。②下は脾なり。③方上は胃なり。④中央は大腸なり。大腸を挾むは腎なり。腎に当たるは臍なり。⑤面王より以上は小腸なり。面王より以下は膀胱、子処なり。顴《かん》は肩なり。顴の後は臂なり。臂の下は手なり。目の内眥《し》の上は膺《よう》乳なり。⑥縄を挾みて上は背なり。⑦牙車を循るより以下は股なり。中央は膝なり。膝より以下は脛なり。脛に当たるより以下は足なり。⑧巨分は股裏なり。⑨巨屈は膝髕《ひん》なり。此れ五蔵六府肢節の部なり。各おの部分あり、部分あれば、

者、膝也。膝以下者、脛也。当脛以下者、足也。巨分者、股裏也。巨屈者、膝髕也。此五蔵六府肢節之部也。各有部分、有部分、用陰和陽、用陽和陰、当明部分。万挙万当。能別左右、是謂大道。男女異位、故曰陰陽。審察沢夭、謂之良工。

陰を用《もっ》て陽を和し、陽を用て陰を和し、当に部分を明らかにすべし。万挙万当なり。能く左右を別かつ、是れ大道と謂う。男女位を異にす、故に陰陽と曰う。審《つまび》らかに沢夭を察す、これを良工と謂う。

【注釈】

① 直下——張介賓の説「肝は心の下にあるので、直下は肝に相当する」。鼻柱が肝に相当することを指す。

② 下——肝の下を指す。すなわち鼻のうず高い部分が脾に相当する。

③ 方上——鼻の先端の両側、迎香穴のほぼ上を指す。張介賓の説「鼻の先端の両側が方上である。すなわち迎香穴の上、鼻孔がそれである」。

④ 中央——両顴のやや下、鼻の両側の迎香穴より外側の部位のこと。張介賓の説「中央とは、顔の中央で、迎香穴の外、顴骨の下をいう。大腸に相当する」。

⑤ 面王——鼻のとがった先端部分をいう。

⑥ 縄を挾みて上——「縄」とは耳のふちを指す。蔣示吉の説「縄は耳のふちである。耳のふちは、縄のように盛り上がっているので、縄という」。馬蒔の説「挾とは近いことである。耳のふちの真上に近い部分であり、背の病を候うものである」[二]。

⑦ 牙車――牙床のことで、頬車穴の部位である。
⑧ 巨分――「巨」は大の意味。「巨分」とは、上下牙床の広い部分を指す。
⑨ 巨屈――頬下の顎骨の部分。

【現代語訳】

雷公がいう。「わかりました。あなたが言われる診断方法を全て聞きたいのですが」。

黄帝がいう。「[各おの] 蔵府肢節は次のように顔の部位に対応する。天庭は頭に対応し、眉間の上は咽喉に対応し、眉は肺に対応し、目の間は心に対応し、その心の真下は肝に対応し、その肝の左は胆に相当し、鼻は脾に対応し、鼻の両脇は胃に対応し、顔の中央は大腸に対応し、顔の中央を挾んだ両脇の頬は腎に対応し、その腎に対応する頬の下は臍に対応し、鼻の両側で頬骨より内側は小腸に対応し、鼻の先端より下の外側にある人中穴は膀胱と子宮に対応し、頬骨は肩に対応し、頬骨の後ろは腕に対応し、腕に対応する部分の下は手に対応し、まなじりの上は胸と乳房に対応し、頰の外側の上は背に対応し、頬車穴の下に沿った部分は股に対応し、両牙床の中央は膝に対応し、その膝より下は脛に対応し、その脛より下は足に対応し、口元のしわは内股に対応し、頰の下の曲骨は膝頭に対応する。以上が五蔵六府、四肢関節が顔に対応する部位で、五色の主る病にも決まった部位がある。蔵府肢節の顔に対応する部位が確定してしまえば、陰陽も明確になる。したがって治療の際には、陰が衰えて陽が盛んになったものには、陰を補い陽とバランスをとり、陽が衰えて陰が勝つものには、陽を助けて陰と調和させるべきである。部位と五色との関係さえはっきりさせれば、診断治療の際に万に一つの失敗もないだろう。左右を区別できれば、陰陽の運動法則を知ることができる。男女の病色の転移のしかたが異なるのは（男子は左が逆で右が従、女子は右が逆で左が従）男子は陽に属し、女子は陰に属し、男女の陰陽が異なるからである。属する部位によって顔色のつやと暗さとを詳しく調べて、病を診断できれば、それが優れた医者である」。

【解説】

五蔵六府や四肢関節が顔面に反映する区域は、生理的なつながりとしては、蔵府肢節が耳に反映するものと一致する。したがって、こうした顔面における蔵府肢節の分布理論は臨床での診断治療に指導的な役割を果たす。「闕の上は咽喉、闕の中は肺」という理論をガイドラインとすると、巴豆朱砂膏を闕上に貼るのは、白喉〔ジフテリア〕を予防するのにすぐれた効果がある。また闕中（印堂）を按摩するのは、鍼麻酔手術の時に内臓がひきつる痛みを緩和することができる。さらに印堂穴に刺鍼を施すのは呼吸麻痺を治すのに効果がある。現在でもこの理論を応用して、蔵府肢節の反映する部位を刺鍼の穴位としている鍼灸家もおり、これを面鍼という。以上から、この理論の科学的価値がわかり、同時にさらに研究する必要があることもわかる。

【訳注】

（一）　蒋示吉の説は『霊枢識』に見える。また馬蒔の説は「頰外為縄。挾縄而上者、所以応背」である。原書が引用する馬蒔の説は、『霊枢識』に見える多紀元簡の説であろう。蒋示吉や馬蒔の説を引いたうえで次のようにある。「義未当也。明堂為内、耳旁為外、蔵府為内、膺乳次之、臂背為外。挟、近也。故近耳辺直上之部分、所以候背之病」。

沈濁為内、浮沢為外。黄赤為風、青黒為痛、白為寒。黄而膏潤為膿、赤甚者為血、痛甚為攣、寒甚為皮

沈濁は内と為し、浮沢は外と為す。黄赤は風と為し、青黒は痛と為し、白は寒と為す。黄にして膏潤なるは膿と為し、赤甚だしきは血と為し、痛甚だしきは攣と為し、

不仁。五色各見其部、察其浮沈、以知浅深。察其沢夭、以観成敗。察其散摶(一)、以知遠近。視色上下、以知病処。積神于心、以知往今。故相気不微、不知是非。属意勿去、乃知新故。色明不麤、(二)沈夭為甚、不明不沢、其病不甚。其色散、駒然未有聚、其病散而気痛、聚未成也。

寒甚だしきは皮不仁と為す。五色各おの其の部に見《あらわ》れ、其の浮沈を察して、以て浅深を知る。其の沢夭を察し、以て成敗を観る。其の散摶《だん》①を察し、以て遠近を知る。色の上下を視て、以て病の処を知る。神を心に積みて、以て往今を知る。故に気を相《み》ること微ならざれば、是非を知らず。意を属《つ》けて去ることなからしむれば、乃ち新故を知る。色明らかにして麤ならず、沈夭たるは甚だしと為す。明らかならず沢ならざるは、其の病甚だしからず。其の色散じ、駒駒然《くくぜん》②として未だ聚まることあらざれば、其の病散じて気痛み、聚未だ成らざるなり。

【注釈】

① 摶――団と同じで、集結して拡散しないという意味である。

② 駒駒然――「駒」は、子馬のこと。「駒駒然」とは、病色が子馬のように定まらず、ばらばらで集まらない状態を形容している。張介賓の説「幼い馬を駒という。駒駒然とは、駒が定まらず、ばらばらで集まらないという意味である。したがってその病は散るのである」。

【現代語訳】

顔色が沈滞して暗いのは、内部、蔵の病である。顔色が浮き上がり鮮明であるのは、外部、府の病である。黄色、赤色は風で、青色、黒色は痛証で、白色は寒証である。軟膏のようにつやのある黄色は癰膿がすでにできており、深紅色は血腫、疼痛で、その痛みがひどいものは、よく筋脈が攣急し、寒邪がひどいと皮膚が麻痺する。五色がそれぞれ顔面の決まった部位に現れるが、その色の浮沈によって病の深浅、すなわち色が浮であれば病は浅く、沈であれば深いということがわかる。病色のつやと暗さとから、病の予後の善し悪しがわかる。つやがあれば予後は良好で、暗いと予後は不良である。病色の消散と集結とで、病の経過がわかる。色が消散するものは、病の経過が短い新病である。色が集結しているものは病の経過が長い久病である。上下の蔵府肢節に現れる病色の部位によって、病変の所在がわかる。医者は精神を集中させて診色し、弁証することで、病のこれまでの情況と今後の進展ぐあいを正確に分析できる。したがって、気色の変化に対して、もし細かく観察しなければ、病状の善し悪しがわからない。一心不乱に分析し検討して、はじめて新旧の病の関係やその発展変化の法則がわかる。顔色が明るいはずなのにはっきりせず、沈滞して暗いものは、重い病である。明るさもつやもなくても、暗い現象がないものは、その病はひどくはならない。色が散ったまま集まらないものは、病の勢いも分散しているのであって、たとえ痛証があっても、それは気が滞って通じないためにおこるだけであって、積聚の病ではない」。

【訳注】

(一) 搏　趙府居敬堂本は、「搏《はく》」に作るが、原訳者は「摶《だん》」の誤字とする。下文も同じ。

(二) 夭　趙府居敬堂本は「大」に作るが、明刊無名氏本は「夭」に作る。

腎乗心、心先病、腎為応。色皆如是。男子色在于面王、為小腹痛、

腎 心に乗ずれば、心先ず病み、腎 応を為す。色皆是くの如し。男子の色 面王に在るは、小腹痛と為し、

下為卵痛、其圜直為茎痛、高為本、下為首。狐疝𤸷陰之属也。女子在于面王、為膀胱、子処之病、散為痛、搏為聚。方員左右、各如其色形。其随而下至胝為淫、有潤如膏状、為暴食不潔。左為左、右為右、其色有邪、聚散而不端、面色所指者也。色者、青黒赤白黄、皆端満有別郷。別郷赤者、其色亦大如楡莢、在面王為不日。其色上鋭、首空上向、下鋭下向。在左右如法。以五色命蔵、青為肝、赤為心、白為肺、黄為脾、黒為腎。肝合筋、心合脈、肺合皮（二）、脾合肉、腎合骨也。

【注釈】

① 卵痛——睾丸が痛むことをいう。

下は卵痛①と為し、其の圜②《えん》直なるは茎痛と為し、高③は本と為し、下は首と為す。狐疝《こせん》④𤸷《かい》陰の属なり。女子の面王に在るは、膀胱、子処の病と為し、散は痛と為し、搏は聚と為す。方員《えん》左右、各おの其の色形の如し。其の随いて下り胝⑤《ち》に至るは淫と為し、潤なること膏状の如きものあるは、暴食不潔と為す。左は左と為し、右は右と為し、其の色に邪あり、聚散して端ならざるは、面色の指す所の者なり。色なる者は青黒赤白黄、皆端満⑥にして別郷あり。別郷⑦赤なる者、其の色亦た大なること楡莢《ゆきょう》の如くして、面王に在るは不日と為す。其の色上に鋭なるは、首空にして上向し、下に鋭なるは下向す。左右に在るは法の如し。五色を以て蔵に命《な》づくるに、青は肝と為し、赤は心と為し、白は肺と為し、黄は脾と為し、黒は腎と為す。肝は筋に合し、心は脈に合し、肺は皮に合し、脾は肉に合し、腎は骨に合するなり。

② 圜――「圜」は、円と同じである。「圜直」とは、円くて真っ直ぐな人中の溝をいう。李中梓の説「圜直とは人中の水溝穴をいう。人中にはふちが円くて真っ直ぐなので、人中に色が現れれば、陰茎が痛む」。(二)

③ 高は本と為し、下は首と為す――人中の上半分を高といい、陰茎の根本が痛む。人中の下半分は陰茎の先端が痛む。李中梓の説「人中の上半分を「高」といい、陰茎の根本が痛む。人中の下半分は、陰茎の先端が痛む」。

④ 㿗陰――「㿗」は、癩と同じである。「㿗陰」は陰癩ともいい、陰嚢が極端に大きくなる癩疝病のことである。

⑤ 胝に至るは淫と為す――「胝」は脤の字形を誤ったもので、脤は脣の仮借字である。「淫」は白淫のこと。『素問』痿論第四十四「及び白淫と為る」の王冰注に「白淫とは白物があふれて、精液のようになることをいい、〔中略〕女子は陰器の中から綿々と下る」とある。

⑥ 端満――端正で、満ちあふれるという意味である。張介賓の説「端とは邪がなく（邪と斜は同じ）、満とは充足することをいう」。

⑦ 別郷――一説には他郷、すなわち別の部位であるとする。(三) 別の一説には方位、日時にそれぞれつかさどっている正しい向きがあるとする。張介賓の説「別郷ありとは、方位、日時にそれぞれつかさどっている正しい向きがあることである」。

【現代語訳】

腎邪が心蔵を侵すのは、心がまず病み、心が虚となり、邪がその虚に乗じて入り込むからで、この時腎の黒色が心の属する部位に現れる。およそ病色の現れかたはこれによって類推できる。

男子に病色が鼻の先端の上下に現れると、それは小腸に病があり、下っ腹が痛み、下に引っ張り睾丸も痛む。もし病色が人中の溝の上に現れると、陰茎が痛み、病色が人中の溝の上半分に現れると、陰茎の根本が痛み、下半分に現れると、陰茎の先端が痛む。これらはすべて狐疝と陰癩の類の病に属する。

女子に病色が鼻の先端の下に現れると、膀胱と子宮の病で、色が散って集まらないと、無形の気となり、色が集まると、有形の血が固まって、積聚病となる。その〔体内の〕積聚は四角であったり、円であったり、左であったり、右であったりして、いずれもその〔顔面の〕病色の形態と似ている。もし病色が真っ直ぐに唇まで下降すると、帯濁病となり、軟膏のようにつやのある汚物が排出されるのは、多くは暴食、不潔によるものである。

病色の現れかたと病の部位は一致する。色が左に現れれば、病は左にあり、色が右に現れれば、病は右にあり、色に邪気があったり、集まったり、散ったりして、端正でないものなど、いずれも面色の指す所のごとくであり、それらによって病変の所在がわかる。ここでいう色とは、青、黒、赤、白、黄が、いずれも端正に満ちあふれて対応する部位に現れるものである。もし赤色が心の部位に現れず、鼻の先端部分に現れ、しかも楡《にれ》の莢《さや》ほどの大きさであれば、病は近いうちに治るだろう。もし病色の先端が上向きであれば、頭の正気が虚であり、病邪には上へ進展する勢いがある。病色の先端が下向きであれば、病邪には下へと向かう。左にあったり、右にあったりするものも、すべてこの識別法と同じである。さらに五色と五蔵とが対応する関係からいうと、青は肝の色、赤は心の色、白は肺の色、黄は脾の色、黒は腎の色である。肺は筋に合し、心は脈に合し、肺は皮に合し、脾は肉に合し、腎は骨に合する。もし色が青で筋が病んでいれば、病邪は肝にあることになる。他の蔵もこれによって類推できる」。

【訳注】

（一）　皮　趙府居敬堂本・明刊無名氏本などは「脾」に作る。

（二）　李中梓の説は『内経知要』巻上脈診に見える。

（三）　たとえば張志聡の説が該当する。

【本篇の要点】

一、顔面の各部の名称、そして五色の主る病、五色の部位の転移によって、病証の性質と病邪が伝変する様子がわかることを説明する。

二、親指大の大きさで、黒色が庭に現れ、赤色が両顴に現れるのは、予後の診断に重要であることを指摘する。

三、頭、咽喉、五蔵六府、四肢関節などが顔面に反映する場所を具体的に説明する。

四、顔面における蔵府の分属部位を論述し、現れた気色と疾病の関係を例を挙げて説明する。そして、蔵の色によって疾病の所在を診断する信憑性を論証し、さらに五色と五蔵及び五蔵と外在組織との密接な関係を指摘する。

（武田時昌・佐藤実　訳）

論勇篇　第五十

【解題】

本篇は、皮膚、肌肉の厚さ薄さ、堅さ脆さ、色つやの状態によって、四季ごとの虚邪である賊風に対する人体の抵抗力を察知し、あわせて人体内外の各組織の強弱によって、勇気があるか、臆病であるかを見極め、痛みに対する忍耐力を判断する。本篇の主要な内容が、勇怯の士について論じているので、「論勇」を篇名とする。

黄帝問于少兪曰、有人于此、並行並立、其年之長少等也、衣之厚薄均也。卒然遇烈風暴雨、或病或不病、或皆病、或皆不病。其故何也。少兪曰、帝問何急。黄帝曰、願尽聞之。少兪曰、春青風、夏陽

黄帝　少兪に問いて曰く、此《ここ》に人にあり、並び行き並び立ち、其の年の長少等しく、衣の厚薄均し。卒然として烈風暴雨に遇うに、或いは病み或いは病まず、或いは皆病み、或いは皆病まず。其の故はなんぞや。少兪曰く、帝問うこと何をか急《さき》[1]にせん。黄帝曰く、願わくは尽くこれを聞かん。少兪曰く、春は青風、夏は[2]陽風、秋

風、秋涼風、冬寒風。凡此四時之風者、其所病各不同形。黄帝曰、四時之風、病人如何。少兪曰、黄色薄皮弱肉者、不勝春之虚風。白色薄皮弱肉者、不勝夏之虚風。青色薄皮弱肉、不勝秋之虚風。赤色薄皮弱肉、不勝冬之虚風也。黄帝曰、黒色不病乎。少兪曰、黒色而皮厚肉堅、固不傷于四時之風。其皮薄而肉不堅、色不一者、長夏至而有虚風者、病矣。其皮厚而肌肉堅者、長夏至而有虚風、不病矣。其皮厚而肌肉堅者、必重感于寒、外内皆然、乃病。黄帝曰、善。

は涼風、冬は寒風なり。凡《すべ》て此の四時の風なる者は、其の病む所各おの形を同じくせず。黄帝曰く、四時の風、人を病ましむることいかん。少兪曰く、黄色にして薄皮弱肉なるは、春の虚風③に勝《た》えず。白色にして薄皮弱肉なるは、夏の虚風に勝えず。青色にして薄皮弱肉なるは、秋の虚風に勝えず。赤色にして薄皮弱肉なるは、冬の虚風に勝えず。黄帝曰く、黒色は病まざるか。少兪曰く、黒色にして皮厚く肉堅きは、固より四時の風に傷《そこな》われず。其の皮薄くして肉堅からず、色一ならざる者は、長夏至りて虚風あれば、病む。其の皮厚くして肌肉堅き者は、長夏至りて虚風あるも、病まず。其の皮厚くして肌肉堅き者は、必ず重ねて寒に感じ、外内皆然りて、乃ち病む。黄帝曰く、善し。

【注釈】

① 急——先の意味である。『呂氏春秋』情欲篇に「邪利の急」とあり、高誘注に「急とは、先と同じである」とある。

② 夏は陽風——水は陰であり、火は陽である。「夏の陽風」とは、夏期の熱風を形容している。

③　虚風――すなわち虚邪である賊風の意味。張介賓の説「虚風とは、〔その季節の〕虚の方向から吹く不正な邪風である」。これも〔その季節にとって〕正常でない邪風を指していったものである。

【現代語訳】

黄帝が少兪に問う。「もし何人かの人が同じ環境で生活し、彼らの年齢も、着ている衣服の厚さも同じくらいであって、突然に狂風、暴雨に遭ったとした場合に、病にかかる者もいれば、かからない者もおり、あるいは全員が病にかかり、あるいは誰も病にかからなかったりする。これはどのようなことによるのか」。

少兪がいう。「どのような問題を最初にお尋ねでしょうか」。

黄帝がいう。「その道理をすべてつぶさに聞きたいと思うのだが」。

少兪がいう。「春の時令にふさわしい風は温風、夏は熱風、秋は涼風、冬は寒風です。すべて四季の風は性質が異なっており、人体に影響を及ぼして発病させる状況も一様ではありません」。

黄帝がいう。「四季の風は、どのように人を発病させるのか」。

少兪がいう。「色が黄色く皮膚が薄く、肌肉が柔弱な人は、脾気が不足しており、春の虚邪賊風に耐えられません。色が白く皮膚が薄く、肌肉が柔弱な人は、肺気が不足しており、夏の虚邪賊風に耐えられません。色が青く皮膚が薄く、肌肉が柔弱な人は、肝気が不足しており、秋の虚邪賊風に耐えられません。色が赤く皮膚が薄く、肌肉が柔弱な人は、心気が不足しており、冬の虚邪賊風に耐えられません」。

黄帝がいう。「色が黒い人は、病にかからないのか」。

少兪がいう。「色が黒く皮膚が厚く、肌肉がしまっていて堅い人は、四季の虚邪賊風に傷なわれることはありません。もし皮膚が薄弱で、肉が堅く充実しておらず、またいつも色が黒いというわけでなければ、長夏の季節になって虚邪賊風に遭うと発病します。色が黒く皮膚が厚く、肌肉がしまっていて堅く充実している人は、長夏の季節に虚邪賊風に遭ったとしても、抵抗力が強いため、発病したりしません。このような人でも、外に虚風に襲われ、内に生ものや冷たいものを食べて傷つき、内外ともに損なわれてしまうと、病を免れることはできません」。

黄帝がいう。「よくわかった」。

【解説】

本節の経文は、素朴な言葉で、内因が発病のプロセスにおいて重要な作用を及ぼすことを説明する。この貴重な実践と理論は、深く研究する価値がある。

皮膚の薄さと肌肉の弱さが邪気を感受して病にかかるという道理について、ある者が次のようにうまく説明している。(一)「思うに皮膚、腠理の間は、五蔵の元真の気が通行し出会うところである。だから皮膚が薄く肌肉が弱いと、五蔵の元真の気が虚してしまう。五蔵の気が虚してしまうと、四時の虚風に勝つことができなくなるのである」。これは、外因が必ず内因を通して病を起こす道理を説明している。

【訳注】

(一)　張志聡の所説である。

黄帝曰、夫人之忍痛与不忍痛者、非勇怯之分也。夫勇士之不忍痛者、見難則前、見痛則止。夫怯士之忍

黄帝曰く、夫れ人の痛みを忍ぶと痛みを忍びざるとは、勇怯の分にあらざるなり。夫れ勇士の痛みを忍びざる者は、難を見れば則ち前《すす》み、痛みを見れば則ち止まる。

痛者、聞難則恐、遇痛不動。夫勇士之忍痛者、見難不恐、遇痛不動。夫怯士之不忍痛者、見難与痛、目転面盻、恐不能言。失気驚、顔色変化、乍死乍生。余見其然也、不知其何由。願聞其故。少兪曰、夫忍痛与不忍痛者、皮膚之薄厚、肌肉之堅脆、緩急之分也。非勇怯之謂也。

夫れ怯士の痛みを忍ぶ者は、難を聞けば則ち恐れ、痛みに遇えば動かず。夫れ勇士の痛みを忍ぶ者は、難を見て恐れず、痛みに遇いて動かず。夫れ怯士の痛みを忍びざる者は、難と痛みとを見て、①目転じ面盻《にら》み、恐れて言うこと能わず。気を失いて驚き、顔色変化し、②乍《たちま》ち死し、乍ち生く。余其の然るを見るも、其の何に由るかを知らず。願わくは其の故を聞かん。少兪曰く、夫れ痛みを忍ぶと痛みを忍びざるとは、皮膚の薄厚、肌肉の堅脆、緩急の分なり。勇怯の謂《いい》にあらざるなり。

【注釈】

① 目転じ面盻む――「目転ず」とは、驚き恐れることで頭がくらくらして眼が眩み、物が回って見えることを形容している。「面盻む」とは、顔面が斜めに外を向いてしまって、驚き恐れて正視できないことを形容している。

② 乍ち死し、乍ち生く――『一切経音義』十七に引く『蒼頡篇《そうけつへん》』に「乍は、両辞である」とある。そこでいう両辞とは、はっきりしなくて定まらないという意味である。「乍ち死し、乍ち生く」とは、生きているのか死んでいるのかはっきりしないことをいう。

【現代語訳】

黄帝がいう。「疼痛に我慢できるかどうかは、勇敢であるか臆病であるかといった性格で区別することはできない。勇敢だが疼痛に我慢できない人の場合、危難に出くわすと勇敢に前進するが、疼痛に遭遇するとしり込みして進めなくなる。臆病だが疼痛に我慢できる人の場合、危難がある事を耳にすると恐れ慌てて不安になるが、疼痛に遭遇すると耐え忍ぶことができ、声や顔色を変えることもない。勇敢であって疼痛にも我慢できる人の場合は、危難に出くわしても恐懼することなく、疼痛に遭遇しても耐え忍ぶことができる。臆病であって疼痛にも我慢できない人の場合は、危難や疼痛に出くわすと、驚いて頭がくらくらし眼が眩み、顔面が蒼白になり、正視できず、話もできなくなり、胸がどきどきして落ち着きがなくなり、生きているのか死んでいるのかわからなくなる。以上のような人とその情況を見ても、私はどのような原因でそうなるのかが理解できない。その道理を聞きたいのだが」。

少兪がいう。「痛みに耐えられるかどうかは、主として皮膚の厚さ、肌肉の堅さ、脆さ、緩さのちがいによって決まります。勇敢であるか、臆病であるかの性格で説明できるものではありません」。

黄帝曰、願聞勇怯之所由然。少兪曰、勇士者、目深以固、長衡直揚。三焦理横、其心端直。其肝大以堅、其胆満以傍。怒則気盛、而胸張、肝挙而胆横、眥裂而目揚、毛起而面蒼。此勇士之由然者也。

黄帝曰、願聞怯士之所由然。少兪曰、怯士者、目大而不減、陰陽

黄帝曰く、願わくは勇怯の由りて然る所を聞かん。少兪曰く、勇士なる者は、目深く[1]以て固く、長衡直揚なり。三焦の理横にして、其の心端直なり。其の肝大にして以て堅、其の胆満にして以て傍[2]なり。怒すれば則ち気盛んにして、胸張り、肝挙がりて胆横、眥《し》裂けて目揚がり、毛起ちて面蒼《あお》し。此れ勇士の由りて然る者なり。

黄帝曰く、願わくは怯士の由りて然る所を聞かん。少兪曰く、怯士なる者は、目大にして減ぜず、陰陽[3]相

相失、其焦理縦、䯏骬短而小、肝系緩、其胆不満而縦。腸胃挺、脇下空、雖方大怒、気不能満其胸。肝肺雖挙、気衰復下。故不能久怒。此怯士之所由然者也。

失い、其の焦の理縦、䯏骬《かつう》短にして小、肝系緩く、其の胆満たずして縦なり。④腸胃挺《きわだ》ち、⑤脇下空《むな》しく、方《まさ》に大いに怒すると雖も、気其の胸を満たす能わず。肝肺挙がると雖も、気衰えて復た下る。故に久しくは怒する能わず。此れ怯士の由りて然る所の者なり。

【注釈】

① 目深く以て固し――眼光が奥深く、凝視して動かない状態を形容している。

② 傍――旁と同じ、盛んであるという意味である。『広雅』釈訓に「旁旁とは、盛んなことである」とある。本文の「肝大以堅」と「胆満以傍」と、文義がちょうど相対している。また、張介賓は傍を解釈して傍開とする。すなわち「満にして以て傍なりとは、傍は傍開の意味であり、人並みはずれていることである」。

③ 陰陽相失う――血気の運行が度を失することを指す。

④ 腸胃挺つ――「挺」は、真っ直ぐで湾曲が少ないことである。「腸胃挺つ」とは、胃腸が強健でなく、湾曲が少なく真っ直ぐであることを形容している。

⑤ 脇下空し――肝気が充実しないことを指す。

【現代語訳】

黄帝がいう。「勇敢であるか、臆病であるかの性格の違いが生じる理由を知りたいのだが」。

少兪がいう。「勇敢な人は、眼光が奥深く、凝視して動かず、眉毛は広大で長く真っ直ぐで、皮膚腠理のきめは横じまであり、心蔵は端正で、肝蔵は堅く厚く、胆汁は充満しています。怒りを発する時には、気が旺盛になって胸部が大きく張り出し、肝葉は上に挙がり胆は横になり、眼を大きく見はり、眼光は鋭く迫り、毛髪は立ち上がり、顔色は青白くなります。これらが、勇敢な人の性格を決定する要素です」。

黄帝がいう。「臆病な性格を生じる理由を知りたいのだが」。

少兪がいう。「臆病な人は、眼は大きいけれども奥深さがなく、陰陽が調和せず、皮膚腠理のきめは横じまでなく縦じまであり、胸骨の突き出た状態は短小であり、肝蔵は薄くて軟らかで、胆汁は充満せず、胆嚢は緩く、胃腸は強健でなく、湾曲が少なく真っ直ぐであり、脇下の気が空虚で、肝気が充満できません。激怒するにあたっても、怒気を胸中に充満することができず、肝肺の気が怒りによって上に挙がっても、持久力がなく、怒気がすぐに消えてしまいます。これらが、臆病な人の性格を決定する要素です」。

黄帝曰、怯士之得酒、怒不避勇士者、何蔵使然。少兪曰、酒者、水穀之精、熟穀之液也。其気慓悍。其入于胃中、則胃脹、気上逆、満於胸中、肝浮胆横。当是之時、固比于勇士、気衰則悔。与勇士同類、不知避之。名曰酒悖也。

黄帝曰く、怯士の酒を得るや、怒[1]りて勇士を避けざる者は、何の蔵か然らしめん。少兪曰く、酒なる者は、水穀の精、熟穀の液なり。其の気慓悍《ひょうかん》たり。其の胃中に入れば、則ち胃脹《ふく》れ、気上逆して、胸中に満ち、肝浮き胆横す。是の時に当たりて、固より勇士に比するも、気衰うれば則ち悔ゆ。勇士と類を同じくして、これを避くるを知らず。名づけて酒悖《はい》[2]と曰うなり。

【注釈】

① 怒りて勇士を避けず——「避」は、『一切経音義』九に引く『蒼頡篇』に「避は、去である」という。引伸して「区別がある」意味になる。「怒りて勇士を避けず」とは、臆病な人が酒を飲むとすぐに酔って怒りだし、そこで自ら勇敢な人とほとんど変わりないとみなすようになることである。

② 酒悖——「悖」は、違反する意味である。「酒悖」とは、酒を飲んで狂妄な行為をしでかすことである。

【現代語訳】

黄帝がいう。「臆病な人が酒を飲んで、怒りだした時には、勇敢な人とほとんど変わりがないようにふるまうが、これは何の蔵の働きによってそのようになるのか」。

少兪がいう。「酒とは、水穀の精華であり、穀類が発酵し、醸造してできた液体です。その気は、迅速で激しく、酒が胃に入ると、胃をふくらまし、気が逆上して、胸に充満し、肝気を興奮させ、胆気を旺盛にさせます。酒に酔っぱらうと、その言動は、勇敢な人とほとんど変わりがなくなります。しかし、酒気がさめてしまうと、臆病な態度がもとの通りにもどり、かえってそのような行いをしたことを後悔します。飲酒後の言動が勇敢な人と同様に回避することを知らないので、酒悖《はい》と呼ぶのです」。

【解説】

本節は、人の勇気と臆病が内蔵器官及び気のはたらきの強弱と内在的に関係があることを論述する。しかし、このような性格上の差異は、絶対的なものと見なすことはできない。社会実践上の鍛錬、精神意志の修養を通して、性格を改変することには、同様に大きな作用がある。

【本篇の要点】

一、人が同一環境にある場合において、病気にかかったり、かからなかったりする違いがあり、その要点は体質の強弱によって決定されるところにあることを説明する。

二、痛みに耐えられるか、耐えられないかは、勇気があるか臆病であるかの本質的な区別ではなく、勇気と臆病の根本的な問題は、内蔵の生理機能の強弱の相違であり、とりわけ肝、胆の堅さ、脆さによって決定されることを説明する。

三、臆病者が酒に酔ってからしばらく勇士と類似した振る舞いをすることが可能になることがあるが、それは真の勇気ではないので、名づけて「酒悖」と呼ぶということを例を挙げて説明する。

（武田時昌・佐藤実　訳）

背腧篇　第五十一

【解題】

本篇は、背中にある五蔵の兪穴の部位と灸療法の補瀉の方法を主として説明する。これらの兪穴はすべて内には五蔵に対応し、治療する上で特殊な効果があるが、皆深く刺してはならない。深く刺すと、危険が生じることになる。したがって、「背腧」を篇名とする。

黄帝問于岐伯曰、願聞五蔵之腧出于背者。岐伯曰、胸中大腧在杼骨之端、肺腧在三焦之間。心腧在五焦之間。膈腧在七焦之間。肝腧在九焦之間。脾腧在十一焦之間。腎腧在十四焦之間。皆挾脊相去三寸所、則欲得而験之、按其処、応

黄帝　岐伯に問いて曰く、願わくは五蔵の腧の背に出づる者を聞かん。岐伯曰く、胸中[1]の大腧は杼骨の端に在り。肺腧は三焦の間に在り。心腧は五焦の間に在り。膈腧は七焦の間に在り。肝腧は九焦の間に在り。脾腧は十一焦の間に在り。腎腧は十四焦の間に在り。皆脊を挾み(一)て相去ること三寸所《ばかり》、則ち得てこれを験《しら》べんと欲すれば、其の処を按ずるに、応[2]中に在りて痛解するは、乃

在中而痛解、乃其腧也。灸之則可、刺之則不可。気盛則写之、虚則補之。以火補者、毋吹其火、須自滅也。以火写者、疾吹其火、伝其艾、須其火滅也。

ち其の腧なり。これに灸するは則ち可にして、これに刺すは則ち不可なり。気盛んなれば則ちこれを写し、虚なれば則ちこれを補す。火をもって補する者は、其の火を吹くなく、自ら滅するを須《ま》つなり。火をもって写する者は、疾《と》く其の火を吹き、其の艾に伝え、其の火の滅するを須《ま》つなり。

【注釈】

① 胸中の大腧は杼骨の端に在り――「大腧」とは、大杼穴を指す。背中の兪穴の中で、大杼の穴位は五蔵六府の兪穴の上方に位置するので、大腧と呼ばれる。「杼骨の端」とは、項の第一椎骨の突起の下の両側であり、督脈の大椎穴から左右に一寸半離れている。

② 応 中に在りて痛解す――二つの意味がある。(二) すなわち、一つは、指で穴位のあたりを押さえて病人がけだるく腫れて痛いと感じるところが穴位である。もう一つは、もともと痛みのあるところで、指で押すことにより痛みを緩和させ、病人が快く感じるところが穴位である。

【現代語訳】

黄帝が岐伯に問う。「背中にある五蔵の兪穴を教えてほしいのですが」。

岐伯がいう。「胸中の大腧は、項の第一椎骨の下にあり、肺兪は第三椎骨の下にあり、心兪は第五椎骨の下にあり、膈兪は第九椎骨の下にあり、脾兪は第十一椎骨の下にあり、腎兪は十四椎骨の下にあります。これらの穴位は、すべて脊椎の両側にあり、左右の穴位は三寸離れています。これらの穴位の位置を確定するための検証方法は以下の通りです。手で兪穴を押さえて、病人がけだるく、腫れて痛んだりするところ、あるいはもともと痛みがあって具合が悪いところで、指圧によって痛みが緩和するところが、穴位のあるところです。これらの兪穴は、灸法が最適の治療法であり、みだりに刺鍼を用いてはいけません。灸を使用する時には、邪気が盛んであれば瀉法を用いるべきであり、正気が虚しているなら補法を用いるべきであります。艾で補法を施す時には、火をつけたら、それを吹かないでゆっくり燃えさせ、ひとりでに消えるのを待ちます。艾で瀉法を施す時には、火をつけたら、迅速にそれを吹いて火を盛んにし、さらに艾を加え燃やして再び灸をし、すばやく燃やして迅速に燃え尽きるようにします」。

【訳注】

（一）皆　趙府居敬堂本、『太素』巻十一気穴は「皆」を「背」に作る。明刊無名氏本は「皆」に作る。

（二）どちらがよいとも言わぬこの注は疑問。楊上善注と張介賓注を示すとも思われるが、両者が。言っていることは「押すと痛むところ」という点では同じ。後は「解」をどう解釈するかだけである。

【解説】

本篇の述べる脊椎両側にある大杼、膈兪及び五蔵の兪穴は、これまでずっと鍼灸医の採用してきた穴位である。篇中に五蔵の兪穴に対して、特に「これに灸するのはいいが、これを刺してはいけない」といっているのは、背中は深く刺してはならず、深く刺すと肺や心蔵などの内蔵を傷つけ、危険を起こす恐れがある、ということを主に説明しようとしたものである。しかし、背中は絶対に刺してはならないというわけではない。本書の他篇では、たとえば五邪篇第二十や癲狂篇第二十二のように、背中の兪穴を刺す記載が見られる。

また、鍼灸の治療のやり方には、一般に補法には灸を、瀉法には鍼を用いるが、これは鍼と灸を対比した場合にいうものであり、本篇では灸法にも補瀉の区別があることを示している。灸の瀉法を用いる例として、咽喉の麻痺、鼻血等には少商に灸をし、傷風、感冒には風池、風門、大椎に灸をし、肝陽病には涌泉穴に灸をする場合が挙げられる。

また、本文中の「其の処を按ずるに、応　中に在りて痛解す」とあるのは、「痛いところを腧とする」という趣旨であり、これは現在では刺鍼の治療に用いる取穴法であるだけではなく、ある疾病についての診断法でもあり、「穴位の圧痛によって病気を弁別する診断法」と呼ばれている。また西洋医がすでに診断した病例を用いて検証を行うと、結果として穴位圧診の大部分は正確なものであった。もっとも喜ばしいことは、関連機関と協力して探索を行ったところ、各種のガン患者（子宮ガンや卵巣ガンの放射線治療をうけた後で圧痛がはっきりしない患者を除く）の新大郄穴（臀の横紋と膕の横紋とを結ぶ線の中点から外に下五分のところにある）には、いずれもはっきりした圧痛が見られ、百例の穴診の検証を通して基本的に符合するものであったことである。

【本篇の要点】

一、五蔵の背兪の位置及び取穴の検証方法を説明する。

二、背中にある兪穴を取って、補瀉の療法を行うには、灸を用いるのがよく、鍼は禁じるべきであることを示す。

（武田時昌・佐藤実　訳）

衛気篇　第五十二

【解題】

本篇は、営気と衛気の生理機能、十二経脈における標《すえ》と本の穴位の所在、胸、腹、頭、脛の気街とそれらが病を主治する範囲について主に説明し、同時に虚実を識別して補瀉を行う方法を説明する。また本篇は、体表、四肢関節と各経脈の標・本とが対応する穴位や、診断治療に応用される各問題に関して重点的に討論する。そして以上のことが、肌表を守り、外邪を防ぎ、内外を調節する働きが正常であるか否かと密接な関係があると考えるので「衛気」を篇名としたのである。

黄帝曰、五蔵者、所以蔵精神魂魄者也。六府者、所以受水穀而行化物者也。其気内干五蔵、而外絡肢節。其浮気之不循経者、為衛気。

黄帝曰く、五蔵なる者は、精神魂魄を蔵するゆえんの者なり。六府なる者は、水穀を受けて行《めぐ》らせ物に化するゆえんの者なり。其の気五蔵に内《い》りて、外に肢節に絡う。其の浮気[1]の経を循《めぐ》らざる者は、衛気たり。其の精

其精気之行于経者、為営気。陰陽相随、外内相貫、如環之無端、亭亭淳淳乎、孰能窮之。然其分別陰陽、皆有標本虚実所離之処。能別陰陽十二経者、知病之所生。候虚実之所在者、能得病之高下。知六府之気街者、能知解結契紹于門戸。能知虚石之堅軟者、知補写之所在。能知六経標本者、可以無惑于天下。

気の経を行《めぐ》る者は、営気たり。陰陽相随い、外内相貫き、環の端なきが如く、②亭亭淳淳《ていていじゅんじゅん》として。孰《た》れか能《よ》くこれを窮《きわ》めんや。然して其の陰陽を分別すれば、皆標本虚実の離るる所の処あり。能く陰陽十二経を別《わか》つ者は、病の生ずる所を知る。虚実の在る所を候《うかが》う者は、能く病の高下を得。六府の③気街を知る者は、能く④結を解き門戸を契紹《けっしょう》するを知る。能く⑤虚石の堅軟を知る者は、補写の在る所を知る。能く六経の標本を知る者は、以て天下に惑うことなかるべし。

【注釈】

① 浮気――衛気が脈の外に浮かび出て、皮膚分肉の間を巡るので、浮気という。

② 亭亭淳淳――「亭亭」は遠いの意。「淳淳」は流れるの意。「亭亭淳淳」とは営気と衛気とが体内を長く遠く流れ、果てのないことを形容している。

③ 気街――気が往来するルート。張介賓の説「街とは道のことである」。

④ 結を解き門戸を契紹す――「結を解く」とは疎通の意。「契」は開くの意。「紹」は達するの意。「結を解き門戸を契紹す」とは、六府の気街を知れば、あたかも結び目がほどけ、戸をあけたようになることを形容している。

⑤ 虚石の堅軟――「石」は実に通じる。虚であれば軟、実であれば堅。虚証と実証が経脈に現れた場合の堅軟の様

子を形容している。

【現代語訳】

黄帝がいう。「五蔵は精神魂魄を貯蔵するものだ。六府は水穀を受け入れ、伝え変化させるものだ。飲食によって化成した精微な気は、内部には五蔵に入り、外部には分肉、経絡、肢節を巡る。浮いて外にある気は経脈の中を巡らず、衛気《えき》と呼ばれる。経脈の中を行く精気は営気《えいき》と呼ばれる。衛気は脈の外を巡るので陽に属し、営気は脈の中を巡るので陰に属する。陰陽が互いに随行し、内外を貫通する。それは端のない輪のごとく、源流が遠く流れが長い川の水のようであって、きわまり尽きることがない。ただ陰陽の属性を区別する際には標と本、虚と実及び離合する部位がある。だから、三陰三陽、十二経脈を区別できれば、病がどのようにして生まれるかがわかる。虚実の所在を判断できれば病が上下のどこにあるかが探し出せる。六府の気が往来するルートを知ることができれば、診断と治療をするにあたって、あたかも結び目を解き、戸をあけたように自在である。虚は柔らかく―経気が空虚、実は堅い―邪気が結集、ということを知ることができれば、虚を補し実を瀉する際の要点を知ることができる。手足六経脈の標と本を知ることができれば、複雑な病を治療する際に余裕をもって対処でき、戸惑うこともない」。

岐伯曰、博哉、聖帝之論。臣請尽意悉言之。足太陽之本、在跟以上五寸中。標在両絡命門。命門者、

岐伯曰く、博なるかな、聖帝の論。臣請う、意を尽くして悉《ことごと》くこれを言わん。[1] 足の太陽の本は、跟より以上五寸の中に在り。標は両絡命門に在り。[2] 命門とは目なり。

目也。足少陽之本、在竅陰之間。標在窗籠之前。窗籠者、耳也。足少陰之本、在内踝下上三寸中。標在背腧与舌下両脈也。足厥陰之本、在行間上五寸所。標在背腧也。足陽明之本、在厲兌。標在人迎頬挾頏顙也。足太陰之本、在中封前上四寸之中。標在背腧与舌本也。手太陽之本、在外踝之後。標在命門之上一寸也。手少陽之本、在小指次指之間上二寸。標在耳後上角下外眥也。手陽明之本、在肘骨中、上至別陽。標在顔下合鉗上也。手太陰之本、在寸口之中。標在腋内動也。手少陰之本、在鋭骨之端。標在背腧也。手心主之本、在掌後両筋之間二寸中。標在腋下下三寸也。凡候此者、下虚則厥、下盛則

足の少陽の本は、竅陰《きょういん》の間に在り。標は窗籠《そうろう》の前に在り。窗籠とは耳なり。足の少陰の本は、内踝の下　上三寸の中に在り。標は背腧と舌下両脈とに在るなり。足の厥陰の本は、行間の上五寸所《ばかり》に在り。標は背腧に在るなり。足の陽明の本は、厲兌《れいだ》に在り。標は人迎、頬、頏顙《こうそう》を挟むに在るなり。足の太陰の本は、中封の前　上四寸の中に在り。標は背腧と舌本とに在るなり。手の太陽の本は、外踝の後に在り。標は命門の上一寸に在るなり。手の少陽の本は、小指次指の間　上二寸に在り。標は耳の後の上角、下の外眥に在るなり。手の陽明の本は、肘骨の中に在り、上りて別陽に至る。標は顔下の鉗《③けん》上に合するに在り。手の太陰の本は、寸口の中に在り。標は腋内の動に在るなり。手の少陰の本は、鋭骨の端に在り。標は背腧に在るなり。手の心主の本は、掌後の両筋の間二寸の中に在り。標は腋下　下三寸に在るなり。凡そ此を候《うかが》う者は、下虚なれば則ち厥、下盛んなれば則ち熱なり。上虚なれば則ち眩、上盛んなれば則ち熱痛なり。故に石（実）なる者は絶してこれを止め、虚なる者は引

熱。上虚則眩、上盛則熱痛。故石者絶而止之、虚者引而起之。

きてこれを起こす。

【注釈】

① 意を尽くして悉くこれを言う——知っていることをすべて話すこと。楊上善の説「意を尽くすとは知識を究めようとすることであり、悉く言うとは理を極めようとすることである」。

② 両絡命門——「両絡」とは内眥の外にある睛明穴のことをいう。左右それぞれ一つあるので、両絡という。「命門」とはここでは目をいう。

③ 鉗上——頰、耳の両側のこと。張介賓の説「鉗上は根結篇第五にある『耳を鉗《はさ》む』の意味である。脈が足陽明の大迎穴から耳の両側をはさむことをいう」。また楊上善は鉗を人迎穴の後ろで扶突穴の上であると解釈して「末は頰の下一寸、人迎穴の後ろ、扶突穴の上にあり、鉗という。鉗は頸鉄《くびかせ》である。この鉄の部位を鉗上という」という。

【現代語訳】

岐伯がいう。「なんと奥深く広大な理論なのでしょう。今、私が知っていることを極力お話します。足の太陽膀胱経の本は踵から上五寸の（外踝の下の地平面から計る）跗陽穴にあり、標は両目の睛明穴にあります。命門とは目睛《ひとみ》です。足の少陽胆経の本は足の薬指の外側の竅陰穴にあります。標は窗籠《そうろう》の前、すなわち耳の前のくぼんだ聴宮穴にあります。足の少陰腎経の本は（内踝の下一寸、さらにそこから上に三寸）内踝の上二寸の復溜穴、交信穴にあり、標は背中の腎兪穴と舌下両脈の廉泉穴にあります。足の厥陰肝経の本は行間穴の上五寸の中封穴にあり、標は背中の肝兪穴にあります。足の陽明胃経の本は足の人差し指の端の厲兌《れいだ》穴にあり、標は頰の下と喉を結ぶ両端の人迎穴にあります。足の太陰脾経の本は中封穴の上四寸の三陰交穴にあり、標は背中の脾兪穴と舌本にあります。手の太陽小腸経の本は手の外踝の後ろの養老穴にあり、標は睛明穴の上一寸のところにあります。手の少陽三焦経の本は手の薬指の液門穴にあり、標は耳の後ろの上の角の角孫穴と外まなじりの絲竹空穴にあります。手の陽明大腸経の本は肘骨中の曲池穴、そこから上って臂臑《ひどう》穴にあり、標は頬の下一寸、人迎穴の後ろで扶突穴の上にあります。手の太陰肺経の本は寸口の太淵穴にあり、標は腋の内部の動脈にあり、腋の下三寸の天府穴にあります。手の少陰心経の本は手の上の鋭骨の端の神門穴にあり、標は背中の心兪穴にあります。手の厥陰心包経の本は手の上の両筋の間二寸の内関穴にあり、標は腋の下三寸の天池穴にあります。およそ十二経脈の標と本、上と下がつかさどる病を診るには、普通下にあるのが本であり、下が虚であれば元陽が下に衰えて、厥逆となります。下が盛んであれば陽気が下に盛んで、熱となります。上にあるのが標であり、上が虚であれば清陽が上らず、眩暈がします。上が盛んであれば陽気が上に盛んとなり、熱痛となります。実証に属するものは瀉して、その根本を絶滅し、発作を止め、虚証に属するものは補して、その気を助けて不足分を盛んにすべきです」。

請言気街。胸気有街、腹気有街、頭気有街、脛気有街。故気在頭者、止之于脳。気在胸者、止之膺与背腧。気在腹者、止之背腧与衝脈于臍左右之動脈者。気在脛者、止之于気街与承山踝上以下。取此者用

請う、気街を言わん。胸気に街あり、腹気に街あり、頭気に街あり、脛気に街あり。故に気の頭に在る者は、これを脳に止《とど》む。気の胸に在る者は、これを膺《①よう》と背腧に止む。気の腹に在る者は、これを背腧と衝脈の臍の左右の動脈に于《お》ける者とに止む。気の脛に在る者は、これを気街と承山、踝の上以《と》下とに止む。此れを取る者は毫

毫鍼、必先按而在久応于手、乃刺而予之。所治者、頭痛、眩仆、腹痛、中満、暴脹、及有新積。痛可移者、易已也。積不痛、難已也。

鍼を用い、必ず先ず按じて久しく手に応ずるに在りて、乃ち刺②してこれに予《あた》う。治する所の者は、頭痛、眩仆、腹痛、中満、暴脹、及び新積あるものなり。痛の移すべき者は已《い》え易きなり。積の痛まざるは已え難きなり。

【注釈】

① 膺——胸の両側の肌肉が隆起したところ。張介賓の説「胸の両側が膺である。気が胸の前にある場合に、膺に止むとは、陽明経と少陰経の区別があることをいったものである」。

② 刺してこれに予う——「予」は与と同じである。「刺してこれに予う」とは、刺して補瀉を施すことをいっている。

【現代語訳】

「各部の気街について話させていただきます。胸、腹、頭、脛の気にはそれぞれ集まり、巡るルートがあります。気が頭部にあるものは、脳に集まります。気が胸部にあるものは胸の両側の膺部に集まり、気が背中にあるものは背兪、すなわち十一椎の横隔膜より上の足の太陽経の諸蔵の兪穴に集まります。気が腹部にあるものは背兪、すなわち十一椎の横隔膜より下の足の太陽経の諸蔵の兪穴に集まり、また腹の衝脈や臍の左右の経脈にある穴位（肓兪、天枢などの穴）に集まります。(一) 気が脛部にあるものは足の陽明経の気街穴（気衝穴ともいう）や（足の太陽経の）承山穴と踵の上下に集まります。およそこれらの穴位にはすべて毫鍼を用い、操作する場合、必ずまず最初に手で十分に按摩して、気がやってくるのを待ち、それから刺鍼をして補瀉を施します。各気街の穴位を刺すと頭痛、眩暈、中風眩仆、腹痛、中満、腹部の突然の脹満、新しくできた積聚を治療できます。痛みが押えて動くものは治りやすく、積証で痛くないものは治りにくいものです」。

【訳注】

（一）原書は張介賓注によって訳しているらしいが、正確に張注に依るなら「衝脈の臍左右の動脈である肓腧、天枢など」とすべきで、そうしないと原文と合わない。

【本篇の要点】

一、五蔵六府の機能によって、営気、衛気の機能と循環を説明する。

二、十二経脈の標・本と穴位の関係を指摘する。

三、身体における上下の虚証の治療法を略述する。そして四街の部位や、治療の際穴位をとる場合には毫鍼を用いる手法を説明する。

（武田時昌・佐藤実　訳）

十二経脈標本表

経別	本		標	
	部位	穴位	部位	穴位
足太陽経	跟から上五寸あたり	附陽	命門	睛明
足少陽経	竅陰の間	足竅陰	窗籠の前	聴宮
足厥陰経	行間の上五寸あたり	中封	背兪	肝兪
足少陰経	内踝の上二寸あたり	復溜　交信	背兪　舌下両脈	腎兪　廉泉
足陽明経	厲兌	厲兌	頬下頏顙を挟む	人迎
足太陰経	中封の前から上四寸の中	三陰交	背兪と舌本	脾兪　廉泉
手太陽経	外踝の後	養老	命門の上一寸	睛明穴の上一寸
手少陽経	小指と次指の間の上二寸	液門	耳の後ろの上角下の外眥	角孫　絲竹空
手陽明経	肘骨の中、上りて別陽に至る	曲池　臂臑	頬下、鉗上に合す	頬下一寸、人迎の後ろ、扶突の上
手太陰経	寸口の中	太淵	腋内の動脈	天府
手少陰経	鋭骨の端	神門	背兪	心兪
手厥陰経	掌の後ろの両筋の間二寸の中	内関	腋の下三寸	天池

論痛篇　第五十三

【解題】

本篇は、人の筋骨、肌肉、皮膚、腠理、腸胃の厚さ堅さが異なり、刺鍼や灸による痛みと薬物に対する耐性も異なり、患者に痛みに耐えられる者と耐えられない者の違いがあることを説明する。それで「論痛」を篇名としたのである。

黄帝問于少兪曰、筋骨之強弱、肌肉之堅脆、皮膚之厚薄、腠理之疎密、各不同。其于鍼石火焫之痛何如。腸胃之厚薄堅脆亦不等。其於毒薬何如。願尽聞之。少兪曰、人之骨強、筋弱、肉緩、皮膚厚者耐痛。其于鍼石之痛、火焫亦然。

黄帝　少兪に問いて曰く、筋骨の強弱、肌肉の堅脆、皮膚の厚薄、腠理の疎密、各おの同じからず。其の鍼石火焫《ぜつ》の痛に于《お》けるはいかん。腸胃の厚薄堅脆も亦た等しからず。其の毒薬に於《お》けるはいかん。願わくは尽くこれを聞かん。少兪曰く、人の骨強く、筋弱く、肉緩く、皮膚厚き者は痛に耐う。其の鍼石の痛に于けるは、火焫も亦た然り。黄帝曰く、其の火焫に耐うる者は、何を以

黄帝曰、其耐火焫者、何以知之。少兪答曰、加以黒色而美骨者、耐火焫。黄帝曰、其不耐鍼石之痛者、何以知之。少兪曰、堅肉薄皮者、不耐鍼石之痛。于火焫亦然。

てこれを知るや。少兪答えて曰く、加うるに黒色にして美骨なるを以てする者は、火焫に耐う。黄帝曰く、其の鍼石の痛に耐えざる者は、何を以てこれを知るや。少兪曰く、堅肉薄皮なる者は、鍼石の痛に耐えず。火焫に于けるも亦た然り。

【現代語訳】

黄帝が少兪に問う。「人体の筋骨には強弱があり、肌肉には堅脆があり、皮膚には厚薄があり、腠理には粗密の違いがある。これらの場合、刺鍼や艾による灸によって起こる痛みに対する耐性はどのようであるのか。人の腸胃の厚薄や堅脆も異なるが、それらの薬物治療に対する耐性はどのようであるのか、詳しくお聞かせ願いたい」。

少兪が答える。「人の骨が強く、筋が柔らかく、肌肉がゆるんで、皮膚が厚いのは、痛みに耐えられます。もちろん刺鍼や艾の灸による痛みに対しても同様に耐性があります」。

黄帝がいう。「艾の火の熱さに耐えられる人は、どのようにして判るのか」。

少兪がいう。「骨が強く、筋が弱く、肉がゆるんで、皮膚が厚く、更に皮膚の色が黒で、骨格の発育が完全で強靭な人が、灸の熱による痛みに耐えられます」。

黄帝がいう。「刺鍼による痛みに耐えられない人は、どのようにして判るのか」。

少兪がいう。「肉が堅く、皮が薄い人は刺鍼の痛みに耐えられず、同時に灸による痛みにも耐えられません」。

黄帝曰、人之病、或同時而傷、或易已、或難已、其故何如。少兪曰、同時而傷、其身多熱者易已、多寒者難已。黄帝曰、人之勝毒、何以知之。少兪曰、胃厚色黒大骨及（二）肥者、皆勝毒。故其痩而薄胃者、皆不勝毒也。

黄帝曰く、人の病、或いは時を同じくして傷《やぶ》るるに、或いは已《い》え易く、或いは已え難し。其の故はいかん。少兪曰く、時を同じくして傷るるに、其の身に熱多き者は已え易く、寒多き者は已え難し。黄帝曰く、人の毒に勝つは、何を以てこれを知るや。少兪曰く、胃厚く色黒く大骨にして及び肥ゆる者は、皆毒に勝つ。故に其の痩にして薄胃なる者は、皆毒に勝たざるなり。

【現代語訳】

黄帝がいう。「同時に同じ病を患ったのに、簡単に治る者もあれば、なかなか治りにくい者もいる。これはどういうわけか」。

少兪がいう。「同時に同じ病を患った場合、体に熱が多い者は簡単に治ります。もし寒が多い者であればなかなか治りません」。

黄帝がいう。「人の毒薬に対する耐性はどのようにして判るのか」。

少兪がいう。「胃が厚く、皮膚の色が黒、骨格が粗く、肉付きがいい人は、毒薬に対して強い抵抗力があります。痩せていて、胃が薄い人は毒薬の刺激に耐えることはできません」。

【訳注】

（一）　及　『甲乙経』は「肉」に作る。その方が文意は通る。

【本篇の要点】

一、人体の性質、すなわち筋骨、肌肉には強弱、堅脆の違いがあり、皮膚、腠理には厚薄、粗密の区別があり、腸胃には厚薄、肥瘦の違いがあるので、治療するうえで、鍼石や艾の灸に対する耐性や毒薬に対する耐性に違いがあることを論ずる。

二、病の治りやすさと病が寒熱どちらに属するかとは、密接な関係があることを説明する。

（武田時昌・佐藤実　訳）

天年篇　第五十四

【解題】

本篇は、人体の形成と生長老衰の過程を説明する。また人の寿命の長短が、血気の盛衰、臓器の強弱、皮膚の緻密さ、肌肉の間の気の通りぐあい、営衛の運行が正常であることなどの要素と関係することを重点的に論述する。本篇が出生から百歳までの生命過程における生理上、体質上、性格上の変化を論述することで、老衰を防ぎ、身体を保養し、予防する重要な意味を説くことから、「天年」を篇名としたのである。

黄帝問于岐伯曰、願聞人之始生。何気築為基、何立而為楯、何失而死、何得而生。岐伯曰、以母為基、以父為楯。失神者死、得神者生也。黄帝曰、何者為神。岐伯曰、血気

黄帝　岐伯に問いて曰く、願わくは人の始めて生ずるを聞かん。何の気か築きて基と為り、何をか立てて楯と為し、何をか失いて死し、何をか得て生くるや。岐伯曰く、[1]母を以て基と為し、父を以て楯と為す。神を失う者は死し、神を得る者は生きん。黄帝曰く、何をか神と為

已和、栄衛已通、五蔵已成、神気舎心、魂魄畢具、乃成為人。

すや。岐伯曰く、血気已《すで》に和し、営衛已に通じ、五蔵已に成り、②神気心に舎《やど》り、魂魄畢《ことごと》く具われば、乃ち成りて人と為る。

【注釈】

① 母を以て基と為し、父を以て楯と為す―― 「基」について張介賓は「基は址《ねもと》である」と言っている。すなわち基礎あるいは基質の意味である。「楯」とは欄檻のことである。これは防御の機能にたとえている。『説文』段玉裁注に「欄檻とは今の欄干のことである。縦木を檻といい、横木を楯という」とある。[一]「母を以て基と為し、父を以て楯と為す」とは、胚胎の形成が、父母の精気の結合に依拠していることを説明している。陰が内部をつかさどり、陽が外部をつかさどる機能的特徴によって、陰血は内部で基質となり、陽気は外部で護衛となり、そして陰陽が互いに他にとっての根となることで胚胎の生長、発育を促進すると考えたのである。そこで母を以て基と為し、父を以て楯と為す、と言う。

② 神気心に舎る―― 「舎」は止まる、蔵《おさ》めるの意味である。「神気心に舎る」とは、神気が心に宿ることである。この心は「神明の心」を指す。

【現代語訳】

黄帝が岐伯に問う。「人が生命を受ける時、何を基礎とし、何を防御とするのか、何を失うと死んでしまうのか、何を得れば生存できるのか知りたいのだが」。

岐伯がいう。「母親の血を基礎として、父親の精を防御機能とします。父の精、母の血が結合することによって神気が生まれます。神気を失えば死んでしまい、神気があってはじめて生命を維持できるのです」。
黄帝がいう。「神とは何か」。
岐伯がいう。「人体の血気が調和し、営衛の運行がスムースに流れ、五蔵が形成された後、神気が心に貯蔵され、魂魄も備わったら、そこで一つの完全な人体ができあがるのです」。

【訳注】

（一）『説文』六篇上木部「楯、闌檻也」の段注に「闌、門遮也。檻、櫳也。此云闌檻者、謂凡遮闌之檻。今之闌干是也。王逸楚辞注曰、檻、楯也。従曰檻、横曰楯」とある。

（二）黄帝曰、人之寿夭各不同。或夭、寿、或卒死、或病久。願聞其道。
岐伯曰、五蔵堅固、血脈和調、肌肉解利、皮膚緻密、営衛之行不失其常、呼吸微徐、気以度行、六府化穀、津液布揚、各如其常。故能長久。

黄帝曰く、人の寿夭各おの同じからず。或いは夭、寿、或いは卒《にわ》かに死し、或いは病むこと久し。願わくは其の道を聞かん。岐伯曰く、五蔵堅固にして、血脈和調し、①肌肉解利し、皮膚緻密にして、営衛の行 其の常を失わず、②呼吸微徐にして、気 度を以て行《めぐ》り、六府穀を化し、津液布揚し、各おの其の常の如し。故に能く長久す。

【注釈】

① 肌肉解利す——「解」は気が巡る道が開放されているという意味である。「肌肉解利す」とは、肌肉の間に気が潤滑に通り、滞ることがない様子を形容している。

② 呼吸微徐——呼吸の調和がとれていて、粗くもなく速くもないことを指す。楊上善の説「呼気、吸気がひそやかで粗くなく、ゆっくりとして速くないことをいう」。

【現代語訳】

黄帝がいう。「人の寿命には長短の違いがある。途中で夭折するもの、年老いて長寿なもの、突然死んでしまうもの、長い間病気を患うものがある。この道理を聞きたいのだが」。

岐伯がいう。「もし五蔵が丈夫で、血脈が調和し、肌肉の間が通じて滞ることがなく、皮膚が緻密で、営衛の運行が常度を失わず、呼吸が調和して緩やかで、全身の気が規律正しく運行し、六府も正常に飲食物を消化でき、精微な津液が全身に散布され、人体を滋養し、各蔵府の機能が正常であれば、生命を長く維持できて長寿になることが多いのです」。

【訳注】

(一) 寿　『太素』巻二寿限は「或夭、或寿」に作る。原書訳もそのように訳している。

黄帝曰、人之寿百歳而死、何以致之。岐伯曰、使道隧以長、基牆

黄帝曰く、人の寿百歳にして死するは、何を以てこれを致すや。岐伯曰く、使道①隧《ふか》くして以て長く、基②牆《しょう》高

高以方、通調営衛、三部三里起、骨高肉満、百歳乃得終。

くして以て方、営衛を通調し、三部③三里起こり、骨高く肉満つれば、百歳にして乃ち終を得。

【注釈】

① 使道隧くして以て長し——「使道」は一説には鼻の穴を指す。楊上善の説「使道とは鼻の穴で気が出入する道である」。もう一説は人中を指す。馬蒔の説「使道とは水溝である（俗に人中という）」。〔この後者に従えば〕「使道隧くして以て長し」とは、人中が深く、しかも長いという意味である。

② 基牆高くして以て方——三つの解釈がある。一つは明堂で、基牆《かべ》が高く大きく四角で形が整っていて長寿の表れであるとする。たとえば楊上善は「鼻の明堂の牆基《かべ》が高く大きく四角いのが長寿となる二つめである」とする。二つ目の解釈では顔の下方、すなわち下顎を基とし、牆は頰と耳を指す。高くして以て方とは、高く厚くて形が整っていることを指す。そして三番目の説では、基牆は顔を指し、骨格が基で、頰と耳が牆である。[二]

③ 三部三里起こる——三部三里の一つめの解釈は顔の上中下の三停とする。起とは高く突起し、平でも窪んでもいないという意味である。たとえば馬蒔は「面の三里とは三部のことである。いずれもそびえ立っている」とし、三部は上中下の三停とする。二つめの解釈は三部を身体の上中下の三部とし、三里を手足の陽明脈とし、すべて起きて等しくなるとする。たとえば張志聡は「三部とは形身の上中下で、三里とは手陽明の脈で、すべて起きて等しいことである」とする。[三]

【現代語訳】

黄帝がいう。「百歳まで生きることができて亡くなるものがいるが、どのようにしてそのような長寿になるのか」。

岐伯がいう。「長寿の人は、鼻の穴と人中が深くて長く、顔の骨格が高く厚く真四角で、営衛の循環が滞ることなく流れ、顔の三停がそびえ立って、平坦であったり窪んだりせず、肌肉の肉付きがよく、骨格が高く隆起しています。こうした丈夫な身体が百歳まで生きて天年をまっとうできる象徴です」。

【訳注】

（一）二つめの説は馬蒔の説を踏まえている。三つめの説は張介賓の説である。

（二）『太素』巻二寿限は「起」を下につなげて、三部を三焦、三里を三里穴としている。

黄帝曰、其気之盛衰、以至其死、可得聞乎。岐伯曰、人生十歳、五蔵始定、血気已通、其気在下。故好走。二十歳、血気始盛、肌肉方長。故好趨。三十歳、五蔵大定、肌肉堅固、血脈盛満。故好歩。四十歳、五蔵六府、十二経脈、皆大盛以平定、腠理始疎、栄華頽落、髪頗斑白、平盛不揺。故好坐。五十歳、肝気始衰、肝葉始薄、胆汁始滅、目始不明。六十歳、心気始

黄帝曰く、其れ気の盛衰、以て其の死に至るは、得て聞くべきや。岐伯曰く、人生まれて十歳にして、五蔵始めて定まり、血気已《すで》に通じ、其の気下に在り。故に走①るを好む。二十歳にして、血気始めて盛んにして、肌肉方《まさ》に長ず。故に②趨《はし》るを好む。三十歳にして、五蔵大いに定まり、肌肉堅固にして、血脈盛満なり。故に歩③くを好む。四十歳にして、五蔵六府、十二経脈、皆大いに盛んにして以て平定し、腠理始めて疎《とお》り、栄華頽《たい》落し、髪頗《すこぶ》る斑白に、平盛にして揺がず。故に坐るを好む。五十歳にして、肝気始めて衰え、肝葉始めて薄く、胆汁④始めて滅し、目始めて明らかならず。六十歳にして、心気

衰、苦憂悲、血気懈惰。故好臥。七十歳、脾気虚、皮膚枯。八十歳、肺気衰、魄離。故言善誤。九十歳、腎気焦、四蔵経脈空虚。百歳、五蔵皆虚、神気皆去、形骸独居而終矣。

始めて衰え、苦しみて憂悲し、血気懈惰す。故に臥するを好む。七十歳にして、脾気虚にして、皮膚枯る。八十歳にして、肺気衰え、魄離る。故に言善《よ》く誤る。九十歳にして、腎気焦げ、四蔵経脈空虚なり。百歳にして、五蔵皆虚し、神気皆去り、形骸独り居りて終わる。

【注釈】

① 走る――慧琳『一切経音義』巻五十九に引く『釈名』に「疾趨するのを走という」という。

② 趨る――慧琳『一切経音義』に引く『釈名』に「疾く行《ある》くのを趨という」という。

③ 歩く――慧琳『一切経音義』巻十一に引く『説文』に「歩は行くことである」という。

④ 胆汁始めて減す――『太素』『甲乙経』ではいずれも「減」に作る。人は五十歳で、肝気が始めて衰えるので、胆汁が始めて減る。肝と胆は表裏をなし、肝が衰えたので胆汁が減るのである。

【現代語訳】

黄帝がいう。「人の血気の盛衰や、生まれてから死ぬまでの過程を私に聞かせてくれまいか」。

岐伯がいう。「人は十歳になると、五蔵が発育して一定の丈夫さになり、血気の運行もスムースになり、生気が下部にあるので、よく動き、よく走り回るようになります。二十歳になると、血気が盛んになりはじめ、肌肉もちょうど発達するので、行動がさらに敏捷になり、歩くのが速くなります。三十歳になると、五蔵はもはや強健に発育し、全身の肌肉は堅固になり、血気は充ちて盛んになるので、歩き方が穏やかになり、落ち着き払って歩くのを好むようになります。四十歳になると、五蔵六府、十二経脈が全て健全で、これ以上成長しない程度になり、このころから肌のきめが柔かくなりはじめ、顔色のつやが次第に衰え、毛髪が白くなりはじめ、経気が安定して盛んになってそれ以上発展できない段階に到達し、精力が充分には充ちてこないので、座ることを好むようになります。五十歳になると、肝気が衰えはじめ、肝葉が薄弱となり、胆汁も減少するので、目がぼんやりかすみはじめます。六十歳になると、心気が衰えはじめ、いつも憂え悲しみ、血気はすでに衰え、その運行もスムースでなく、体が怠惰になるので、横臥するのを好むようになります。七十歳になると、脾気が虚弱になり、皮膚は枯れてかさかさになります。八十歳になると、肺気が衰弱し、魄を貯蔵できず、言葉もしばしばまちがいます。九十歳になると、腎気も枯渇してしまい、そのほかの四蔵の経脈を流れる血気もなくなってしまいます。百歳になると、五蔵の経脈はすべて空虚となり、五蔵に貯蔵されていた神気がすべてなくなってしまい、形骸だけが残り、死んでしまいます」。

黄帝曰、其不能終寿而死者何如。岐伯曰、其五蔵皆不堅、使道不長、空外以張、喘息暴疾。又卑基牆、薄脈少血、其肉不実。(二)数中風寒、血気虚、脈不通。真邪相攻、乱而相引。故中寿而尽也。

黄帝曰く、其れ寿を終うる能わずして死する者はいかん。岐伯曰く、其の五蔵皆堅からず、使道長からず、空外に以て張り、喘息暴疾たり。又た基牆《しょう》を卑《ひく》くし、薄脈少血にして、其の肉実ならず。数《しば》しば風寒に中《あ》たり、血気虚にして、脈通ぜず。真邪相攻め、乱れて相引く。故に寿に中《なか》ばして尽くるなり。

【現代語訳】

黄帝がいう。「生きるべき年までいかないで死んでしまう者もいるが、これはどういうわけか」。

岐伯がいう。「長生きできない人は、五蔵が堅固でなく、鼻孔と人中の溝が深くなく、鼻孔が外に向かって広がって、呼吸がとても速いのです。また顔の骨格が小さく、脈管が薄く弱く、脈中の血が少なくて満ちておらず、肌肉が堅くしまっておらず皮膚腠理が弛緩しています。その上しばしば風寒に襲われると、血気が更に虚になり、血脈が流れてゆかず、外邪が容易に侵入して真気とせめぎあい、真気が負けて乱れ、年寿半ばにして死んでしまうのです」。

【訳注】

（一）実　原書と『太素』巻二寿限は「実」に作る。趙府居敬堂本・明刊無名氏本は「石」に作る。音通であろう。

【解説】

本篇は、内蔵の強弱と血気の盛衰によって、寿命の長短を討論する。指摘しなければならないのは、先天的な条件は決して絶対なものではないということである。もし先天の気が薄弱でも、後天的に養うことはできる。たとえば賊風邪気に侵されず、スポーツによる鍛錬を重視すれば、長寿になれるのである。

【本篇の要点】

一、胚胎の成長、発育の過程を説明し、また「神」の形成および長寿の根本的な条件を指摘する。

二、人の生まれてから死亡するまでの過程の一般的な法則を、系統的に述べる。

三、人が寿命をまっとうできない要因――五蔵皆堅からず、使道長からず、について説明する。

（武田時昌・佐藤実 訳）

逆順篇　第五十五

【解題】

本篇は、人体の気の巡りかたに逆順があり、脈気に盛衰があり、刺鍼に原則となる大法があることを説明する。刺鍼の際には、気の逆順、脈の盛衰、病の具体的な状況によって、時機を把握しなければならない。そして極力、早期診断、早期治療を行い、病がまだ発生していない時、まだ盛んでない時、充分に衰えた時を逃さずに刺して、はじめて優れた効果がえられる。以上のような刺鍼が「順」であり、そうでないものは「逆」であるので、「逆順」を篇名としたのである。

黄帝問于伯高曰、余聞気有逆順、脈有盛衰、刺有大約。可得聞乎。伯高曰、気之逆順者、所以応天地、陰陽、四時、五行也。脈之盛衰者、

黄帝　伯高に問いて曰く、余聞く、気に逆順あり、脈に盛衰あり、刺に大約①あり、と。得て聞くべきや。伯高曰く、気の逆順なる者は、天地、陰陽、四時、五行に応ずるゆえんなり。脈の盛衰なる者は、血気の虚実、有余、

所以候血気之虚実、有余、不足。刺之大約者、必明知病之可刺、与其未可刺、与其已不可刺也。

不足を候《うかが》うゆえんなり。刺の大約なる者は、必ず明らかに病の刺すべきと、其の未だ刺すべからざると、其の已《すで》に刺すべからざるとを知るなり。

【注釈】

① 刺に大約あり――「約」はここでは「法」あるいは原則のことである。楊上善の説「約とは法である」。「刺に大約あり」とは、刺鍼の大法のことである。

【現代語訳】

黄帝が伯高に問う。「気の運行には逆順があり、血脈には盛衰があり、刺鍼には大法があると聞くが、これらについて私に話してくれるか」。

伯高がいう。「気の運行の逆順は、自然界の陰陽、四時、五行に順応します。脈に力があったりなかったりするのは、気血の虚実の現れで、したがって脈象から気血の有余と不足を診察できます。刺鍼の大法として、各病機において刺してよいか、まだいけないか、あるいはもはや刺鍼を行ってはいけない状況になっているかなどの三種類の場合を明確に把握していなければなりません」。

黄帝曰、候之奈何。伯高曰、兵法曰、無迎逢逢之気、無撃堂堂之陣。刺法曰、無刺熇熇之熱、無刺

黄帝曰く、これを候うはいかん。伯高曰く、兵法に曰く、逢逢①の気を迎うることなかれ、堂堂②の陣を撃つことなかれ、と。刺法に曰く、③熇熇《こくこく》の熱を刺すことなかれ、④漉漉《ろくろく》

漉漉之汗、無刺渾渾之脈、無刺病与脈相逆者。

の汗を刺すことなかれ、渾渾⑤の脈を刺すことなかれ、病と脈と相逆する者を刺すことなかれ、と。

【注釈】

① 逢逢の気――「逢」には二つの意味がある。一つは、太鼓の音を形容する。たとえば『詩経』大雅・霊台に「鼉皮の太鼓が逢逢と鳴る」とある。もう一つは盛大の意味である。たとえば『詩経』小雅・采菽に「其葉蓬蓬」の毛伝に「蓬蓬とは盛んなさま」とある。「逢逢の気」とは、軍隊のやって来る勢いが急速で、気勢が旺盛な様子を形容している。

② 堂堂の陣――軍隊が戦さをする時の勢いが盛大で、整然としていることを形容している。たとえば『孫子』軍争に「堂堂の軍陣には攻撃をしかけない」とあり、杜佑の注に「堂堂とは盛大なようすのことである」とある。

③ 熇熇の熱――「熇」は、熱が盛んであるという意味である。王冰の説[二]「熇熇とは熱が盛んであることである」。

④ 漉漉の汗――「漉」は、水が流れるさまである。「漉漉の汗」とは、大量の汗が止まらない様子を形容している。

⑤ 渾渾の脈――脈象が乱れて、その端緒がないことを形容している。楊上善の説「渾渾とは乱れることである。およそ脈をうかがって乱れている場合は、病の所在がわからないので、刺してはいけない」。

【現代語訳】

黄帝がいう。「鍼を刺すべきか、刺すべきでないかを、どのようにして決断するのか」。

伯高がいう。「『兵法』には、戦さをする場合、相手の来る勢いが急速で気炎が盛んである場合には、その精鋭の軍隊を迎え撃つべきではなく、相手の軍勢が盛大で、整然としている場合には、出撃してはならない、とあります。また『刺法』には熱の勢いが盛んであるものは刺してはならず、びっしょりと汗をかいている場合は刺してはならず、脈象があいまいで乱れている時には刺してはならず、脈象と病状が一致していないものは刺してはならない、とあります」。

【訳注】

（一）『素問』瘧論篇第三十五「経言、無刺熇熇之熱、無刺渾渾之脈、無刺漉漉之汗」の文に対する王冰注である。

黄帝曰、候其可刺奈何。伯高曰、上工、刺其未生者也。其次、刺其未盛者也。其次、刺其已衰者也。下工、刺其方襲者也、与其形之盛者也、与其病之与脈相逆者也。故曰、方其盛也、勿敢毀傷。刺其已衰、事必大昌。故曰、上工治未病、不治已病。此之謂也。

黄帝曰く、其の刺すべきを候うはいかん。伯高曰く、上工は、其の未だ生ぜざる者を刺すなり。其の次は、其の未だ盛んならざる者を刺すなり。其の次は、其の已《すで》に衰うる者を刺すなり。下工は、其の方《まさ》に襲わんとする者と、其の形の盛んなる者と、其の病の脈と相逆する者とを刺すなり。故に曰く、方に其の盛んなるや、敢えて毀傷することなかれ。其の已に衰えたるを刺せば、事必ず大いに昌《さか》んなり、と。故に曰く、上工は未病を治し、已《い》病を治さず、と。此れをこれ謂うなり。

【現代語訳】

黄帝がいう。「どのようにして刺すべき時を把握するのか」。

伯高がいう。「すぐれた医者は、まだ病が発生していない時に刺します。それに次ぐ者は、病が発生しているが、邪気がまだ盛んでない時に刺します。それに次ぐ者は、邪気がすでに衰えて、正気が回復しようとする時に刺します。技術の低劣な医者は、邪気が盛んな時に刺したり、外見は健康そうでも実は体内が虚である人を刺したり、あるいは病状と脈象が一致しない病証に刺鍼を施したりします。だから邪気が盛んな時には鍼を刺してはなりません。もしその〔邪の〕鋭気を迎えて刺すと、元気が損なわれます。邪気が衰えはじめた時に鍼を刺せば、すぐれた効果が得られるのです。したがって、すぐれた医者はまだ病が発生していない前にあらかじめ予防治療をし、すでに病が形成されてからはじめて治療をするということは決してありません。これが刺鍼の道理です」。

（武田時昌・佐藤実　訳）

【本篇の要点】

一、刺鍼法と経気の巡行の逆順とには密接な関係があることを説明する。

二、刺鍼を行う場合、刺してよい病機か、まだ刺してはいけない病機か、もう刺してはいけない病機かの三種類の情況を必ず把握しなければならないことを指摘する。また、大熱、大汗等に軽率に鍼を施してはいけない例を挙げる。

三、最後に、刺鍼の総合的必要条件を指摘する。刺鍼の際には、必ず経気の逆順、盛衰を把握して、刺鍼の可否を決定しなければならない。

五味篇　第五十六

【解題】

本篇は主として五穀、五菜、五畜それぞれの本性と味が人体に引き起こす作用について説明する。そして五蔵の病に対する五味の適宜と禁忌を説明する。この適宜と禁忌は薬物治療と食事療法、更には病人の食事を調味し補充する基本原則であるので、「五味」を篇名としたのである。

黄帝曰、願聞穀気有五味、其入五蔵、分別奈何。伯高曰、胃者、五蔵六府之海也。水穀皆入于胃、五蔵六府皆稟気于胃。五味各走其所喜。穀味酸、先走肝。穀味苦、先走心。穀味甘、先走脾。穀味辛、

黄帝曰く、願わくは穀気に五味ありて、其の五蔵に入るや、分別することいかなるかを聞かん。伯高曰く、胃なる者は、五蔵六府の海なり。水穀皆胃に入り、五蔵六府皆気を胃に稟《う》く。五味各おの其の喜ぶ所に走る。穀の味酸なれば、先ず肝に走る。穀の味苦なれば、先ず心に走る。穀の味甘なれば、先ず脾に走る。穀の味辛なれば、

先走肺。穀味鹹、先走腎。穀気津液已行、営衛大通、乃化糟粕、以次伝下。

先ず肺に走る。穀の味鹹《かん》なれば、先ず腎に走る。穀気津液已《すで》に行《めぐ》り、営衛大いに通じて、乃ち糟粕に化し、次を以て伝下す。

【現代語訳】

黄帝がいう。「五穀には五種類の味があるが、その五味が身体に入ると、どのようにして五蔵に帰属するのか」。

伯高がいう。「すべての飲食物はまず胃に入り、五蔵六府はすべて胃が消化した精微なものを受け取って、機能活動を維持しています。したがって、五蔵六府はすべて気を胃から受けており、胃は五蔵六府の栄養が集まる場所となります。飲食物の五味が五蔵に帰属するのは、飲食物の本性、味の特徴が異なっていて、それぞれ適応する場所があるからです。穀物が酸の味であれば、胃に入ってから、まず肝に入ります。苦い味であればまず心に入ります。甘い味であればまず脾に入ります。辛い味であればまず肺に入ります。鹹《しお》からい味であればまず腎に入ります。水穀の精微なものは、変化して津液となり、営衛の気とともに全身を巡ります。そして水穀の残りの糟は、順次大腸、膀胱に伝わり、大小便となって体外に排出されます」。

黄帝曰、営衛之行奈何。伯高曰、穀始入于胃、其精微者、先出于胃、之両焦、以漑五蔵。別出両行営衛之道。其大気之摶而不行者、積于

黄帝曰く、営衛の行《めぐ》るはいかん。伯高曰く、穀始めて胃に入り、其の精微なる者、先ず胃より出でて、両焦に之《ゆ》き、以て五蔵に漑《そそ》ぐ。別れ出でて営衛の道を両行す。其の大気①の摶《う》ちて行《めぐ》らざる者は、胸中に積もる。

胸中。命曰気海。出于肺、循喉咽。故呼則出、吸則入。天地之精気、其大数常出三入一。故穀不入半日、則気衰、一日則気少矣。

命《な》づけて気海と曰う。肺より出でて、喉咽に循《めぐ》る。故に呼《は》けば則ち出で、吸えば則ち入る。天地の精気[②]、其の大数は常に出づること三入ること一[③]。故に穀入らざること半日なれば、則ち気衰え、一日なれば則ち気少なし。

【注釈】

① 大気――宗気をいう。張介賓の説「大気とは宗気である」。

② 天地の精気――天の精気とは、天の陽気である。地の精気とは、水穀の精微な気である。

③ 出づること三入ること一――歴代の注釈者の解釈は異なる。馬蒔、張介賓は、穀食の気が一呼気で三分出て、天地の気が一吸気で一分入るとする。楊上善は「気海の中の穀物の精気は、呼吸によって出入する。呼気では、穀物の精気は三分出てやむ。吸気では、一分が戻ってくる。つまり食物を取ることで腸胃の虚を充たして、戻ってこない気を引き入れる」といっている。任懋《ぼう》謙は「五穀が胃に入ると、糟粕、津液、宗気が三つの道に分かれる。したがって大数〔総括的な法則〕は出るのが三、入ってくるのが一であるのを常とする。おもうに入るものは穀物である。出るものとしてはまず糟粕に変化するものがあり、順次伝わって排出される。津液は五蔵に注いで営衛を生じ、宗気は胸中に積もって呼吸を主る。出ていく過程に三つの道がある。だから、穀物が半日入らないと気は衰え、一日になると気は少なくなってしまう」[一]と言う。任氏の解釈が当を得ているようである。[二]

【現代語訳】

黄帝がいう。「営衛はどのように巡るのか」。

伯高がいう。「水穀が胃に入ると、生成変化した精微なものは、胃から出て中焦、上焦に至り、肺をへて五蔵に流入します。そしてそれが全身に送られるとき二つの道に分かれます。清浄なものは分かれて営気となり、垢濁なものは変化して衛気となり、それぞれ脈の内外の二つの道から全身を巡ります。それらと同時に生み出された大気は胸中に集まり、気海と呼ばれます。この気は肺から喉にそって出て、息を吐くと出て、吸うと入り、身体の正常な呼吸運動を維持します。天地の精気が体内で代謝されるおおよその情況は宗気、営衛そして糟粕の三方面から全身に送られるわけですが、一方では天地間から空気と飲食物を取り込むことで、全身に必要な栄養を補給します〔呼気と共に穀物の精気が三分出て、吸気と共に一分だけ戻ってくるというものです〕。したがって半日食事をしないと、気が衰えたように感じ、一日何も食物を採らないと、気が不足したように感じます」。

【訳注】

（一）張志聡『集注』引く任氏説。任懋謙は明の人。字は谷庵。多紀元簡は任氏を任懋謙の弟である任允謙としている。

（二）これは多紀元簡説に従ったものである。『霊枢識』に「簡案張義与馬同、今攷経文、任氏所解、似得其旨」とある。だが胃を出入の基点とするこの説では、なぜ食が入らないと気が少なくなるのかを説明できていない。また原書訳は天地から「入る」飲食物と胃から「出る」営衛、糟粕が同一物であることを無視した訳で、説明になっていないため、括弧に改訳を入れておいた。改訳は楊注に従う。テーマが呼吸だからである。

黄帝曰、穀之五味、可得聞乎。伯高曰、請尽言之。五穀、秔米甘、麻酸、大豆鹹、麦苦、黄黍辛。五果、棗甘、李酸、栗鹹、杏苦、桃

黄帝曰く、穀の五味、得て聞くべけんや。伯高曰く、請う尽くこれを言わんことを。五穀、秔《こう》①米は甘、麻②は酸、大豆は鹹《かん》、麦は苦、黄黍《しょ》③は辛。五果、棗は甘、李は酸、栗は鹹、杏は苦、桃は辛。五畜、牛は甘、犬は酸、

辛。五畜、牛甘、犬酸、猪鹹、羊苦、雞辛。五菜、葵甘、韭酸、藿鹹、薤苦、葱辛。五色、黄色宜甘、青色宜酸、黒色宜鹹、赤色宜苦、白色宜辛。凡此五者、各有所宜。五宜、所言五色者、脾病者、宜食秔米飯、牛肉、棗、葵。心病者、宜食麦、羊肉、杏、薤。腎病者、宜食大豆黄巻、猪肉、栗、藿。肝病者、宜食麻、犬肉、李、韭。肺病者、宜食黄黍、雞肉、桃、葱。

猪は鹹、羊は苦、雞は辛。五菜、葵④は甘、韭《きゅう》は酸、藿⑤《かく》は鹹、薤⑥《かい》は苦、葱《そう》は辛。五色、黄色は甘に宜《よろ》しく、青色は酸に宜しく、黒色は鹹に宜しく、赤色は苦に宜しく、白色は辛に宜し。凡《すべ》て此の五者、各おの宜しき所あり。五宜、言う所の五色とは、脾病なる者は、宜しく秔米飯、牛肉、棗、葵を食らうべし。心病なる者は、宜しく麦、羊肉、杏、薤を食らうべし。腎病なる者は、宜しく大豆黄巻、猪肉、栗、藿を食らうべし。肝病なる者は、宜しく麻、犬肉、李、韭を食らうべし。肺病なる者は、宜しく黄黍、雞肉、桃、葱を食らうべし。

【注釈】

① 秔米――「秔」は粳の異体字で、「秔米」とはうるち米のこと。

② 麻――ゴマのこと。張介賓の説「麻とは芝麻のことである」。

③ 黄黍――きびのこと。張介賓の説「黍とは小米である。酒を醸造できる。北方の人は黄米とよび、黍子ともいう」。

④ 葵――冬葵《ふゆあおい》のこと。楊上善の説「冬葵子の味は甘、寒で無毒、黄芩が使となる。葵の根は、味は甘、寒で無毒、その葉は百菜の主である。心部は人を傷つける」。

⑤ 藿――豆の葉のこと。張介賓の説「大豆の葉が藿である」。

⑥　薤(一)──俗名は野蒜《のびる》。食べられる。

【現代語訳】

黄帝がいう。「五穀の味はどのようであるのか。私に教えてくれないか」。

伯高がいう。「詳しく話させて頂きます。五穀の中で、うるち米の味は甘、ゴマは酸、大豆は鹹《かん》、麦は苦、きびは辛です。五果の中で、なつめの味は甘、すももは酸、栗は鹹、あんずは苦、桃は辛です。五畜の中で、牛肉の味は甘、犬肉は酸、豚肉は鹹、羊肉は苦、鶏肉は辛です。五菜の中で、葵の味は甘、韭《きゅう》は酸、豆の葉は鹹、薤《かい》は苦で、葱は辛です。五色と五味の関係は、黄色は脾に属し、甘を食するのがよく、青色は肝に属し、酸を食するのがよく、黒色は腎に属し、鹹を食するのがよく、赤色は心に属し、苦を食するのがよく、白色は肺に属し、辛を食するのがよいです。治療と食事による調補のときに、この五種類の色と味から互いに合うものを用いるべきです。五宜とは、五蔵が病を患った時に、ふさわしいものとして使用する五味のことです。脾病にはうるち米、牛肉、なつめ、葵を食するのがよく、心病には麦、羊肉、あんず、薤を食するのがよく、腎病には大豆の芽(二)、豚肉、栗、藿《かく》を食するのがよく、肝病にはゴマ、犬肉、すもも、韭《きゅう》を食するのがよく、肺病にはきび、鶏肉、桃、葱を食するのがよいです」。

【訳注】

(一)　薤を野蒜とするのは張介賓の説である。薤はにらのことであるが、韭との違いについて張介賓は『爾雅翼』を引いて「薤似韭而無実」とする。

(二)　「大豆黄巻」を大豆の芽とするのは張介賓の説である。

五禁、肝病禁辛、心病禁鹹、脾病禁酸、腎病禁甘、肺病禁苦。肝色青、宜食甘。秔米飯、牛肉、棗、葵皆甘。心色赤、宜食酸。犬肉(二)、麻、李、韭皆酸。脾色黄、宜食鹹。大豆、豕肉、栗、藿皆鹹。肺色白、宜食苦。麦、羊肉、杏、薤皆苦。腎色黒、宜食辛。黄黍、雞肉、桃、葱皆辛。

五禁、肝病は辛を禁じ、心病は鹹《かん》を禁じ、脾病は酸を禁じ、腎病は甘を禁じ、肺病は苦を禁ず。肝の色は青、甘を食するに宜し。秔米飯、牛肉、棗、葵皆甘なり。心の色は赤、酸を食するに宜し。犬肉、麻、李、韭《きゅう》皆酸なり。脾の色は黄、鹹を食するに宜し。大豆、豕《し》肉、栗、藿《かく》皆鹹なり。肺の色は白、苦を食するに宜し。麦、羊肉、杏、薤《かい》皆苦なり。腎の色は黒、辛を食するに宜し。黄黍、雞肉、桃、葱皆辛なり。

【現代語訳】

「五蔵の病には五味に対してそれぞれ禁忌があります。肝病には辛、心病には鹹、脾病には酸、腎病には甘、肺病には苦が禁忌となります。肝は青色を主っているので、甘を食するのがよいです。うるち米、牛肉、なつめ、葵などはすべて甘です。心は赤色を主っているので、酸を食するのがよいです。犬肉、ゴマ、すもも、韮などはすべて酸です。脾は黄色を主っているので、鹹を食するのがよいです。大豆、豚肉、栗、藿〔豆の葉〕などはすべて鹹です。肺は白色を主っているので、苦を食するのがよいです。麦、羊肉、あんず、薤〔のびる〕などはすべて苦です。腎は黒色を主っているので、辛を食するのがよいです。きび、鶏肉、桃、葱などはすべて辛です」。

付録：五味入蔵宜忌表

五味	五穀	五果	五畜	五菜	五走	五色	五宜（二）	五禁
酸	麻	李	犬	韭	酸は先ず肝に走る	青色は肝病	心病は宜しく酸を食すべし	脾病は酸を禁ず
苦	麦	杏	羊	薤	苦は先ず心に走る	赤色は心病	肺病は宜しく苦を食すべし	肺病は苦を禁ず
甘	粳米	棗	牛	葵	甘は先ず脾に走る	黄色は脾病	肝病は宜しく甘を食すべし	腎病は甘を禁ず
辛	黍	桃	鶏	葱	辛は先ず肺に走る	白色は肺病	腎病は宜しく辛を食すべし	肝病は辛を禁ず
鹹	大豆	栗	豚	藿	鹹は先ず腎に走る	黒色は腎病	脾病は宜しく鹹を食すべし	心病は鹹を禁ず

【訳注】

（一）犬　趙府居敬堂本は「大」に作るが、明刊無名氏本は「犬」に作る。

（二）原表は右のような配当であるが、本文に即して配当すると、肝病に酸、心病に苦、脾病に甘、肺病に辛、腎病に鹹を食べるのがよいはずである。

【解説】

本文では五行の分類によって、五穀、五畜、五果、五菜が異なる五味を持ち、それが五蔵の栄養に対してそれぞれ対応した働きがあることを明確に説明している。さらに五味の食物が病理に対してもそれぞれ宜忌があることを説明していて、後世の食事療法の先駆となっている。

穀、肉、果、菜の栄養的価値は、『素問』蔵気法時論篇第二十二に「五穀は栄養となり、五果は補助となり、五畜は補益となり、五菜は充実となる」との言説がある。後世において、薬理に対する解説でも五味が五蔵に走る理論を応用することで、薬の効能を説明している。これに関連した内容は本書の五味論、五音五味と『素問』五運行大論、宣明五気、至真要大論などがあり、読者は互いに参照するとよい。

【本篇の要点】

一、穀気五味と五蔵の密接な関係を説明する。

二、飲食物が身体の生命活動に与える重要な働きを説明する。

三、五穀、五果、五畜、五菜の五蔵の働きに対する認識を基礎にして、さらに五蔵の病のこれらの飲食物に対する適宜と禁忌を説明する。

（武田時昌・佐藤実　訳）

水脹篇　第五十七

【解題】

本篇は水脹病を論述することを主とし、同時に水脹と似た症状である腹脹、鼓脹、腸覃《たん》、石瘕《か》などの病の病因、症状、およびその識別、診断と治療方法を議論しているので、「水脹」を篇名としたのである。

黄帝問于岐伯曰、水与膚脹、鼓脹、腸覃、石瘕、石水、何以別之。岐伯答曰、水始起也、目窠上、微腫、如新臥起之状。其頸脈動、時欬、陰股間寒、足脛瘇、腹乃大、其水已成矣。以手按其腹、随手而起、如裹水之状。此其候也。

黄帝　岐伯に問いて曰く、水と膚脹、鼓脹、腸覃《①たん》、石瘕《か》、②石水と、何を以てこれを別つや。岐伯答えて曰く、水の始めて起こるや、③目窠《か》の上、微かに腫れ、新たに臥起するの状の如し。其の④頸脈動き、時に欬し、陰股の間寒く、足の脛瘇《は》れ、腹乃ち大にして、其の水已《すで》に成る。手を以て其の腹を按ずれば、手に随いて起くること、裹《か》水の状の如し。此れ其の候なり。

【注釈】

① 腸覃——病名。覃《たん》は古えは蕈《しん》に通じ、腸に付いて腫瘍となったものを指す。『玉篇』の説「蕈は、地菌である」。腸のかすが集まって贅肉が生ずる。その状態が湿気がむしあがり、きのこが土や木に生ずるようであるので、腸覃という。(二)

② 石水——病名。本篇には石水についての質問はあるがそれに対する答えはない。だがすでに本書の邪気蔵府病形篇第四に説明がある。「腎脈は……微大であると石水となり、臍から下腹部にまでぶくぶくと腫れ物ができ、それが上って胃や腕に至ると、死んで治らない」と。また『素問』陰陽別論篇第七では「陰陽両経で邪気が結ぼれ、陰が多く陽が少なくなる。これを石水といい、下腹部が腫れる」と言っている。『素問』大奇論篇第四十八では、「腎肝の二脈がともに沈の状態になる場合は石水である」といっている。『金匱要略』水気病脈証并治にも「石水は、その脈が自然と沈み、外証では腹が満ち息ができなくなる」とあり、いずれも参照すべきである。

③ 目窠——目の下の部位、つまり下まぶたを指す。馬蒔の説「目の下は窠であり、〔この腫れを〕俗に臥蚕という」。

④ 頸脈——人迎脈を指す。〔『素問』平人気象論篇第十八の「頸脈動喘疾欬、曰水」に対する〕王冰の説「頸脈とは、耳の下で喉の傍にある人迎脈をいう」。

【現代語訳】

黄帝が岐伯に問う。「水脹、膚脹、鼓脹、腸覃《たん》、石瘕《か》、石水は診断をする上でどのように識別するのか」。

岐伯が答える。「水脹病がはじまる時は、病人の下まぶたがかすかに腫れて、ちょうど寝起きの時のようになります。その人迎脈ははっきりと拍動し、常に咳をし、太股の内側が寒く、すねの部分が腫れ、腹が脹れて大きくなります。これらの症状が現れればすでに水腫病になっています。手で腹を押さえて離すと、手につれて腹が戻り、ちょうど水を入れた袋を押さえたのと似ています。これが水脹病の証候です」。

【訳注】

（一）この注釈は後文の「腸覃何如」に対する多紀元簡の注釈にもとづく。

黄帝曰、膚脹何以候之。岐伯曰、膚脹者、寒気客于皮膚之間、鼟鼟然不堅。腹大、身尽腫、皮厚、按其腹、窅而不起、腹色不変。此其候也。

鼓脹何如。岐伯曰、腹脹身皆大。大与膚脹等也。色蒼黄、腹筋起。此其候也。

黄帝曰く、膚脹は何を以てこれを候《うかが》うや。岐伯曰く、膚脹なる者は、寒気 皮膚の間に客し、①鼟鼟《くうくう》然として堅からず。腹大にして、身尽く腫れ、皮厚く、其の腹を按ずるに、②窅《こう》にして起きず、腹の色変ぜず。此れ其の候なり。

鼓脹はいかん。岐伯曰く、腹脹れ身皆大なり。大なること膚脹と等しきなり。色蒼黄にして、腹筋起く。此れ其の候なり。

【注釈】

① 鼟鼟――「鼟」は、太鼓の音のことであるが、「鼟鼟」には中空の意味もある。たとえば多紀元簡は「鼟の字は鼓に従い空に従う字である。おそらく中空の意味であろう。諸家の注は太鼓の音としているが、どうして堅くないのに音が鳴るという道理があろうか」といっている。

② 窅にして起きず――「窅」は、窪《くぼ》むの意味である。「窅にして起きず」とは、腹を手で押すと、窪《くぼ》んで戻らないことをいっている。

【現代語訳】

黄帝がいう。「膚脹はどのように診断するのか」。

岐伯がいう。「膚脹病は寒邪が皮膚の間に侵入することによって、臨床上では腹が脹れて大きくなり、叩いてみると太鼓の中が空っぽであるように実しておらず、全身が腫れ、皮膚が厚くなり、手で腹を押さえると窪《くぼ》んでしまい、手につれて戻らず、腹部の皮膚の色に変化がありません。これが膚脹病の証候です」。

〔黄帝がいう。〕「鼓脹の証候はどのようなものか」。

岐伯がいう。「鼓脹病の証候は、腹が脹れて大きくなるのと全身が腫れて脹れるのとに関しては膚脹病と同じですが、鼓脹の皮膚の色は青黄色で、青筋がはっきりと現れます。これが鼓脹病の証候です」。

腸覃何如。岐伯曰、寒気客于腸外、与衛気相搏、気不得栄。因有所繋。癖而内著、悪気乃起、瘜肉乃生。其始生也、大如雞卵、稍以益大。至其成、如懐子之状、久者離歳。按之則堅、推之則移、月事以時下。此其候也。

腸覃《たん》はいかん。岐伯曰く、寒気、腸の外に客し、衛気と相搏《う》ち、気 栄するを得ず。因りて繋《つなが》る所あり。癖ありて内に著《つ》き、悪気乃ち起こり、①瘜《そく》肉乃ち生ず。其の始めて生ずるや、大なること雞卵の如く、稍《や》や以て益《ます》ます大なり。其の成るに至れば、子を懐《いだ》くの状の如く、久しき者は②歳を離《ふ》。これを按ずれば則ち堅く、これを推せば則ち移り、月事時を以て下る。此れ其の候なり。

【注釈】

① 瘜肉——贅肉のことである。

② 歳を離——楊上善の説「離とは歴《へ》るということである」。およそ一年以上を経過するのを「歳を離《へ》る」という。

【現代語訳】

〔黄帝がいう。〕「腸覃《たん》病の証候はどのようであるのか」。

岐伯がいう。「寒邪が侵入した後、腸の外部にとどまり、衛気とぶつかりあって、衛気の正常な運行を妨げ、その結果邪気がとどまり、瘀《お》血がたまって通らず、腸の外部に付着して、病邪が日に日に成長して、贅肉が生じます。こういった病ははじめは贅肉が鶏の卵ぐらいの大きさで、それからだんだん長く大きくなり、腸覃病となってしまうと、妊娠したようになり、長いものでは数年間患います。手で患部をなでると堅く、押すと動かすことができますが、月経は時期通りにきます。これが腸覃の証候です」。

石瘕何如。岐伯曰、石瘕生于胞中、寒気客于子門、子門閉塞、気不得通。悪血当写不写、衃以留止、日以益大、状如懐子、月事不以時下。皆生于女子。可導而下。

石瘕《か》(一)はいかん。岐伯曰く、石瘕は胞①中に生じ、寒気子②門に客し、子門閉塞し、気通ずるを得ず。悪血当に写すべきに写せず、衃③《はい》以て留止し、日び以て益ます大にして、状は子を懐くが如く、月事時を以て下らず。皆女子に生ず。導き④(二)て下すべし。

黄帝曰、膚脹、鼓脹可刺邪。岐

黄帝曰く、膚脹、鼓脹は刺すべきや。岐伯曰く、先ず

伯曰、先写其脹之血絡、後調其経、刺去其血絡也。

其の脹の血絡を写し、後に其の経を調え、刺して其の血絡を去るなり。

【注釈】

① 胞中――「胞」とは子宮のこと。「胞中」とは子宮の内を指す。

② 子門――子宮の入り口の部位を指す。

③ 衃以て留止す――『説文』の説「衃は固まった血である」。張介賓の説「衃は固まり腐った血である」。「衃以て留止す」とは瘀血が内部に停滞することである。

④ 導きて下すべし――血を活性化させ瘀血を取り除く方剤で、血を導き下すことを指す。

【現代語訳】

〔黄帝がいう。〕「石瘕《か》病の証候はどのようであるか」。

岐伯がいう。「石瘕は子宮の内部にできるもので、寒気が子宮の入り口に侵入することによって、子宮の入り口を閉じさせ、気血がスムーズに流れなくなり、悪血が排泄されず、そのため凝り固まったかたまりが子宮の内部に停滞し、だんだん長く大きくなり、その形は妊娠したようになり、月経が時期通りに来なくなります。こうした病はいずれも女性に生じます。治療するには、凝集した瘀血を通じて除くようにすべきです」。

黄帝がいう。「膚脹と鼓脹は刺鍼で治療できるのか」。

岐伯がいう。「まず鍼で鬱血した絡脈を瀉し、そのあとでもう一度経脈の虚実によって処理しますが、必ずまず血絡の中の悪血を刺して除くことを主としなければなりません」。

【訳注】

（一）「瘕」は『説文』には「瘕は女の病である。」とあり、『史記』倉公伝にも「蟯瘕」という女性が患う病が見える。

（二）「導」について、張介賓は下血剤であるとし、多紀元簡は坐導薬という薬の名であるとしている。

【解説】

腸覃と石瘕の症状に関する記述、および月経の有無を腸覃と石瘕とを識別する目印とすること、石瘕に対する治療で「導きて下すべし」の原則を提起していること、これらは今日の診断治療においても、なお指導的意味がある。

【本篇の要点】

一、水腫、膚脹、鼓脹、腸覃、石瘕などの病因、証候、病機およびこれらの病の識別、診断のやり方などを説明する。

二、腸覃と石瘕に関しては治療の原則を指摘し、膚脹と鼓脹に関しては刺鍼の方法を説明する。

（武田時昌・佐藤実 訳）

賊風篇　第五十八

【解題】

本篇は、疾病の発生が内外二つの原因の相互作用の結果であり、時には受けた賊風邪気を感覚しにくい時もあるが、その疾病の発生は決して鬼神によるものではないことを指摘する。さらに鬼神が病を引き起こすという誤った見方を批判する。篇首で「賊風」のことについて質問しているので、篇名としたのである。

黄帝曰、夫子言賊風邪気之傷人也、令人病焉。今有其不離屏蔽、不出室穴之中、卒然病者。非不離賊風邪気、其故何也。岐伯曰、此皆嘗有所傷于湿気。蔵于血脈之中、分肉之間、久留而不去。若有所堕

黄帝曰く、夫子　賊風邪気の人を傷《やぶ》るや、人をして病ましむと言う。今其れ屏蔽《へいへい》を離れず、①（二）室穴の中を出でずして、卒然として病む者あり。賊風邪気を離れざるに非ざるに、其の故なんぞや。岐伯曰く、此れ皆嘗《かつ》て湿気に傷《やぶ》らるる所あり。血脈の中、分肉の間に蔵せられ、久しく留まりて去らず。若し堕墜する所あれば、悪

墜、悪血在内而不去。卒然喜怒不節、飲食不適、寒温不時、腠理閉而不通。其開而遇風寒、則血気凝結、与故邪相襲、則為寒痺。其有熱則汗出、汗出則受風、雖不遇賊風邪気、必有因加而発焉。

血内に在りて去らず。卒然として喜怒節せず、飲食適せず、寒温時ならざれば、腠理閉じて通ぜず。其の開きて風寒に遇えば、則ち血気凝結し、故邪《こじゃ》と与《とも》に相襲えば、則ち寒痺を為す。其の熱あれば則ち汗出で、汗出づれば則ち風を受け、賊風邪気に遇わずと雖も、必ず因りて加わりて発するあり。

【注釈】

① 室穴――古代の人々は穴居し、原野で生活していたので「室穴」という。

【現代語訳】

黄帝がいう。「先生はよく賊風邪気が身体を傷《そこ》ない、そこで病が生じると言われるが、家から出ず、周到に体を守っているのに、突然病が生ずる者がいる。その人は決して賊風邪気を防がなかったわけではないのに発病したのはなぜか」。

岐伯がいう。「それは普段からすでに邪気によって傷《そこ》なわれていたからです。たとえば以前に湿気によって身体が傷《そこ》なわれ、それが血脈の中と分肉の間に隠れ、長い間体内に停滞し、除去されなかったからです。あるいは高い所から転げ落ち、瘀血が体内に堆積して発病したのです。また突然に過度の喜怒を生じたり、食事が適切でなかったり、あるいは気候の寒暖に気を付けずに養生を怠たると、腠理が閉じてふさがり通じなくなります。あるいは腠理が開いた時に風寒を受けると、血気が凝結し、新しく受けた風寒と以前の邪湿気が互いにぶつかりあい、そこで寒痺が生じます。また熱によって汗が出、汗が出て腠理が柔らかくなることによって風邪を受けることもあります。これらの人はまだ賊風邪気に襲われていなくても、必ず古い邪気がもともとあるため、新たに加わった外因とあわさって、そこで発病するのです」。

【訳注】

（一）室穴　趙府居敬堂本は「空穴」に作るが、明刊無名氏本などは「室穴」に作るので原文に従う。

黄帝曰、今夫子之所言者、皆病人之所自知也。其毋所遇邪気、又毋怵惕之所志、卒然而病者、其故何也。唯有因鬼神之事乎。岐伯曰、此亦有故邪留而未発、因而志有所悪、及有所慕、血気内乱、両気相搏。其所従来者微。視之不見、聴而不聞。故似鬼神。黄帝曰、其祝而已者、其故何也。岐伯曰、先巫者、因知百病之勝、先知其病之所

黄帝曰く、今夫子の言う所の者は、皆病人の自ら知る所なり。其れ邪気に遇う所なく、又①怵惕《じゅってき》の志す所なくして、卒然として病む者は、其の故なんぞや。唯だ鬼神の事に因るあるか。岐伯曰く、此れ亦た故邪《こじゃ》留まりて未だ発せざることありて、因りて志に悪《にく》む所あり、及び慕う所あれば、血気内に乱れ、両気相搏《う》つ。其の従《よ》りて来たる所の者は微なり。これを視れども見えず、聴けども聞こえず。故に鬼神に似たり。黄帝曰く、其の祝②して已《い》ゆる者は、其の故なんぞや。岐伯曰く、先の巫《ふ》なる者は百病の勝を知るに因りて、先ず其の病の従りて生ず

る所の者を知れば、祝して已《い》ゆるべきなり。

従生者、可祝而已也。

【注釈】

① 怵惕――恐れるの意味である。ここでの「又怵惕の志す所なし」の「怵惕」は内傷を広く言っている。孫鼎宜(一)の説「邪気は外感をいい、怵惕は内傷をいう」。

② 祝して已ゆる者――「祝」とは祝由のこと。「已」とは病が癒えるという意味である。祝由は古代に用いられた一種の精神療法である。呉瑭(二)の説「思うに祝由の二字は『素問』に見える。祝とは告げることで、由とは病の出てくる所である。近ごろは巫家を祝由科とし、十三科の一つに並べているが、『内経』は巫を信じて医を信じなければ治らないと言っているのに、どうして巫を医科の中に並べることができようか。私が思うに、およそ内傷を治すには、まず祝由で詳しく告げて、病の原因を病人に知らせ、二度と罹らないようにさせる。また必ず、〔道徳が衰えた時に作られた『詩経』の〕変風・変雅の心を仔細に体得し、苦役に従事する人、物思いにふける婦人の隠れた心情をつぶさにに観察するように診察する。婉曲な言葉で心を開かせ、大げさな言葉で驚かせ、厳しい言葉で恐れさせて、患者を必ず心底から従わせるようにすると、効き目は神のごとくならしめることができる」。呉氏は祝由科と巫医の流派と混同してはならないことを明確に指摘し、また精神療法の内容を具体的に明示している。

【現代語訳】

黄帝がいう。「あなたが言われるのは、いずれも病人が自分で知ることができるものです。しかし外からの邪気に侵されることもなく、また驚き恐れるなどの心の刺激も受けないのに突然発病する人がいますが、これはどういうことでしょうか。鬼神の祟りによるのではないですか」。

岐伯がいう。「これも古い邪気が体内に潜伏しまだ発作が起きていないうちに、感情に変化があったり、いやなことがあったり、思うことがあっても心を遂げることができないと、体内の血気の逆乱が起こり、体内に潜伏していた病邪と結びついて病を発生させるわけです。こうした内部での変化はとても微細で、はっきりとした兆しがなく、見たり聞いたりできないので、鬼神の祟りのように見えるものです」。

黄帝がいう。「鬼神の祟りではないのに、なぜ祝由の方法を用いてしっかり病を治せるのですか」。

岐伯がいう。「昔の巫医は、疾病を治療するには精神療法で抑制できるということを知っており、また病が発生する原因をあらかじめ知っていたので、祝由の方法で病を治すことができたのです」。

【訳注】

（一）　孫鼎宜は民国の人。『傷寒雑病論章句』などの著が『孫氏医学叢書』に収められている。なお引用文は郭靄春『黄帝内経霊枢校注語釈』にも引かれている。

（二）　呉瑭は清・江蘇の人。字は鞠通。著に『温病条辨』『呉鞠通医案』『医医病書』などがある。引用文は『霊枢識』（中国医学大成本）の史久華評注に引く。

【本篇の要点】

一、突然発病する原因には、賊風邪気以外に、その他の色々な要素があり、それが病を引き起こすことを指摘する。

二、「祝由」で病を治すことができる理由を説明する。

（武田時昌・佐藤実　訳）

衛気失常篇　第五十九

【解題】

本篇では生理、病理、診断、治療などに渉って比較的広く言及する。本篇の冒頭に衛《え》気の巡りが異常をきたして、胸や腹に停滞し、各種の病変を引き起こすこと、ならびに刺鍼による治療法を述べているので、「衛気失常」を篇名としたのである。

黄帝曰、衛気之留于腹中、搐積不行、苑蘊不得常所、使人肢脇(一)胃中満、喘呼逆息者、何以去之。伯高曰、其気積于胸中者、上取之。積于腹中者、下取之。上下皆満者、傍取之。黄帝曰、取之奈何。伯高対曰、積于上、写人迎、天突、喉

黄帝曰く、衛気の腹中に留まり、搐積《ちくせき》①して行《めぐ》らず、苑蘊《えんうん》②として常の所を得ず、人をして肢脇、胃中満にして、喘呼して逆息せしむる者は、何を以てこれを去るや。伯高曰く、其の気胸中に積もる者は、上にこれを取る。腹中に積もる者は、下にこれを取る。上下皆満なる者は、傍らにこれを取る。黄帝曰く、これを取ることいかん。伯高対《こた》えて曰く、上に積もるは、人迎、天突、喉③

中。積于下者、写三里与気街。上下皆満者、上下取之、与季脇之下一寸(二)。重者、雞足取之。診視其脈、大而弦急、及絶不至者、及腹皮急甚者不可刺也。黄帝曰、善。

中を写す。下に積もる者は、三里と気街とを写す。上下皆満なる者は、上下にこれを取り、季脇の下一寸を与《とも》にす。重き者は、雞足④もてこれを取る。其の脈を診視するに、大にして弦急、及び絶えて至らざる者、及び腹皮の急なること甚だしき者は刺すべからざるなり。黄帝曰く、善し。

【注釈】

① 揺積して行らず――「揺」は、蓄と通用する。慧琳『一切経音義』六十五に引く『蒼頡篇』には「揺とは、聚まる、積もるである」とある。「揺積して行らず」とは衛気の巡りが妨げられ、蓄積してうまく流れないことを形容している。

② 苑蘊として常の所を得ず――「苑」とは鬱積の意味で、「蘊」とは蓄積の意味である。ここでは、衛気が鬱積してしまい、巡るべき部位に巡ることができないことを言っている。

③ 喉中――首の中央で、のどぼとけの上のくぼんだ廉泉穴に位置する。

④ 雞足もてこれを取る――『霊枢』官鍼篇第七に「合谷刺という鍼の刺し方は、鶏の足のように左右に刺し、分肉の間に刺鍼し、肌のしびれを取る」とある。「雞足」とは刺鍼の手法で、鍼を刺し、一定の深さになった後、鍼を分肉の間にまで上げ、その鍼の左右両側にそれぞれ鍼を刺す。それがちょうど鶏の足の形のようであるので、「雞足もてこれを取る」と言うのである。

【現代語訳】

黄帝がいう。「衛気の巡りが異常をきたして、腹の中に停滞し、蓄積して正常な運行を失い、鬱積して病になると、胸脇と胃が腫れ、喘息して気が逆上するなどの症状となるが、どのようにして治療するのか」。

伯高がいう。「気が胸の中に蓄積して発病するものは、身体の上部の経穴を取って治療するべきです。腹の中に蓄積したものであれば、身体の下部の経穴を取って治療すべきです。もし、胸も腹も脹れたものであれば、上部下部と経脈付近の経穴を取って治療すべきです」。

黄帝がいう。「どの経穴をとるのか」。

伯高がいう。「胸に蓄積したものは、足陽明胃経の人迎穴および任脈の天突穴と廉泉穴を取って瀉します。腹に蓄積したものは、足陽明胃経の三里穴と気衝穴を取って瀉します。胸腹のどちらにも蓄積したものは、身体の上下の経穴をすべてと、季脇の下一寸にある章門穴を取るべきです。病が重いものは、鶏足の刺鍼法（真っ直ぐに鍼を一本入れ、その左右に斜めに二本入れる）を用います。もし、診察の時に脈が大で弦急あるいは脈が絶えてしまっている場合、および腹の皮膚がこわばって張りつめているものは、どれも鍼を刺して治療してはいけません」。

黄帝がいう。「よくわかった」。

【訳注】

（一）　肢　原文は「支」に作るが、趙府居敬堂本によって「肢」に改める。

（二）　趙府居敬堂本にはこの下に「一本云、季脇之下深一寸」と双行注がある。

黄帝問于伯高曰、何以知皮肉気血筋骨之病也。伯高曰、色起両眉薄沢者、病在皮。唇色青黄赤白黒者、病在肌肉。営気濡然者、病在血気。目色青黄赤白黒者、病在筋。耳焦枯受塵垢、病在骨。黄帝曰、病形何如、取之奈何。伯高曰、夫百病変化、不可勝数。然皮有部、肉有柱、血気有輸、骨有属。黄帝曰、願聞其故。伯高曰、皮之部、輸于四末。肉之柱、在臂脛諸陽分肉之間、与足少陰分間。血気之輸、輸于諸絡、気血留居、則盛而起。筋部無陰無陽、無左無右、候病所在。骨之属者、骨空之所以受益而益脳髄者也。黄帝曰、取之奈何。伯高曰、夫病変化、浮沈深浅、不可勝窮、各在其処。病間者浅之、

黄帝　伯高に問いて曰く、何を以て皮肉気血筋骨の病を知るや。伯高曰く、色　両眉に起こり、薄沢なる者は、病　皮に在り。唇の色　青黄赤白黒なる者は、病　肌肉に在り。営気　濡然《じゅぜん》なる者は、病　血気に在り。目の色　青黄赤白黒なる者は、病　筋に在り。耳　焦枯し塵垢を受くるは、病　骨に在り。黄帝曰く、病の形いかん、これを取ることいかん。伯高曰く、夫れ百病の変化は、勝《あ》げて数うべからず。然るに皮に部①あり、肉に柱②あり、血気に輸あり、骨に属③あり。黄帝曰く、願わくは其の故を聞かん。伯高曰く、皮の部は、四末に輸《いた》す。（一）肉の柱は、臂と脛の諸陽の分肉の間と、足の少陰の分間に在り。血気の輸は、諸絡に輸し、気血留居④すれば、則ち盛んにして起く。筋の部に陰なく陽なく、左なく右なく、病の在る所を候《うかが》う。骨の属は、骨空の益⑤を受けて脳髄を益すゆえんの者なり。黄帝曰く、これを取ることいかん。伯高曰く、夫れ病の変化は、浮沈深浅、勝《あ》げて窮むべからざるも、各おの其の処在り。病の間なる者はこれを浅くし、甚だしき者はこれを深くし、間なる者はこれを小《すく》なく

甚者深之、間者小之、甚者衆之、随変而調気。故曰上工。

し、甚だしき者はこれを衆《おお》くし、変に随いて気を調う。故に上工と曰う。

【注釈】

①皮に部あり――皮膚には一定の決まった属する部位があるということである。たとえば張志聡は「衛気は皮膚を巡って、四肢に行き、主る部位となる」と言っている。

②肉に柱あり――「柱」とは䐃《きん》肉である。張介賓の説「柱とは、䐃の属である」。すなわち四肢の高くなった部位の肌肉で、堅くて分厚く隆起し、支えるはたらきがあるので、柱というのである。

③骨に属あり――「属」とは二つの骨が交わる関節部を指す。多紀元簡の説「属とは、附属の属で、二つの骨が交わる場所であり、十二関節はすべてこれである」。

④気血留居す――「留」「居」の二字にはどちらも「止まる」の意味がある。だから、停滞し閉塞するという意味が派生する。したがって、「気血留居す」とは気血が停滞して閉塞することを言っている。

⑤骨空の益を受けて脳髄を益すゆえんの者なり――「益を受く」は『甲乙経』では「液を受く」に作る。この文は、髄を増やすことが骨を治療する方法であることを説いている。張介賓の説「病が骨の属にある場合は、骨空を治療してその中にある髄を増やすべきである。髄は骨を充たすものである。だから、髄を増せば骨を治療する方法となるのである」。

【現代語訳】

黄帝が伯高に問う。「皮肉、気血、筋骨の病変は何を根拠にわかるのか」。

伯高がいう。「病の色が両眉の間に現れて、薄くて光沢があると、病は皮にあります。唇に青、黄、赤、白、黒の色が現れると、病は肌肉にあります。皮膚が湿り、汗が多いと、病は血気にあります。目に青、赤、黄、白、黒の色が現れると、病は筋にあります。耳がちりやほこりのようにひからびてやつれると、病は骨にあります」。

黄帝がいう。「症状はどのように現れ、どのようにして治療するのか」。

伯高がいう。「病の多くは千変万化するので、きちんと説明するのは難しいことです。ただそれぞれには主る部位があります。皮には部があり、肉には柱があり、血気には輸があり、骨には属があります」。

黄帝がいう。「その道理をききたいのだが」。

伯高がいう。「皮の部は四肢に現れます。肉の柱は腕とすねの六陽経の分肉の間と足の少陰が巡る通路の分肉の間にあります。血気の輸は諸経の絡穴に現れるので、気血が停滞すると絡脈が塞がって高く隆起します。病が筋にある場合は、陰陽、左右を分かつ必要はなく、ただ、発病した部位を診ればわかります。病が骨にある場合は、骨の属〔関節部〕（二）を治療すべきです。なぜなら骨空精気をそそぎ込み脳髄を補えるものであるからです」。

黄帝がいう。「どのように経穴を取って治療するのか」。

伯高がいう。「病の変化は一様ではなく、病に浮沈があり、刺鍼には浅深があるので、治療方法は沢山あります。主として発病の具体的状況と部位によって治療法を決定します。病が軽い場合は浅く刺し、病が重い場合は深く刺します。また病が軽い場合は鍼の使用をひかえ、病が重い場合は鍼を多用し、病状の変化に従って気の働きを調整します。そのように治療できれば立派な医者です」。

【訳注】

（一）「輸」は『千金翼方』巻二十五では「在」に作るため原書もそのように訳している。ただ『甲乙経』を見ると「輸在」の二字に作っており、『千金方』はこれを略したかと思われるので、原字原義のままに改訳した。

（二）「属」は関節の骨空を指すこと前注の通りなので改訳する。

黄帝問于伯高曰、人之肥痩、大小寒温、有老壮少小、別之奈何。伯高対曰、人年五十已上為老、三（一）十已上為壮、十八已上為少、六歳已上為小。黄帝曰、何以度知其肥痩。伯高曰、人有肥、有膏、有肉。黄帝曰、別此奈何。伯高曰、䐃肉（二）堅、皮満者、（三）肥。䐃肉不堅、皮緩者、膏。皮肉不相離者、肉。黄帝曰、身之寒温何如。伯高曰、膏者、其肉淖、而麤理者身寒、細理者身熱。脂者、其肉堅、細理者熱、麤理者寒。

黄帝　伯高に問いて曰く、人の肥痩、大小・①寒温あり、老・壮・少・小あり、これを別つこといかん。伯高対《こた》えて曰く、人、年五十已上《いじょう》を老と為し、三十已上を壮と為し、十八已上を少と為し、六歳已上を小と為す。黄帝曰く、何を以て其の肥痩を②度《はか》り知るや。伯高曰く、人に肥あり、膏あり、肉あり。黄帝曰く、此れを別つこといかん。伯高曰く、䐃《きん》肉堅く、皮満なる者は肥。䐃肉堅からず、皮緩き者は膏。皮肉相離れざる者は肉。黄帝曰く、身の寒温はいかん。伯高曰く、膏なる者は、其の肉③淖《どう》にして、麤《あら》き理なる者は身寒く、細かき理なる者は身熱し。脂なる者は、其の肉堅く、細かき理なる者は熱く、麤《あら》き理なる者は寒し。

【注釈】

①　寒温——人の体質には寒温の違いがあることを指す。実際には体質に陽虚と陰虚の違いがあることをいう。

② 度——推し測るという意味である。
③ 淖——柔らかくてつやがあるという意味である。

【現代語訳】

黄帝が伯高に問う。「人の体つきには肥痩があり、形には大小があり、体質には寒温があり、また年齢には老、壮、少、小があるが、どのように区別するべきか」。

伯高が答える。「人の年齢は、五十歳以上が老で、三十歳以上が壮で、十八歳以上が少で、六歳以上が小です」。

黄帝がいう。「どのような基準で肥痩の違いがわかるのか」。

伯高がいう。「人には肥、膏、肉の違いがあります」。

黄帝がいう。「その三種類の体型はどのように区別するのか」。

伯高がいう。「䐃《きん》肉が堅く厚く、皮下の豊かなのが肥です。䐃肉が堅くも厚くもなく、皮膚がたるんでいるのが膏です。皮肉が連なり、上下につり合いがとれているのが肉です」。

黄帝がいう。「人の体に寒暖の違いがあるが、どういうことか」。

伯高がいう。「膏型の人は膚が柔らかくつやがあります。そこできめが粗いと衛気が外に漏れて身体が多寒になります。きめが細かいと衛気は蓄えられて身体が多熱になることがあります。脂型の人は肌肉が堅くて厚く、きめが細かいと身体が多熱になり、きめが粗いと身体が多寒になります」。

【訳注】

（一） 三 趙府居敬堂本は「二」に作るが、『甲乙経』『千金方』などは「三」に作る。

(二)　䐃肉　趙府居敬堂本は「䐃内」に作り、その下に双行注を付けて「一本云䐃内」という。明刊無名氏本は「䐃肉」に作り、双行注で「一本云䐃肉」という。下文も同じ。

(三)　肉　趙府居敬堂本は「内」に作るが、明刊無名氏本は「肉」に作る。

黄帝曰、其肥痩、大小奈何。伯高曰、膏者、多気而皮縦緩。故能縦腹垂腴。肉者、身体容大。脂者、其身収小。黄帝曰、三者之気血多少何如。伯高曰、膏者、多気、多気者熱、熱者耐寒。肉者多血則充形、充形則平。脂者、其血清、気滑少、故不能大。此別于衆人者也。黄帝曰、衆人奈何。伯高曰、衆人皮肉脂膏、不能相加也。血与気不能相多。故其形不小不大、各自称其身、命曰衆人。黄帝曰、善。治之奈何。伯高曰、必先別其三形、血之多少、気之清濁、而後調之、

黄帝曰く、其の肥痩、大小はいかん。伯高曰く、膏なる者は、気多くして皮縦緩《しょうかん》す。故に能く①縦腹垂腴《ゆ》す。肉なる者は、身体容大なり。脂なる者は、其の身収小なり。黄帝曰く、三者の気血の多少はいかん。伯高曰く、膏なる者は、気多く、気多き者は熱く、熱き者は寒に耐う。②肉なる者は、血多ければ則ち形を充たし、形を充たせば則ち平たり。脂なる者は、其の血清く、気滑にして少なく、故に大なる能わず。此れ衆人に別つ者なり。黄帝曰く、衆人はいかん。伯高曰く、衆人の皮肉脂膏は、相加うる能わざるなり。血と気と相多かる能わず。故に其の形、小ならず大ならず、各おの自ずから其の身に称《かな》い、命《な》づけて衆人と曰う。黄帝曰く、善し。これを治することいかん。伯高曰く、必ず先ず其の三形、血の多少、気の清濁を別ちて、而る後にこれを調うれば、治すること常

治無失常経。是故膏人、縦腹垂腴、肉人者、上下容大、脂人者、雖脂不能大者。

経を失うことなし。是の故に膏人は縦腹垂腴《ゆ》し、肉人なる者は上下容大にして、脂人なる者は脂と雖も大なる能わざる者なり。

【注釈】

① 縦腹垂腴す——『説文』肉部の説「腴とは下腹が肥ることである」。「縦腹垂腴す」とは腹の肉がゆるみ、肉が垂れ下がった状態を形容している。

② 肉なる者は、血多ければ則ち形を充たし、形を充たせば則ち平たり——肉型の人は血が多く、血はよく肉体を養う。身体が充実すれば、体質をおだやかになる。張介賓の説「肉型の人は血が多く、血は形を養う。したがって形が充実して気質が平らかになる」。

【現代語訳】

黄帝がいう。「人の肥痩、大小はどのように区別するのか」。

伯高がいう。「膏型の人は、陽気が盛んに充ちて、皮膚が弛緩しているので、腹の肌がゆるんで肉が垂れ下がった体型になります。肉型の人は身体が大きく、脂型の人は、肉が堅く身体は小さいです」。

黄帝がいう。「その三種の人ごとの気血の量はどのようか」。

伯高がいう。「膏型の人は気が多く、気は陽なので、体質は陽の盛んな状態にかたより寒さに耐えることができます。肉型の人は血が多いので、身体が充実し、体質はおだやかになります。脂型の人は、血は清らかで、気はなめらかで少ないので、身体は大きくありません。これが三種の人ごとの気血の多少の状態であり、普通の人と較べると異なっています」。

黄帝がいう。「普通の人の場合はどうか」。

伯高がいう。「普通の人の皮、肉、脂、膏、血、気にはかたよりがないので、体は大きくも小さくもなく、均整がとれています。これが普通の人の標準です」。

黄帝がいう。「わかった。ではどのように治療するのか」。

伯高がいう。「まず三種の体型にわけて、各タイプの血の多さ、気の清濁を把握しなければいけません。それから虚実によって治療を行い、具体的な状況によって正規の治療法に照らし合わせるとよろしいです。したがって、膏型の人の体型は腹がゆるんで、肉が垂れ下がります。肉型の人の体型は四肢が大きく、脂型の人は脂肪が多くても体型は大きくないのです」。


【解説】

ここでは、脂型、膏型、肉型の三種の体質および年齢の大小が、治療するうえで考慮にいれるべきものであることを指摘する。朱震亭はこのことをかなり重視していて、その『格致余論』には、「治病先観形色、然後察脈問証論〔病を治するに先に形色を観て、然る後に脈を察して証を問うの論〕」という論説があり、診断する際に形を見る重要性を論じている。読者がそれを参照すれば、本文を理解する一助となろう。

【本篇の要点】

一、衛気が異常をきたして生ずる病変とその刺鍼の治療法を概括的に説明する。
二、皮、肉、気血、筋、骨などの病変を診断する時、体に現れる変化に注意しなければならないことを指摘する。

三、脂、膏、肉という三種の体質の人には、気血の多少と体形の違いがあることを指摘する。

（武田時昌・佐藤実 訳）

玉版篇　第六十

【解題】

本篇は癰疽を例にして、すべて病は「微を積むの生ずる所」によって形成されるので、早期予防、早期診断、早期治療などをしなければならないことを説明する。そして具体的な症状と刺鍼するうえでの禁忌に注意をはらうことではじめて医療事故を防ぐことができ、こうした大切な経験は必ず玉版に記して後世に伝えなければならないことを明確に指摘する。したがって「玉版」篇というのである。

黄帝曰、余以小鍼為細物也。夫子乃言上合之于天、下合之于地、中合之于人。余以為過鍼之意矣。願聞其故。岐伯曰、何物大於天乎。夫大于鍼者、惟五兵者焉。五兵者、

黄帝曰く、余　小鍼を以て細物と為すなり。夫子乃ち上はこれを天に合し、下はこれを地に合し、中はこれを人に合すと言う。余以為《おもえ》らく鍼の意を過ぐと。願わくは其の故を聞かん。岐伯曰く、何れの物か天より大ならんや。夫れ鍼より大なる者は、惟《た》だ①五兵なる者のみ。五

死之備也、非生之具。且夫人者、天地之鎮也、其不可不参乎。夫治民者、亦唯鍼焉。夫鍼之与五兵、其孰小乎。

兵なる者は、死の備なり、生の具に非ず。②且つ夫れ人なる者は、天地の鎮《ちん》なり、其れ参ぜざるべからざるか。夫れ民を治する者は、亦《ま》た唯だ鍼のみ。夫れ鍼と五兵と、其れ孰《いず》れか小なるか。

【注釈】

① 五兵——五種類の兵器をさす。諸文献記載の名称はさまざまである。たとえば楊上善[一]は「兵に五つあるとは、一は弓、二は殳、三は矛、四は戈、五は戟」とし、張介賓は「五兵とはすなわち五つの刃物であり、刀、剣、矛、戟、矢である」としている。

② 且つ夫れ人なる者は、天地の鎮なり——「鎮」とは重要なという意味である。ここでは天地万物の中で、人が最も大切で重要なものであると説明している。

【現代語訳】

黄帝がいう。「私は小鍼は極めて小さいものだと思っていたが、逆に先生はその働きが上は天に合致し、下は地に合致し、中は人に合致すると言われる。私は、鍼の意義を過大に評価しすぎているように思うが、その道理を聞かせてもらいたい」。

岐伯がいう。「天より大きいものは、ほかにどんなものがありましょうか。鍼より大きいとされるものは、五種類の兵器だけです。しかし、五種類の兵器はすべて戦争の時に用いて人を殺すためのもので、病を治し人を活かす道具ではありません。しかも、天地の間で最も貴いものは人であり、どうしてその人が自然界の現象に参与しないことがありましょうか。人々の疾病を治療するのは、小鍼しかないのです。このように鍼と五兵の働きの大小を比べるとはっきりするではないですか」。

【訳注】

（一）『太素』蕭延平校本ではこの文に作るが、仁和寺本では「戈、殳、戟、酋矛、矛夷等五兵」に作る。なお、『周礼』夏官・司兵の鄭司農注に「五兵者、戈、殳、戟、酋矛、夷矛」とある。

　黄帝曰、病之生時、有喜怒不測、飲食不節、陰気不足、陽気有余、営気不行、乃発為癰疽。陰陽不通、両熱相搏、乃化為膿。小鍼能取之乎。岐伯曰、聖人不能使化者、為之、邪不可留也。故両軍相当、旗幟相望、白刃陳于中野者、此非一日之謀也。能使其民、令行禁止、士卒無白刃之難者、非一日之教也、須臾之得也。夫至使身被癰疽之病、膿血之聚者、不亦離道遠乎。夫癰

　黄帝曰く、病の生ずる時、喜怒測らず、飲食節せず、陰気足らず、陽気余りあるありて、営気行らず、乃ち発して癰疽《ようそ》と為る。陰陽通ぜず、両熱相搏《う》ち、乃ち化して膿と為る。小鍼能くこれを取るか。岐伯曰く、聖人の化せしむること能わざる者は、これが為に、邪留むべからざるなり。故に①両軍相当たり、旗幟《きし》相望み、白刃中野に陣《つら》ぬる者は、此れ一日の謀に非ざるなり。能く其の民をして、令行い禁止せしめ、士卒をして白刃の難なからしむる者は、一日の教え、須臾《しゅゆ》の得に非ざるなり。夫れ身をして癰疽の病、膿血の聚を被《こうむ》らしむる者に至りては、亦た道を離るること遠からずや。夫れ癰疽の生じ、

疽之生、膿血之成也、不従天下、不従地出、積微之所生也。故聖人自治于未有形也。愚者遭其已成也。黄帝曰、其已形、不予遭、膿已成、不予見、為之奈何。岐伯曰、膿已成、十死一生。故聖人弗使已成。而明為良方、著之竹帛、使能者踵而伝之後世、無有終時者、為其不予遭也。黄帝曰、其已有膿血而後遭乎。不導之以小鍼治乎。岐伯曰、以小治小者其功小、以大治大者多害。故其已成膿血者、其唯砭石鈹鋒之所取也。

膿血の成るや、天より下らず、地より出でず、微を積むの生ずる所なり。故に聖人は自ら未だ形あらざるに治するなり。愚者は其の已《すで》に成るに遭うなり。黄帝曰く。其の已に形《あら》わるるも、予《あらかじ》め遭わず、膿已に成るも、予め見えず、これを為すことといかん。岐伯曰く、膿已に成るは、十たび死して一たび生く。故に聖人は已に成さしめず。而して明らかに良方を為し、これを竹帛《ちくはく》に著《あらわ》し、能《よ》②くする者をして踵《つ》ぎて、これを後世に伝え、終わる時あるなからしむる者は、其の予め遭わざるが為なり。黄帝曰く、其の已に膿血ありて後遭うか。これを導くに小鍼を以て治せざるか。岐伯曰く、小を以て小を治する者は其の功小、大を以て大を治する者は害多し。故に其の已に膿血を成す者は、其れ唯だ砭石《へんせき》・鈹鋒《ひほう》の取る所なり。

【注釈】

① 両軍相当たる――「当」は敵対するの意味である。たとえば『春秋公羊伝』荘公十三年に「臣はその臣に当たることを請います」とあり、何休注に「当とは敵のこと」とある。「両軍相当たる」とは、両軍が互いに敵対することである。

② 能くする者をして踵ぎて、これを後世に伝えしむ——「踵」とは継承するという意味である。つまり有能な人に継承して代々伝授させていくことである。

【現代語訳】

黄帝がいう。「病が発生した時、喜怒が計り知れず、飲食に節度がなく、陰気が不足したり、陽気に余りがあったりして、営気が停滞して巡らなくなり、癰疽《ようそ》ができることがある。さらに営衛の気血が遮られ滞って通ぜず、体内の陽熱の気と邪熱が互いにぶつかりあって変化して膿になる。このような病は小鍼で治せるのか」。

岐伯がいう。「聡明な人はこうした病が現れると、必ず早期に治療しますが、病が形成されてしまえば、もう一度取り除こうと思っても、簡単なことではないのです。したがって病邪を体内に長く留めておいてはいけないというのです。たとえば二つの軍隊が戦争をし、旗が互いに見え、刀光と剣影が広野一面にひろがるのは、必ず長きにわたる画策があってのことであり、決して一日の計略ではありません。また人々に命令がくだれば必ず実行させ、禁令がくだれば必ずやめさせ、兵士に勇敢に突撃し敵陣を落とさせ、命を投げ出すことを恐れないようにさせるのも、一日の教育の成果ではなく、わずかな時間で達成できるものではないのです。身体にすでに癰疽の病を患い、膿血がすでに形成されてしまってから微鍼で治療しようと思っても、あまりにも遅すぎるのではないでしょうか。癰疽が生じ、膿血ができるのは、天から降ってくるわけでも、地から生じるわけでもなく、病邪が人間の体を侵した後、すぐに除去せず、次第に積み重なってできたものであるということを理解しなければなりません。したがって聡明な人は未然に防ぎ、癰疽の兆しがないときに、積極的に予防して癰疽を生じさせないようにすることができます。愚鈍な人は、前もって予防治療することを知らず、病が形成された後の苦痛に遭ってしまうのです」。

黄帝がいう。「もし癰疽がすでに形成されていて、それが内蔵にできたため手で触ることができなかったり、また膿がすでに形成されていて、これもまた見ることができない場合はどうすればいいのか」。

岐伯がいう。「膿がすでに形成された場合は、十に一しか助かりません。したがって聡明な医者は早期に診断し、病になる前の萌芽段階で消してしまいます。そして優れた治療法を竹簡や帛書に記し、専門書をつくり、才能がある人にしっかりと受け継がせ、さらに代々伝えていきます。それは人々に癰疽の苦痛に二度と遭わないようにさせるためなのです」。

黄帝がいう。「すでにできてしまった膿血は、必ず死の危険に遭遇するのか。まさか小鍼で治療できないことはないだろう」。

岐伯がいう。「小鍼を用いた治療では、その効果は大きくなく、また大鍼を用いた治療もよい結果は生まれないでしょう。したがってすでにできてしまった膿血には、砭石《へんせき》あるいは鈹鍼《ひしん》と鋒鍼《ほうしん》を用いてすぐに膿を出すしかありません。それが最も適したやり方です」。

黄帝曰、多害者其不可全乎。岐伯曰、其在逆順焉。黄帝曰、願聞逆順。岐伯曰、以為傷者、其白眼青、黒眼小、是一逆也。内薬而嘔者、是二逆也。腹痛渇甚、是三逆也。肩項中不便、是四逆也。音嘶

黄帝曰く、害多き者は其れ全うすべからざるか。岐伯曰く、其れ逆順に在り。黄帝曰く、願わくは逆順を聞かん。岐伯曰く、以為《おもえ》らく傷らるる者、其の白眼青く、黒眼小さきは、是れ一逆なり。①薬を内《い》れて嘔く者は、是れ二逆なり。腹痛み渇くこと甚だしきは、是れ三逆なり。②肩項の中便ならざるは、是れ四逆なり。③音嘶《いなな》き色脱

色脱、是五逆也。除此五者為順矣。　するは、是れ五逆なり。此の五者を除くを順と為す。

【注釈】

① 薬を内る――「内」は納に通じる。薬を納るとは、すなわち薬を飲むの意味である。

② 肩項の中便ならず――肩は手の三陽経が通る場所で、項は手足の六陽経および督脈経に属す。今、肩と項の動きが不便であるというのは、陽気が損なわれたことを言っている。(二)

③ 音嘶き色脱す――二つの解釈がある。一説には、心は言をつかさどり、心の合は脈であり、その栄は色である。音嘶き色脱すとは心が損なわれた現れであるとする。別の一説には、音が嘶くのは肺が衰えた現れで、色が脱するのは五蔵が損なわれた現れであるとする。(三)

【現代語訳】

黄帝がいう。「癰疽の病で悪化する方向へと発展するものも多いが、そのような癰疽は十分に治せるのか」。

岐伯がいう。「それはおもに病証の逆順によって決まります」。

黄帝がいう。「あなたがいう病証の逆順について聞きたいのだが」。

岐伯がいう。「白眼が青く、黒眼が小さいのは逆証の一つめです。薬をのんで嘔吐するのは逆証の二つめです。腹が痛みのどの乾きがひどいのは逆証の三つめです。肩と項の動きが不自由なのは逆証の四つめです。声がしゃがれて、顔に血色がないのは逆証の五つめです。この五種類の逆証を除いたものが順証です」。

【訳注】

（一） これは馬蒔の説である。

（二） 一つめの説は張志聡の説である。『素問』五蔵生成論第十に「心之合脈也、其栄色也」とあるのによる。二つめの説は馬蒔の説である。

黄帝曰、諸病皆有逆順。可得聞乎。岐伯曰、腹脹、身熱、脈大、是一逆也。腹鳴而満、四肢清泄、其脈大、是二逆也。衄而（一）不止、脈大、是三逆也。咳且溲血、脱形、其脈小勁、是四逆也。欬、脱形、身熱、脈小以疾、是謂五逆也。如是者、不過十五日而死矣。其腹大脹、四末清、脱形、泄甚、是一逆也。腹脹、便血、其脈大、時絶、是二逆也。欬、溲血、形内脱、脈搏、是三逆也。嘔血、胸満引背、脈小而疾、是四逆也。欬嘔、腹脹

黄帝曰く、諸病に皆逆順あり。得て聞くべきか。岐伯曰く、腹脹れ、身熱く、脈大なるは、是れ一逆なり。腹鳴りて満、四肢清《ひ》えて泄し、其の脈大なるは、是れ二逆なり。衄《じく》して止まず、脈大なるは、是れ三逆なり。咳し且つ溲血あり、形を脱し、其の脈小勁なるは、是れ四逆なり。欬し形を脱し、身熱く、脈小にして以て疾なるは、是れ五逆と謂うなり。是の如き者は、十五日を過ぎずして死す。其の腹大いに脹れ、四末清え、形を脱し、泄すること甚だしきは、是れ一逆なり。腹脹れ、便血あり、其の脈大にして、時に絶ゆるは、是れ二逆なり。欬し溲血あり、形内に脱し、脈搏《う》つは、是れ三逆なり。血を嘔き、胸満にして背に引き、脈小にして疾なるは、是れ四逆なり。欬し嘔き、腹脹れ且つ飧《そん》泄し、其の脈絶

且飱泄、其脈絶、是五逆也。如是者、不及一時而死矣。工不察此者而刺之、是謂逆治。

ゆるは、是れ五逆なり。是の如き者は、一時に及ばずして死す。工の此れを察せざる者にしてこれを刺すは、是れ逆治と謂う。

【現代語訳】

黄帝がいう。「それぞれの病が進行する過程や予後には、良し悪しがあるが、私に聞かせてもらえないか」。

岐伯がいう。「腹が脹れ満ちて、からだが発熱し、脈が大になるのは、予後不良の現れの一つめです。腹が満ちて腸が鳴り、四肢が冷え、下痢をし、脈が大になるのは、予後不良の現れの二つめです。鼻血が止まらず、脈が大になるのは、予後不良の現れの三つめです。せきがでて、また小便は血尿で、肌肉はやつれ、脈が小で強くて速いのは、予後不良の現れの四つめです。咳がでて、肉体が異常に衰弱し、からだが熱くなり、脈が小で速く打つのは、予後不良の現れの五つめです。もし以上の五逆の症状が現れると、十五日以内に死んでしまう危険があります。さらに腹が大きくなってふくれ、四肢が冷え、肉体が極度にやつれ、薄い大便が止まらないのは、予後不良の現れの一つめです。腹がふくれて満ち、大便に血がまじり、脈が大で時には絶えるのは、予後不良の現れの二つめです。せきが出て小便が血尿で、肉体が極度にやつれ、脈が強く打って調和した穏やかな打ちかたでないのは、予後不良の現れの三つめです。血を吐き、胸部がふくれ満ちて、背部にまでおよび、脈が小で力強いのは、予後不良の現れの四つめです。咳をして嘔吐し、腹がふくれ、下痢となり、食物を完全に消化できず、脈が絶えて来なくなるのは、予後不良の現れの五つめです。もしこれらの症状が現れたら、一日以内に死んでしまいます。医者はこれらの危険な病状にたいして、もし子細にわたって観察せず、みだりに刺鍼をおこなえば、それは誤った治療となります」。

【解説】

以上に記載された逆証を急証と慢証の二つの状態と考える者もいる。しかしその症状を細かくみると、証の急慢を指すのではなく、証の軽重を指すようである。「十五日を過ぎずして死す」とは急証の比較的軽いもの、「一時に及ばずして死す」とは急証の極めて重いものを指す。これまでの医書に記載された「逆証」やいくつかの不治の証は、実際にはまったく治療できないというわけではなく、医学の進歩にしたがって、しだいに解決され、治癒できるようになったものもある。

しかし、危篤の症状を明確に理解していても、油断してはならない。完全で緻密な治療プランを定めて、有効な処置をすべて採用し、極力患者の命を救うようにしなければならない。治療の放棄と盲目的な治療態度はどちらも誤ったものである。ただ本文で、十種類の逆証は刺鍼では治療できないと指摘しているのは、道理にかなったものである。

【訳注】

（一）　原文は「血」に作るが、趙府居敬堂本によって「而」に改める。

黄帝曰、夫子之言鍼甚駿。以配天地、上数天文、下度地紀、内別五蔵、外次六府、経脈二十八会、

黄帝曰く、夫子の鍼を言うこと甚だ駿①なり。以て天地に配し、上は天文に数え、②下は地紀に度《はか》り、内は五蔵を別ち、外は六府を次《つい》じ、③経脈二十八会、④尽く周紀あ

尽有周紀、能殺生人、不能起死者。子能反之乎。岐伯曰、能殺生人、不能起死者也。黄帝曰、余聞之則為不仁。然願聞其道、弗行於人。岐伯曰、是明道也。其必然也。其如刀剣之可以殺人、如飲酒使人酔也。雖勿診、猶可知矣。黄帝曰、願卒聞之。岐伯曰、人之所受気者穀也。穀之所注者胃也。胃者水穀気血之海也。海之所行雲気者天下也。胃之所出気血者経隧也。経隧者五蔵六府之大絡也。迎而奪之而已矣。黄帝曰、上下有数乎。岐伯曰、迎之五里、中道而止、五至而已、五往而蔵之気尽矣。故五五二十五而竭其輸矣。此所謂奪其天気者也。非能絶其命而傾其寿者也。黄帝曰、願卒聞之。岐伯曰、闚門

るも、能く生ける人を殺し、死する者を起こす能わず。子能くこれに反するか。岐伯曰く、能く生ける人を殺すも、死する者を起こす能わざるなり。黄帝曰く、余これを聞けば則ち不仁なりと為す。然して願わくは其の道を聞きて、人に行わしめざらん。岐伯曰く、是れ明らかなる道なり。其れ必ず然るなり。其れ刀剣の以て人を殺すべきが如く、飲酒の人をして酔わしむるが如きなり。診るなしと雖も、猶お知るべし。黄帝曰く、願わくは卒《ことごと》くこれを聞かん。岐伯曰く、人の気を受くる所の者は穀なり。穀の注ぐ所の者は胃なり。胃なる者は水穀気血の海なり。海の雲気を行《めぐ》らす所の者は天下なり。胃の気血を出だす所の者は経隧《けいすい》なり。経隧なる者は五蔵六府の大絡なり。⑤迎えてこれを奪えば已《や》まん。黄帝曰く、上下に数あるか。岐伯曰く、これを⑥五里に迎え、中道にして止み、⑦五たび至りて已み、五たび往《ゆ》きて蔵の気尽く。故に五五二十五にして其の輸を竭《つ》く。此れいわゆる其の天気を奪う者なり。能く其の命を絶ちて其の寿を傾くる者に非ざるなり。黄帝曰く、願わくは卒《ことごと》くこれを聞かん。

而刺之者、死于家中。入門而刺之者、死于堂上。黄帝曰、善乎方、明哉道。請著之玉版、以為重宝、伝之後世、以為刺禁、令民勿敢犯也。

岐伯曰く、門⑧を闚《うかが》いてこれを刺す者は、家中に死す。門に入りてこれを刺す者は、堂上に死す。黄帝曰く、善きかな方、明らかなるかな道。請う、これを玉版に著《あらわ》し、以て重宝と為し、これを後世に伝え、以て刺禁と為し、民をして敢えて犯すことなからしめん。

【注釈】

① 駿――ここでは大きいの意味である。『爾雅』釈詁の説「駿とは大である」。

② 地紀――つまり地理の意味である。たとえば『白虎通』三綱六紀の説「紀とは理のことである」[一]。

③ 経脈二十八会――手足の十二経脈が左右あわせて二十四脈に、二つの蹻脈と督脈、任脈をあわせて全部で二十八脈を指す[二]。

④ 周紀――経脈の運行には、巡行し、走行し、会合する決まった場所があることをいう。

⑤ 迎えてこれを奪えば已まん――馬蒔の説「気がやってきたのを迎えてそれを奪ってしまうと生きている人を殺すことになる」。「已」とは完全に尽きるの意味で、誤って瀉法を用いると、胃気が絶えて、気血がことごとく消耗して死んでしまうことを指す[三]。

⑥ 五里――手の陽明大腸経の穴位で、肘の上三寸にあり、古今の刺鍼者が刺してはいけないと考えている穴位である。

⑦ 五たび至る、五たび往く――張志聡の説「至とは気がやってくるのを迎えることで、往とはその気がにげていくのを追いかけることである。したがって、五たび至るで五蔵の気がやってくるのを迎えるとすぐにつきてしまう。もし五たび往くのを追うと五蔵の気はすべて外にもれてしまう」。

⑧ 門を闚いて刺す、門に入りて刺す――「闚」は、窺うと同じである。「門」は気血が出入する門戸を指す。「門を

闘う」とは浅く刺すことで、「門に入る」とは深く刺すことをいう。張介賓の説「門とはつまり『素問』生気通天論篇第三でいう気門の門である。「門を闚いて刺す」とは浅く刺すのと同じである。浅いとその害は遅く、したがって家の中で死ぬ。「門に入って刺す」のは深く刺すのと同じである。深いと害は速く、したがって堂の上で死ぬ」。

【現代語訳】

黄帝がいう。「先生は、刺鍼のはたらきはとても大きく、自然界では天地とつりあい、上は天文と合わさり、下は地理と合わさり、人体の内部では五蔵とつながり、外では六府と順に通じ、全身二十八脈の経気の流注に一定の法則があるので、刺鍼で経脈の流れをよくし、気血を導くことができるといわれる。だが刺鍼は生きた人間を死なせたり、逆に死にそうな人を鍼で治癒できなかったりする。あなたはこうした状況をかえることができるか」。

岐伯がいう。「鍼による治療が適切でなければ、たしかに人を死に至らしめます。しかし鍼による治療が適切でも、死んだ人を救うことはできません」。

黄帝がいう。「私は刺鍼が適切でなく、生きた人間を死に至らしめるのは仁の道ではないと思う。だからあなたがそう言われる道理を聞いて、二度と誤った刺鍼法で治療してはいけないと思うが」。

岐伯がいう。「これは明らかな道理であり、また必然的に現れた結果です。たとえば刀剣は人を殺すことができ、飲酒が人を酔わすことができるのと同じ道理で、あれこれと分析しなくてもその原因はわかるのです」。

黄帝がいう。「詳しく私に話してほしいのだが」。

岐伯がいう。「人が受ける精気は水穀を源とします。水穀が流入する器官は胃です。したがって胃は水穀を納め、気血に生成変化するところです。海の水は変化して雲霧となり、はじめて天下を巡ることができます。胃の中の精微なものが気血に変化生成して、全身をめぐるには、経隧の流れが必要です。いわゆる経隧とは五蔵六府をつらねまとう大絡です。もしこれらの場所に、迎えてこれを奪うという刺法を用いたら、真気を誤って瀉し、人を死に至らしめることになります」。

黄帝がいう。「上下の手足の経脈に、鍼を用いてはならない穴位がどのくらいあるのか」。

岐伯がいう。「誤って迎えてこれを奪うという瀉法を用い、手の陽明大腸経の五里穴に鍼を刺すと、蔵気の運行が途中で止まり、ひとつの蔵の真気はおよそ五回やってきて終わるので、もし五回連続して迎えてこれを奪うという瀉法を用いると、ひとつの蔵の真気は瀉されてつきます。もし連続して二十五回瀉すと、五蔵に注ぐ精気は絶えてしまいます。これは人の天真の気を奪い取ったからで、決してその人の命が自然と絶えて寿命をまっとうしたわけではありません」。

黄帝がいう。「もう少し詳しく聞かせてくれないか」。

岐伯がいう。「気血が出入する重要な部分にむやみに刺鍼した時、もし浅く刺せばその害は遅く、病人は帰宅して家で死にます。もし深く刺せばその害は速く、病人は医者の堂上で死にます」。

黄帝がいう。「あなたが言われたこれらの方法はすばらしく、道理もとても明瞭である。どうかこのことを玉版に記し、貴重な文献として後世に伝え、禁刺の拠り所として人々の刺鍼の水準を上げさせ、二度と誤って刺鍼の禁制をおかさないようにしよう」。

【訳注】

（一）『白虎通』には「何謂綱紀。綱者、張也。紀者、理也。大者為綱。小者為紀」とある。

（二）これは馬蒔の説である。

（三）『霊枢』九鍼十二原篇第一に「迎而奪之、悪得無虚。追而済之、悪得無実」とあり、『霊枢』小鍼解篇第三に「迎而奪之者、写也。追而済之、補也」とあるのを参照のこと。

【本篇の要点】

一、まず癰疽が生ずる原因、刺鍼法の原則と方法を述べる。さらに癰疽の毒が内部に付着し、諸病の脈証が逆になり、死につながるなどの逆象を指摘する。そしてこれらの逆象はすべて刺鍼が適切でないからであると説明する。

二、次いで兵器の働きと刺鍼の働きを比べて、鍼は小さい物であるが病を治し、人を活かすことができるが、もしむやみに刺鍼をおこなうと、兵器のように人を死に至らしめることになると説明する。

三、最後に、五里穴を逆刺することを例にあげ、逆刺することは深刻な医療事故をもたらすことを説明する。そして臨床上特に用心しなければいけないと啓発する。

（武田時昌・佐藤実　訳）

五禁篇　第六十一

【解題】

本編の主題は、刺鍼の忌むべきものを論述し、刺鍼の五禁・五奪・五過・五逆などの禁忌を重点的に紹介し、治療のさいに忌避すべきことを示すところにある。それゆえ、篇名を「五禁」とする。

黄帝問于岐伯曰、余聞刺有五禁。何謂五禁。岐伯曰、禁其不可刺也。黄帝曰、余聞刺有五奪。岐伯曰、無写其不可奪者也。黄帝曰、余聞刺有五過。岐伯曰、補写無過其度。黄帝曰、余聞刺有五逆。岐伯曰、病与脈相逆、命曰五逆。黄帝曰、

黄帝　岐伯に問いて曰く、余　刺に五禁ありと聞く。何をか五禁と謂う。岐伯曰く、其の刺すべからざるを禁ずるなり。黄帝曰く、余　刺に五奪ありと聞く。岐伯曰く、其の奪うべからざる者を写することなかれ。黄帝曰く、余　刺に五過①ありと聞く。岐伯曰く、補写は其の度を過ぐることなかれ。黄帝曰く、余　刺に五逆ありと聞く。岐伯曰く、病と脈と相逆らう、命《な》づけて五逆と曰う。

余聞刺有九宜。岐伯曰、明知九鍼之論、是謂九宜。

黄帝曰く、余 刺に九宜《ぎ》ありと聞く。岐伯曰く、明らかに九鍼の論を知る、是れ九宜と謂う。

【注釈】

① 五過――補瀉がともに一定の限度を超えたことをいう。張介賓の説「過度の補法は、その邪気を助け、過度の瀉法は、その正気を損なう。これが五過である」。余伯栄の説「五過とは、五蔵の外応である皮・脈・肉・筋・骨に、邪気と正気の虚実があれば、これを調和するべきであるが、そのときに補瀉が度を過ごしてしまうことをいうのである」。

【現代語訳】

黄帝が岐伯に問う。「私は刺法に五禁があると聞いている。なにを五禁というのか」。

岐伯がいう。「禁忌の日に、その日に刺鍼してはならない部位を避けることです」。

黄帝がいう。「刺鍼の禁忌には五奪というものがあると聞いている」。

岐伯がいう。「気血の衰弱している人に、瀉法を用いてはならないということです」。

黄帝がいう。「刺鍼の禁忌にはほかに五過といわれるものがあると聞いている」。

岐伯がいう。「五過とは、刺鍼の補瀉がその通常の限度を超えてはならないということです」。

黄帝がいう。「刺鍼は五逆の証を避けなければならないと聞いている」。

岐伯がいう。「病証と脈象とが相反することを五逆といいます」。

黄帝がいう。「刺法に九宜《ぎ》があると聞いている」。

岐伯がいう。「はっきりと九鍼の理論を理解し、適切に運用することを九宜といいます」。

黄帝曰、何謂五禁。願聞其不可刺之時。岐伯曰、甲乙日自乗、無刺頭。無発矇于耳内。丙丁日自乗、無振埃于肩喉廉泉。戊己日自乗四季、無刺腹、去爪写水。庚辛日自乗、無刺関節于股膝。壬癸日自乗、無刺足脛。是謂五禁。

黄帝曰、何謂五奪。岐伯曰、形肉已奪、是一奪也。大奪血之後、是二奪也。大汗出之後、是三奪也。大泄之後、是四奪也。新産及大血之後、是五奪也。此皆不可写。

黄帝曰、何謂五逆。岐伯曰、熱病脈静、汗已出脈盛躁、是一逆也。病泄、脈洪大、是二逆也。著痺不移、䐃肉破、身熱、脈偏絶、是三

黄帝曰く、何をか五禁と謂う。願わくは其の刺すべからざるの時を聞かん。岐伯曰く、甲乙《こうおつ》の日自乗①すれば、頭に刺すなかれ。耳内に発矇②《もう》するなかれ。丙丁《へいてい》の日自乗すれば、肩・喉・廉泉に振埃③《あい》するなかれ。戊己《ぼき》の日四季に自乗すれば、腹に刺し、去爪④《きょそう》もて水を写するなかれ。庚辛《こうしん》の日自乗すれば、関節を股膝に刺すなかれ。壬癸《じんき》の日自乗すれば、足脛に刺すなかれ。是れ五禁と謂う。

黄帝曰く、何をか五奪と謂う。岐伯曰く、形肉已《すで》に奪する、是れ一奪なり。大《はなは》だ血を奪するの後、是れ二奪なり。大だ汗出づるの後、是れ三奪なり。大だ泄するの後、是れ四奪なり。新たに産み及び大だ血するの後、是れ五奪なり。此れ皆写すべからず。

黄帝曰く、何をか五逆と謂う。岐伯曰く、熱病なるに脈静かに、汗已に出づるに脈盛躁なる、是れ一逆なり。泄を病むに、脈洪大なる、是れ二逆なり。著《ちゃく》痺移らず、

逆也。淫而奪形、身熱、色夭然白、及後下血衃、血衃篤重、是謂四逆也。寒熱奪形、脈堅搏、是謂五逆也。

䐃《きん》肉破れ、身熱するに、脈偏《ひとえ》に絶する、是れ三逆なり。淫⑤にして形を奪するに、身熱し、色夭然《ようぜん》として白く、及び後に血衃《はい》を下し、血衃の篤重なる、是れ四逆と謂うなり。寒熱して形を奪するに、脈堅く搏《う》つ、是れ五逆と謂うなり。

【注釈】

① 自乗——天干が日をつかさどること。甲乙丙丁などの十干は、それぞれ十日を代表する符号であり、同時に人の身体の各部位と対応している。馬蒔《じ》の説「天干と人身との対応は、頭は甲乙であり、肩喉は丙丁である。戊己は手足であり、四肢はまた十二支の辰戌丑未に代表される四季とも応ずる。庚辛は股膝に応じ、壬癸は足脛に応ずる。それゆえ、天干が自乗する日に、その対応する身体部位に刺してはならない」。したがって、人身はどの一日にもその日の当直する天干に出会うので、「自乗」というのである。

② 発矇——耳目や頭面の疾患を治療する刺法の名称。耳聾や目昏にたいして、午の時〔正午〕に聴宮穴に刺鍼する治療法を「発矇」という。詳しくは『霊枢』刺節真邪篇第七十五にみえる。

③ 振埃——陽気が胸中に逆上して起きる喘咳・胸満・肩息・上気などの病を治療するための刺法の名称。『霊枢』刺節真邪篇第七十五を参照せよ。

④ 去爪——関節・脈絡・四肢の病及び陰嚢水腫を治療するための刺法。関節の肢絡に刺鍼し、また鈹鍼を用いて水を出させるので「去爪」という。『霊枢』刺節真邪篇第七十五を参照せよ。

⑤ 淫——ここでは広く陰津液を消耗し損傷する現象及びその病変を指す。周学海の説「淫とは、腸澼《へき》・沃沫《よくまつ》・遺精・淋濁・盗汗の類をいう」。

【現代語訳】

黄帝がいう。「なにを五禁というのか。私はどの日にどの部位に刺鍼してはならないのかを知りたい」。

岐伯がいう。「天干と人身の対応についてもうしあげます。甲乙《こうおつ》は頭と対応しておりますので、甲乙の日に頭部を刺してはなりません。また、発矇の鍼法を用いて耳内を刺してもなりません。丙丁《へいてい》は肩喉と対応しておりますので、丙丁の日に振埃《しんあい》の刺法を用いて肩や喉及び廉泉穴を刺してはなりません。戊己《ぼき》は手足四肢と対応しておりますので、戊己の日に腹部を刺すことと去爪《きょそう》の刺法を用いて水を瀉することはなりません。庚辛《こうしん》は股膝に対応しておりますので、庚辛の日に股膝の穴位に刺してはなりません。壬癸《じんき》は足脛に対応しておりますので、壬癸の日に足脛の穴位に刺してはなりません。これがいわゆる五禁であります」。

黄帝がいう。「なにを五奪というのか」。

岐伯がいう。「五奪とは、五種類の大虚の病証であります。形体と肌肉とが痩せ衰えるのが一つめの奪。大量の出血の後が二つめの奪。大量の発汗の後が三つめの奪。大量の排泄の後が四つめの奪。出産後の流血が多く、加えて大量の出血をした後が五つめの奪であります。五奪の病証は皆元気が甚だ虚している状態でありますから、瀉法を用いてはなりません」。

黄帝がいう。「なにを五逆というのか」。

岐伯がいう。「熱性病の脈象は洪大であるべきなのに、反対に沈静の脈象が現れている場合、発汗の後の脈象は安静であるべきなのに、反対に躁動の脈象が現れている場合、これが逆証の一であります。下痢の症状のときの脈象は沈静であるべきなのに、反対に洪大の脈象が現れている場合、これが逆証の二であります。肢体の感覚麻痺がひどくてとれず、肘や膝などのもりあがった部位の肌肉に潰瘍ができて破れ、発熱もあるのに、片方もしくは両方の手の脈拍が触れにくくなっている場合、これが逆証の三であります。陰血が損傷される慢性病のために、形体が痩せ衰えているにもかかわらず、もし発熱したり、皮膚が青白くて枯れてつやがなく、あるいは大便時に紫色の血塊を下し、さらにその病状が重くなる場合、これが逆証の四であります。久しく寒熱を病んで、形体が痩せ衰えているのに、脈が堅く指をうつ場合、これが逆証の五であります」。

【解説】

篇中に言及されている「刺有九宜」について、具体的な内容が示されていないので、脱簡があるものと思われる。

【本篇の要点】

一、五禁の内容を説明し、禁忌の日にその相応部位に刺鍼してはならないことを指摘する。
二、元気が甚だ虚している五種類の証のときには、絶対に瀉法を用いてはならないことを説明する。
三、脈象と病証とが相反する病候が現れているときには、慎重に対処し、妄りに刺鍼してはならないことを指摘する。

（白杉悦雄　訳）

動輸篇　第六十二

【解題】

本篇は、十二経脈の中、手の太陰・足の陽明・足の少陰の三経だけが脈動して休止しないという生理現象、及びそのことと全身の気血の輸送流注との関係を説明する。また、営衛の運行する絡脈が途絶すれば代償機能をもつ経路が通ずるという生理についても説明している。それゆえ、篇名を「動輸」とするのである。

黄帝曰、経脈十二、而手太陰足少陰陽明独動不休、何也。岐伯曰、是明胃脈也。胃為五蔵六府之海。其清気上注于肺、肺気従太陰而行之。其行也、以息往来。故人一呼脈再動、一吸脈亦再動。呼吸不已、

黄帝曰く、経脈十二、而して手太陰・足少陰・陽明独り動じて休まざるは、なんぞや。岐伯曰く、是れ明らかに（二）胃脈なり。胃を五蔵六府の海と為す。其の清気は上りて肺に注ぎ、肺気は太陰よりしてこれを行《めぐ》る。其の行るや、息①を以て往来す。故に人一呼するに脈再動し、一吸するに脈亦た再動す。呼吸已《や》まず、故に動じて止まず。

故動而不止。黄帝曰、気之過于寸口也、上十焉息、下八焉伏。何道従還。不知其極。岐伯曰、気之離蔵也、卒然如弓弩之発、如水之下岸、上于魚以反衰。其余気衰散以逆上、故其行微。

黄帝曰く、気の寸口を過《よ》ぎるや、上②るに十にして焉《いづ》くに息《ゆ》き、下るに八にして焉くに伏する。何《いづ》れの道に従い還《かえ》る。其の極みを知らず。岐伯曰く、気の蔵を離るるや、卒然として弓弩《ど》の発するが如く、水の岸を下るが如けれども、魚③に上りて以て反つて衰う。其の余気衰え散じて以て逆上す、故に其の行くもの微《かす》かなり。

【注釈】

① 息を以て往来す——「息」とは、呼吸のこと。およそ一呼一吸を一息という。「息を以て往来す」とは、呼吸と脈気の往来運行との間には、密接な関係があることをいう。

② 上るに十にして焉くに息き、下るに八にして焉くに伏する——この二句にたいする歴代の注釈家の解釈にはかなり差がある。たとえば馬蒔の説「脈気が寸口を通過するとき、呼吸に従って上行するものは、十分に擬えることができ、下行して蔵内に伏するものは、八分に擬えることができる。ただ脈気がどの経路を通って来たのか、また還るのかはわからない。……また、脈気は肺経からはじめて一昼夜に全身を五十周する。ただ、魚際に上るとき、十分の勢いがどうして呼吸に在り、魚際を下った後、八分の勢いでどうして蔵に伏するのであろうか。したがって、魚際に上るとすぐに脈動がなくなるのは、気が却って衰えるかのようである」。張介賓の説「寸口は手の太陰脈である。上下とは進退の趨勢をいい、十と八とは盛衰の様を喩えていう。焉は、何に同じ。息は、生長するという意味である。上十焉息とは、脈気が進むとき、その気は盛んであるが、どこから来て生じたのか、という意味である。下八焉伏とは、脈気が後退するとき、その気は衰えているが、どこへ去って伏するのか、という意味である。気が往って還る道について、その根本を究めることはまことに至難のことである」。多数

説は張介賓の注を妥当とする。

③ 魚に上りて以て反つて衰う——「魚」は、魚際のこと。「魚に上りて以て反つて衰う」とは、脈気が寸口から魚際に上った後、盛んな状態から衰弱した状態に転ずる現象が出現することをいう。

【現代語訳】

黄帝がいう。「十二経脈の中、手の太陰肺経、足の陽明胃経、足の少陰腎経の三経脈だけが拍動して休止しないのはどうしてか」。

岐伯がいう。「それは胃の気と脈の拍動との関係です。胃は五蔵六府の栄養の源であり、胃中の水穀の精微が変化して生じた清気は、上行して肺に注ぎ、肺気は手の太陰肺経から十二経脈を循行してゆきます。肺気の運行は、人の呼吸にしたがって往来しますので、人が一呼する間に脈は二度拍動し、一吸する間に脈はまた二度拍動します。呼吸は停止しませんから、脈の拍動も停止しないのです」。

黄帝がいう。「脈気が寸口を通過するとき、脈が来るときの気は比較的盛んで、脈が去るときの気は比較的衰えているが、その盛衰の原理がどのようなものであるかを知らない」。

岐伯がいう。「脈気が内部の蔵から外部の経脈へ流注するときは、弓の矢が突然弦を離れるときのように迅速であり、水が堤防を突き破るときのように勢いが猛烈であります。ですから、始めのうちは脈気は強く盛んですが、魚際に上った後は、盛から衰へという現象を現すのです。ただ、その衰散した力でなおも逆行し上ってゆきますので、運行する脈気は微弱であります」。

【訳注】

（一）「是明」二字、『甲乙経』及び『太素』は「足陽明」に作り、『類経』はそのまま「是明」に作る。「足陽明」のほうが読みやすいが、原書に従い訓読しておく。

黄帝曰、足之陽明何因而動。岐伯曰、胃気上注于肺、其悍気上衝頭者、循咽、上走空竅、循眼系、入絡脳、出顑、下客主人、循牙車、合陽明、并下人迎。此胃気別走于陽明者也。故陰陽上下、其動也若一。故陽病而陽脈小者為逆、陰病而陰脈大者為逆。故陰陽倶静倶動。若引縄相傾者病。

黄帝曰く、足の陽明は何に因りて動ずる。岐伯曰く、胃気上りて肺に注ぎ、其の悍《かん》気の上りて頭を衝《つ》く者は、咽を循り、上りて空竅《きょう》に走り、眼系を循り、入りて脳に絡《まと》い、①顑《かん》に出で、客主人に下り、②牙車を循り、陽明に合し、并《なら》びて人迎に下る。③此れ胃気の別れて陽明に走る者なり。故に④陰陽上下、其の動ずるや一の若《ごと》し。故に陽病みて陽脈の小なる者を逆と為し、陰病みて陰脈の大なる者を逆と為す。故に陰陽は倶に静かに倶に動ず。縄を引きて相《あい》傾くが若き者は病めり。

【注釈】

① 顑——頬の俗に「腮《えら》」と呼ばれる部位。

② 牙車——別名を「牙床」という。ここでは頬車穴を指す。

③ 胃気の別れて陽明に走る——この句は、人迎脈の拍動は、胃の気が上行して肺に注ぎ、その悍気は頭に上り、咽を循り、内部に入って脳を絡い、客主人に下り、陽明脈に合流し、並んで人迎に下るためであることをいう。

胃の気が肺に注ぐ循行経路が十二経脈の循行経路と少し異なっているので、それで「胃の気の別れて陽明に走るもの」といっているのである。

④陰陽上下、其の動ずるや一の若し──「陰」とは寸口のことで、手の太陰肺経を指す。「陽」とは人迎のことで、足の陽明胃経を指す。「上」とは人迎のこと、人迎は頸に在るので上である。「下」とは寸口のこと、寸口は手に在るので下である。人迎と寸口の両者の拍動は、相応じ、一致するものである。それゆえ、「陰陽上下、其の動ずるや一の若し」という。

【現代語訳】

黄帝がいう。「足の陽明胃経の脈を拍動させる原因はなにか」。

岐伯がいう。「それは、胃の気が上って肺に注ぎ、その慓悍なる気のさらに上って頭に達するものは、咽喉を循り、さらに上って空竅に走行し、眼系を循り、内部に入って脳を絡い、脳から頬の顑《かん》部に出て、下に向って足の少陽胆経の客主人穴（上関穴）と会合し、頬車に沿って、足の陽明の本経に合流し、並んで喉仏の両側の人迎穴に下行するためです。これは、胃の気が別走してまた陽明本経に合流する過程であります。手の太陰経の寸口脈と足の陽明経の人迎脈の経気は相互に貫通していますので、その拍動が一致するのです。陽病のときには陽脈は大であるべきですが、陽病であって陽脈が反対に小である場合は逆であります。陰病のときには陰脈は小であるべきですが、陰病であって陰脈が反対に大である場合も逆であります。したがって、正常な状態では、寸口と人迎の脈は協調していなければなりません。静であればともに静、動であればともに動、縄を引きあうように等しくなければなりません。もし、上下の脈が縄を引いて一方に傾くようであれば、病んでいるのです」。

黄帝曰、足少陰何因而動。岐伯曰、衝脈者、十二経之海也。与少陰之大絡起于腎下、出于気街、循陰股内廉、邪入膕中、循脛骨内廉、並少陰之経、下入内踝之後、入足下。其別者、邪入踝、出属跗上、入大指之間、注諸絡、以温足脛。此脈之常動者也。

黄帝曰く、足の少陰は何に因りて動ずる。岐伯曰く、衝脈なる者は、十二経の海なり。少陰の大絡と与《とも》に腎下に起こり、気街に出で、陰股の内廉を循り、①邪《なな》めに膕《かく》中に入り、脛骨の内廉を循り、少陰の経に並び、下りて内踝の後に入り、足下に入る。其の別るる者は、邪①めに踝に入り、出でて跗《ふ》上に属し、大②指の間に入り、諸絡に注ぎ、以て足脛を温む。此れ脈の常に動ずる者なり。

【注釈】

① 邪——斜の字と同意。

② 大指——汪昂《おうこう》の説「大指は小趾とするべきである。『霊枢』経脈篇第十に、足の少陰腎経の脈は、小指の下に起こる、とある」。

【現代語訳】

黄帝がいう。「足の少陰腎経の脈を拍動させる原因はなにか」。

岐伯がいう。「衝脈は十二経の海であります。衝脈と足の少陰経の絡脈はともに腎下より起こり、足の陽明胃経の気街に出て、大腿内側に沿って、下に向かって斜行して膕《かく》中に入り、再び脛骨の内側に沿って、足の少陰経と合流して、下行して足の内踝の後面に入り、足下に入ります。その支脈は斜めに内踝に入り、出て足背の上に入り、大指（小指）の間に進入し、再び諸もろの絡脈の中に進入して、脛部と足部とを温め栄養します。これが、足の少陰経脈が常に拍動して休まない理由であります」。

黄帝曰、営衛之行也、上下相貫、如環之無端。今有其卒然遇邪気、及逢大寒、手足懈惰。其脈陰陽之道、相輸之会、行相失也、気何由還。岐伯曰、夫四末陰陽之会者、此気之大絡也。四街者、気之径路也。故絡絶則径通、四末解則気従合、相輸如環。黄帝曰、善。此所謂如環無端、莫知其紀、終而復始、此之謂也。

黄帝曰く、営衛の行くや、上下相貫き、環《たまき》の端なきが如し。今其の卒然と邪気に遇い、及び大寒に逢《そうゆ》うことあれば、手足懈惰《かいだ》せん。其れ脈は陰陽の道、相輸の会なれば、行くこと相失するや、気は何に由りて還《めぐ》る。岐伯曰く、夫れ四末の陰陽の会なる者は、此れ気の大絡なり。四街①なる者は、気の径路なり。故に絡絶ゆれば則ち径通じ、四末解くれば則ち気従い合し、相輸《おく》ること環の如し。黄帝曰く、善し。此れいわゆる環の端なきが如く、其の紀を知るなく、終わりて復た始まるとは、此れをこれ謂うなり。

【注釈】

① 四街——頭、胸、腹、脛の四部位にある気街を指す。

【現代語訳】

黄帝がいう。「営気と衛気の運行は、上下が互いに貫通していて、円環のように起点のないものである。今突然に邪気の侵襲に遇い、もしくは厳寒に遭遇して、外邪が四肢に留滞すれば、手足はだらけて力がなくなる。営衛の気は経脈の内外を運行し、陰陽には法則がある。もし邪気が侵襲すれば、営衛の運行する経路及び会合するところは、皆外邪の影響を受けて渋滞し不通となり、運行も異常をきたすことになる。このような情況下では、営衛の気はどのようにして循環するのか」。

岐伯がいう。「四肢の末端は陰陽が会合する場所であり、また営衛の気が通行する大道でもあります。四つの気街は営衛の気が運行するときに必ず通過する経路であります。ですから、邪気が小絡脈を閉塞すれば、四つの気街のような経路が通じて、営衛の気の通常の運行を代償します。四肢末端の邪気が排除され、絡脈がまた通じるようになれば、気はまたここを通って輸送され会合され、円環のように、周回してはまたはじまり、休むことなく運行するようになります」。

黄帝がいう。「よろしい。経気の運行には、あちらが途絶えればこちらが通じるという代償作用があって、いわゆる円環に端がなく、そのはじまりもわからず、終わればまたはじまる、ということが可能であるのは、この道理のためであったのか」。

【本篇の要点】

一、手の太陰、足の陽明、足の少陰の三経脈だけが拍動して休止しないことの生理的機能を説明し、とくに胃が五蔵六府の海であり、経脈の拍動の基本物質の根源であることを指摘している。

二、四肢の末端は陰陽の経脈が会合し連絡する場所であること、四街が営衛の気が循行するときに必ず経過することろであることを指摘し、また四街には「絡絶ゆれば則ち径通ず」という代償機能があることを指摘している。

（白杉悦雄　訳）

五味論篇　第六十三

【解題】

本篇は、五味と人体の経絡蔵府との関係、及び五味を過度に偏食することによって出現する病理変化と、偏食が引き起こす各種の疾病を主に論述している。それゆえ、篇名を「五味論」とする。

黄帝問于少兪曰、五味入于口也、各有所走、各有所病。酸走筋、多食之、令人癃。鹹走血、多食之、令人渴。辛走気、多食之、令人洞心。苦走骨、多食之、令人変嘔。甘走肉、多食之、令人悗心。余知其然也、不知其何由。願聞其故。

黄帝　少兪に問いて曰く、五味の口に入るや、各おの走る所あり、各おの病ましむる所あり。酸は筋に走り、多くこれを食らえば、人をして癃《りゅう》せしむ。鹹《かん》は血に走り、多くこれを食らえば、人をして渇《かわ》かしむ。辛は気に走り、多くこれを食らえば、人をして洞心せしむ。苦は骨に走り、多くこれを食らえば、人をして変嘔せしむ。甘は肉に走り、多くこれを食らえば、人をして悗心《ばんしん》せしむ。

余其の然るを知るも、其の何に由るかを知らず。願わくは其の故を聞かん。

【現代語訳】

黄帝が少兪に問う。「飲食の五味が消化器官に入ると、一味ごとに蔵府に対して有益で親和的な側面と、不利益であって疾病を引き起こす側面をもっている。酸味は筋にゆき、酸味を多食すると小便不通を引き起こす。鹹味《しおからみ》は血にゆき、鹹味を多食すると口渇を引き起こす。辛味は気にゆき、辛味を多食すると心内の空虚感を引き起こす。苦味は骨にゆき、苦味を多食すると人に嘔吐させる。甘味は肉にゆき、甘味を多食すると人に煩悶させる。私はこうした事柄を知ってはいるが、どういうわけでそうなるか、その道理を知らない。どうか教えてもらいたい」。

少兪答曰、酸入于胃、其気渋以収、上之両焦、弗能出入也。不出即留于胃中、胃中和温、則下注膀胱、膀胱之胞薄以懦、得酸則縮綣、約而不通、水道不行。故癃。陰者、積筋之所終也。故酸入而走筋矣。

少兪答えて曰く、酸 胃に入り、其の気渋くして以て収むれば、①上りて両焦に之《ゆ》くも、出入りすること能わざるなり。出でざれば即ち胃中に留まり、胃中和温なれば、則ち下りて膀胱に注ぎ、膀胱の②胞薄くして以て懦《やわ》らかければ、酸を得れば則ち縮みて綣《ま》き、約して通ぜず、水道行かず。故に癃《りゅう》す。③陰なる者は、積筋の終わる所なり。故に酸入りて筋に走る。

黄帝曰、鹹走血、多食之、令人

渇、何也。少兪曰、鹹入于胃、其気上走中焦、注于脈、則血気走之、血与鹹相得則凝、凝則胃中汁注之、注之則胃中竭、竭則咽路焦。故舌本乾而善渇。血脈者、中焦之道也。故鹹入而走血矣。

黄帝曰く、鹹《かん》は血に走り、多くこれを食らえば、人をして渇《かわ》かしむるは、なんぞや。少兪曰く、鹹　胃に入れば、其の気上りて中焦に走り、脈に注げば、則ち血気これに走り、血と鹹と相得れば則ち凝《こ》り、凝れば則ち胃中の汁これに注ぎ、これに注げば則ち胃中竭《つ》き、竭くれば則ち④咽路焦《こ》ぐ。故に舌本乾きて善く渇《かわ》く。血脈なる者は、中焦の道なり。故に鹹入りて血に走る。

【注釈】

① 上りて両焦に之く――「之」は、行くという意味。「両焦」は、上焦と中焦である。

② 胞――皮の意味。楊上善が皮と解釈しているのは、きわめて正しい。

③ 陰なる者は積筋の終わる所なり――「陰」は、前陰を指す。「積筋」とは、諸筋あるいは宗筋すなわち陰茎のこと。人の前陰は、人身の諸々の筋が集合する末端の部位である。楊上善の説「人の陰器は、一身の諸筋が最後に集まるところである」。張介賓の説「陰は、陰器のこと。積筋は、陰茎内の筋が集まるところである」。

④ 咽路――すなわち咽道のこと。楊上善の説「咽は食を下し、また涎を通すので、路という」。

【現代語訳】

少兪が答える。「酸味が胃に入ると、その気味は酸っぱく渋く、収斂作用をもち、上焦と中焦の二焦へゆくことができますが、すぐには出入りすることができませんので、胃中に留まります。もし胃中が温和であれば、長く留まることができず、下って膀胱へ注ぎます。膀胱の皮は薄くて軟らかいので、酸味に遇うと収縮し、膀胱の出口の部分もそのために締めつけられ、水液の通行に影響を及ぼし、小便が通じなくなります。前陰は陰茎内の筋が集まるところであり、筋を主るのは肝であります。ですから、酸味を食べ過ぎると、肝経の筋へゆくのです」。

黄帝がいう。「鹹味《しおからみ》はよく血分へゆき、鹹味を食べ過ぎると、人に口渇させるが、これはどういう道理なのか」。

少兪がいう。「鹹味が胃に入ると、その気味は上って中焦へゆき、血脈に注ぎ、血と結合します。血と鹹とが結合しますと、血が濃く稠密になり、血が濃く稠密になると、胃中の津液が絶えず注いで補充し調和しなければならなくなり、その結果、胃中の津液が不足し、咽部の津液も足りなくなり、咽道と舌根部に乾きを覚えるようになります。それで口渇が現れるのです。血脈は、中焦の精微を全身に輸送する経路であり、血もまた中焦から出るものであります。鹹味は中焦へ上行しますので、それで鹹が胃に入ると、血分へゆくのです」。

黄帝曰、辛走気、多食之、令人洞心、何也。少兪曰、辛入于胃、其気走于上焦。上焦者、受気而営諸陽者也。薑韭之気薫之、営衛之気不時受之、久留心下。故洞心。辛与気倶行。故辛入而与汗倶出。

黄帝曰、苦走骨、多食之、令人変嘔、何也。少兪曰、苦入于胃、

黄帝曰く、辛 気に走り、多くこれを食らえば、人をして洞心せしむるは、なんぞや。少兪曰く、辛 胃に入れば、其の気上焦に走る。上焦なる者は、気を受けて諸陽を営する者なり。薑《きょう》・韭《きゅう》の気これを薫ずれば、営衛の気時ならずしてこれを受け、久しく心下に留まる。故に洞心す。辛は気と倶に行く。故に辛入りて汗と倶に出づ。

黄帝曰く、苦 骨に走り、多くこれを食らえば、人を

五穀之気、皆不能勝苦。苦入下脘、三焦之道皆閉而不通。故変嘔。歯者、骨之所終也。故苦入而走骨。故入而復出、知其走骨也。

黄帝曰、甘走肉、多食之、令人悗心、何也。少兪曰、甘入于胃、其気弱小、不能上至于上焦、而与穀留于胃中者、令人柔潤者也。胃柔則緩、緩則虫動、虫動則令人悗心。其気外通於肉。故甘走肉。

して変嘔せしむるは、なんぞや。少兪曰く、苦　胃に入れば、五穀の気、皆苦に勝つこと能わず。苦　下脘《げかん》に入れば、三焦の道皆閉ぢて通ぜず。故に変嘔す。歯なる者は、骨の終わる所なり。故に苦入りて骨に走る。故に入りて復《ま》た出づれば、其の骨に走るを知るなり。

黄帝曰く、甘　肉に走り、多くこれを食らえば、人をして悗《ばん》心せしむるは、なんぞや。少兪曰く、甘　胃に入り、其の気弱小なれば、上りて上焦に至ること能わず、而して穀と胃中に留まる者は、人をして柔潤ならしむる者なり。胃柔らかければ則ち緩み、緩めば則ち虫動き、虫動けば則ち人をして悗心せしむ。其の気は外に肉に通ず。故に甘は肉に走る。

【現代語訳】

黄帝がいう。「辛味は気分にゆき、辛味の食べ過ぎは、心の中が空虚な感じにさせるが、これはどうしてだろうか」。

少兪がいう。「辛味が胃に入ると、その気味は上焦にゆきます。上焦の機能は中焦の気を受けて、それを腠理《そうり》に運行し、外部を防衛する作用を発揮させるものであります。たとえば、しょうが・にらの辛味は常に上焦を薫蒸し、営衛の気はしばしばその影響を受け、その気が長く胃中に留まるので、人に心内が空虚な感覚を起こさせるのです。辛味は拡散しやすいので、よく衛気とともに運行します。それで、辛味が胃に入ると腠理を開いて汗と一緒に出るのです」。

黄帝がいう。「苦味は骨にゆき、食べ過ぎると、人に嘔吐させるが、これはどうしてだろうか」。

少兪がいう。「苦味が胃に入ると、五穀の気はみな苦味に勝つことができず、苦味が下脘に進入すると、三焦の気の通路が阻害されて通じなくなり、三焦が通じなくなると、胃に入った水穀がうまく消化・吸収・輸送できず、胃の陽が苦味の影響を受けてその機能に異常をきたし、胃の気が逆上して変化して嘔吐するのです。歯は骨に属していますので、骨の終わるところと呼びます。苦味は胃に入ると、骨にゆき、さらに歯にゆきます。それで、すでに胃に入った苦味がもう一度吐き出されるので、その苦味が骨にいったことがわかるのです」。

黄帝がいう。「甘味は肌肉にゆき、食べ過ぎると、人の心中を煩悶させるが、これはどうしてだろうか」。

少兪がいう。「甘味が胃に入ると、甘味の気は柔弱ですので、上って上焦へ到達することができず、飲食物とともに胃中に留まります。それで胃の気もまた柔潤なのです。胃が柔弱ですと、胃の機能が減弱し、胃の機能が減弱しますと、腸中の寄生虫が機に乗じて活動し、虫が活動しますと、人を悶えさせ心を乱します。この他に、甘味は脾に入り、脾は肌肉を主りますので、甘味は身体外部の肌肉へゆくのです」。

【解説】

本篇は、五味を食べ過ぎてはならないこと、食べ過ぎるとつねに病変を引き起こすことを詳細に論じている。論ずる病候や病理のうち、あるものは必ずしも実際と符合してはいない。たとえば、「苦味は骨にゆき、食べ過ぎると、嘔吐させる」、「甘味は肉にゆき、食べ過ぎると、悶心させる」などの病理は、牽強付会であろう。しかし、その全体的な観点である「五味が口に入ると、それぞれ特定のところへゆき、それぞれ特定の病変を引き起こす」という考え方は、非常に正確なものであり、飲食の五味が人体に及ぼす作用の両面性、すなわち有益な側面と、五味の偏食による不利益な側面を指摘している。したがって、臨床のさいに、細心の注意をもって診察し、正確な処方を下すほかに、飲食の五味の禁忌と節制も考え併せて、治療効果を高める必要があることを、本篇はわれわれに教えている。

（白杉悦雄　訳）

【本篇の要点】

一、まず、五味の偏食が五蔵や組織に影響して生ずる病変を提出する。

二、つぎに、五味の偏食が引き起こす病理を説明する。

陰陽二十五人篇　第六十四

【解題】

本篇は、人の先天的な体質の違いに基づいて、陰陽五行説及び五色、五音などによって、二十五種類の人の特性をそれぞれ論述し、それらの人々の肌の色、体形、性格及び時令に対する適応力の差異を指摘する。また、手足の三陽経脈が人体各部を循行するときの気血の盛衰及び蔵府内の変化に基づいて、形や色に現れる特徴を説明する。併せて、二十五種類の人の異なる類型の特徴に基づいて、異なる治療原則を提起する。それゆえ、篇名を「陰陽二十五人」とするのである。

黄帝曰、余聞陰陽之人。何如。伯高曰、天地之間、六合之内、不離于五、人亦応之。故五五二十五人之政、而陰陽之人不与焉。其態

黄帝曰く、余陰陽の人ありと聞く。いかん。伯高曰く、天地の間、六合①の内、五を離れず、人も亦たこれに応ず。故に五五二十五人の政あり、而して陰陽の人は焉《これ》に与《あずか》らず。其の態又た衆に合わざる者五あり、余已《すで》にこれを

又不合于衆者五、余已知之矣。願聞二十五人之形、血気之所生、別而以候、従外知内。何如。岐伯曰、悉乎哉問也。此先師之秘也、雖伯高猶不能明之也。黄帝避席遵循而却曰、余聞之、得其人弗教、是謂重失、得而洩之、天将厭之。余願得而明之、金櫃蔵之、不敢揚之。岐伯曰、先立五形金木水火土、別其五色、異其五形之人、而二十五人具矣。黄帝曰、願卒聞之。岐伯曰、慎之慎之。臣請言之。

知れり。願わくは二十五人の形、血気の生ずる所、別ちて以て候《うかが》い、外より内を知ることを聞かん。いかん。岐伯曰く、悉《つ》くせるかな問いや。此れ先師の秘なれば、伯高と雖も猶《な》おこれを明らかにすること能わざるなり。黄帝席を避け②遵循《じゅんじゅん》して却《しりぞ》きて曰く、余これを聞けり、其の人を得て教えざるは、是れ重失③と謂い、得てこれを洩せば、天将《まさ》にこれを厭《いと》わんとす、と。余願わくは得てこれを明らかにし、金櫃《き》もてこれを蔵《おさ》め、敢えてこれを揚げざらん。岐伯曰く、先ず五形金木水火土を立て、其の五色を別け、其の五形の人を異にすれば、而《すなわ》ち二十五人具わらん。黄帝曰く、願わくは卒《ことごと》くこれを聞かん。岐伯曰く、これを慎め、これを慎め。臣これを言わんことを請う。

【注釈】

① 六合の内――「六合」とは、四方と上下をいう。「六合の内」とは、宇宙空間の意味。

② 遵循して却く――「遵循」は、逡巡の意味。逡巡は、退く様子。「遵循して却く」とは、敢えて進まず、後退して、たいへん恭しくする様子をいう。

③　重失――重ねて損失するという意味。

【現代語訳】

黄帝がいう。「人には陰類と陽類の異なる類型があると聞いている。かれらはどのように違うのか」。

伯高がいう。「天と地の間、六合の内においては、一切の事物の理は、みな五行と無関係ではありえず、人もまた同じです。それゆえ二十五人の形は、陰陽の人を内部に含まず、二十五種類の人の類型と陰陽の人の五種類の形態は異なるものです。陰陽五態の人については、私はすでに知っております。願わくば、二十五類の人の形態、及びその血気の生成、区別して観察する方法、外部に現れた徴候から内部の状態を推測する方法を知りたいと思います」。

岐伯がいう。「すばらしい質問です。これは先師が秘して伝えなかったものですから、たとえ伯高のような優れた医家であっても、その道理をことごとく明らかにすることはできないでしょう」。

黄帝が座席から立ち数歩退き、はなはだ恭《うやうや》しくいう。「私はつぎのように聞いています。学術を伝授するに値する人を得て、しかもその人に教えないのは、二重の損失であり、そのような学術を得て、妄《みだ》りに洩せば、天もその人を見捨てるであろうと。私はこの学術を得て明らかにし、それを金匱《き》のうちに保存し、妄りに言いふらしたりしないようにしたいと思います」。

岐伯がいう。「最初に、金木水火土の五つの人の類型を明確に区別しなければなりません。つぎに、五色の相違に基づいて、さらに五種類の形態を区別します。かくして二十五種類の人の形態が明らかになります」。

黄帝がいう。「詳細な説明をお聞きしたい」。

岐伯がいう。「くれぐれも慎重に。では、私に説明することをお許しください」。

木形之人、比於上角、似於蒼帝。其為人蒼色、小頭、長面、大肩背、直身、小手足、好有才、労心、少力、多憂労於事。能春夏不能秋冬、感而病生、足厥陰佗佗然。大角之人、比於左足少陽、少陽之上遺遺然。左角（一曰少角）之人、比於右足少陽、少陽之下随随然。釱角（一曰右角）之人、比於右足少陽、少陽之上推推然。判角之人、比於左足少陽、少陽之下栝栝然。

木形の人、①上角に比し、②蒼帝に似る。其の人となりは蒼色、小さき頭、長き面、大いなる肩背、直き身、小さき手足、好く才あり、心を労《なや》まし、力少なく、事に憂い労《なや》むこと多し。春夏に能《た》え秋冬に能《た》えず、感じて病生じ、③足の厥陰佗佗《たた》然たり。大角の人、左足の少陽に比し、④少陽の上遺遺然たり。左角（一に少角と曰う）の人、右足の少陽に比し、⑤少陽の下随随然たり。⑥釱《だい》角（一に右角と曰う）の人、右足の少陽に比し、少陽の上⑦推推然たり。⑧判角の人、左足の少陽に比し、少陽の下⑨栝栝《てんてん》然たり。

【注釈】

① 上角に比す——「比」とは、たぐい・なかまに属するという意味。張介賓の説「比は、属である」。馬蒔の説「人を角に擬えているので、比というのである」。「角」は、五音〔角徴宮商羽〕の一つで、木に属する。ここでは木音である角をもって分類の別称とする。「上角に比す」とは、木形の人を上角に比べ擬えているのである。その他の木に属する四型の人は、それぞれ大角・左角・釱《だい》角・判角に比類される。五行の各行はいずれも音調と同じように、その変化は多端である。張介賓の説「最初に上角・厥陰をいうのは、木形の全体を総称しているのであり、後に大角・

左角・釱角・判角・少陽をいうのは、木形の構成要素を分析していうのである。上角において左右に分析し、左右をさらに上下に分析するのは、まさに陰陽の中にさらに陰陽のあることを明らかにするものである」。

② 蒼帝に似る――「蒼帝」は、神話中の天の五帝の一人である。『周礼』天官「大宰」の「五帝を祀る」の疏「五帝とは、東方の青帝、南方の赤帝、中央の黄帝、西方の白帝、北方の黒帝」。「蒼帝に似る」とは、木形の人の皮膚に青色が現れることをいう。

③ 足の厥陰佗佗然たり――「佗佗然」について、馬蒔等は、穏健で慎重の意味に解釈する。別の解釈は、穏やかでゆったりしたさまとする。たとえば、多紀元簡の説「『詩経』鄘《よう》風の君子偕老《くんしかいろう》篇に、委委佗佗という。朱子の注は、雍容自得の貌という」。穏やかでゆったりしたさまという意味である。元簡は別に『爾雅』釈訓に基づいて「佗佗は、美なり」という。麗しくゆったりしたさまという意味である。

④ 少陽の上遺遺然たり――張介賓の説「遺遺は、柔らかに退くさま」。馬蒔の説「やり残したことがあっても、急がずゆっくりとする様子」。張志聡の説「遺遺は、枝葉が垂れ下がるようにへりくだる態度」。

⑤ 少陽の下随随然たり――「随随然」は、従順なさま。『広雅』釈詁に「随は、順なり」。これは、木形の右下、左角の人の特徴を形容する。

⑥ 釱角の人――「釱角」は、少角の右に生じ、右足の少陽に比類される。大角は左上で、これは右上である。

⑦ 推推然たり――前進する様子。張志聡の説「推推は、枝葉のはしが上にのびるように、向上するさま」。

⑧ 判角の人――「判角」とは、大角の下のことで、左足の少陽に比類される。左角は右下で、これは左下である。

⑨ 栝栝然たり――「栝」は、正直なさま。張志聡の説「栝栝は、木の幹が真っ直ぐにそびえるように、正直な態度」。

【現代語訳】

「木形の人は、木音の中の上角に属し、東方の人に似ています。かれらの皮膚は青みを帯び、頭は小さく、顔は長く、肩と背は広く、身体は真っ直ぐで、手足は小さく、才知があり、心を労し、体力は強からず、よく心配します。時令への適応については、春夏には耐えられますが、秋冬には耐えられず、すぐに病邪に感じて病気になります。足の厥陰肝経に属し、その性格の特徴は、穏やかで麗《うるわ》しくゆったりしています。木気を稟《う》けても偏りがあり、左右上下の四つの類型があります。左の上方は、木音中の大角に属する類型の人で、左足の少陽経の上に比類され、その性格の特徴は謙虚で態度が穏やかです。右の下方は、木音中の左角に属する類型の人で、右足の少陽経の下に比類され、その性格の特徴は人付き合いがよく従順です。右の上方は、木音中の釱《だい》角に属する類型の人で、右足の少陽経の上に比類され、その性格の特徴は上達しようとする勇気があります。左の下方は、木音中の判角に属する類型の人で、左足の少陽経の下に比類され、その性格の特徴は正直でへつらいません」。

火形之人、比於上徴、似於赤帝。其為人赤色、広䏘、鋭面（一）、小頭、好肩背髀腹、小手足、行安地、疾心、行揺、肩背肉満、有気、軽財、少信、多慮、見事明、好顔、急心、不寿暴死。能春夏不能秋冬、秋冬感而病生、手少陰核核然。質徴之人（一曰質之人、一曰大徴）、比於左手太陽、太陽之上肌肌然。少徴之人、比於右手太陽、太陽之下

火形の人、①上徴《ち》に比し、赤帝に似る。其の人となりは赤色、②広き䏘《いん》、鋭き面、小さき頭、好き肩背髀腹、小さき手足、行くに地に安んじ、疾《と》き心、行くに揺らし、肩背の肉満ち、気あり、財を軽んじ、信少なく、慮多く、事を見るに明らかにして、好顔、心を急がせ、寿《いのちなが》からず暴《にわ》かに死す。春夏に能《た》え秋冬に能《た》えず、秋冬に感じて病生じ、手の少陰③核核然たり。質徴の人（一に質の人、一に大徴と曰う）、左手の太陽に比し、太陽の④上肌肌然たり。少徴の人、右手の太陽に比し、太陽の⑤下慆慆《とうとう》然たり。右徴の人、右手の太陽に比し、太陽の

慆慆然。右徴之人、比於右手太陽、太陽之上鮫鮫然（一曰熊熊然）。質判（一曰質徴）之人、比於左手太陽、太陽之下支支頤頤然。

上⑥鮫鮫《こうこう》然たり（一に熊熊然と曰う）。質判（一に質徴と曰う）の人、左手の太陽に比し、太陽の下⑦支支頤頤《いい》然たり。

【注釈】

① 上徴に比す――「徴《ち》」は、五音の一つで、火に属す。「上徴に比す」とは、上徴によって全ての徴音の分類すなわち上徴・質徴・少徴・右徴・質判を代表させ、火形の人が最も完全な気を稟《う》けていることに擬えている。

② 広き䏶――張介賓の説「䏶は、脊椎部の肉である」。「広䏶」とは、背部の脊椎部の肌肉が広いことをいう。

③ 核核然たり――『漢書』司馬相如伝賛に「其の文直く、其の事核《かた》し」。「核核」とは、真実の意味。

④ 肌肌然たり――張介賓の説「肌肌は、あさはかなさま」。「肌肌然」とは、人の見識が浅薄なことをいう。

⑤ 慆慆然たり――「慆」は、疑い多きさま。張介賓の説「慆慆は、久しいさま、また疑い深いこと」。

⑥ 鮫鮫然たり――「鮫《こう》」は、躍り上がる、喜び勇む意味。馬蒔の説「鮫鮫とは、踊躍《ようやく》の意味である」。

⑦ 支支頤頤然たり――こころが和らいで満足し、憂いや煩いがないさまをいう。張介賓の説「支支は、〔愁憂から〕離れるさま。頤頤《いい》は、自得のさま」。

【現代語訳】

「火形の人は、火音中の上徴《ち》に属し、南方の人に似ています。かれらの皮膚は赤みを帯び、背脊は広く、面は痩せ、頭は小さく、肩背髀腹の各部の発育がよく、手足は小さく、歩行はゆったりとしており、思考は敏捷で、歩くときには肩を揺らし、背部の肉づきがよく、人となりは気概があり、財を軽んじ、信心は薄く、憂慮は多く、物事を観察し分析することに長け、外見は愛らしく、性情は忙《せわ》しなく、長寿を全うすることができず、たいていは急死します。この類型の人は、春夏の温暖な気候には耐えられますが、秋冬の寒涼な気候には耐えられません。秋冬には外邪に感受してすぐに病気になります。手の少陰心経に属し、性格の特徴は誠実な人柄です。火気を稟《う》けても偏りがあり、上下左右の四つの類型があります。左の上方は、火音中の質徴に属する類型の人で、左手の太陽経の上に比類され、その性格の特徴は見識が浅薄です。右の下方は、火音中の少徴に属する類型の人で、右手の太陽経の下に比類され、その性格の特徴は疑い深いことです。右の上方は、火音中の右徴に属する類型の人で、右手の太陽経の上に比類され、その性格の特徴は向上しようとする気概をもっていることです。左の下方は、火音中の質判に属する類型の人で、左手の太陽経の下に比類され、その性格の特徴は、こころ楽しく満足し、憂いや煩いのないことです」。

【訳注】

（一）鋭　趙府居敬堂本は「脱」に作るが、他本はみな「鋭」に作る。原書も「鋭」とする。

土形之人、比於上宮、似於上古黄帝。其為人黄色、円面、大頭、美肩背、大腹、美股脛、小手足、多肉、上下相称、行安地、挙足浮、安心、好利人、不喜権勢、善附人

土形の人、上宮に比し、上古の黄帝に似る。其の人となりは黄色、円《まる》き面、大いなる頭、美しき肩背、大いなる腹、美しき股脛、小さき手足、肉多く、上下相称、行くに地に安んじ、足を挙ぐれば浮き、安らかなる心、好く人に利し、権勢を喜ばず、善く人に附するなり。秋

也。能秋冬不能春夏、春夏感而病生、足太陰敦敦然。大宮之人、比於左足陽明、陽明之上婉婉然。加宮之人（一曰衆之人）、比於左足陽明、陽明之下坎坎然。少宮之人、比於右足陽明、陽明之上枢枢然。左宮之人（一曰衆之人）、比於右足陽明、陽明之下（一曰陽明之上）兀兀然。

冬に能《た》え春夏に能《た》えず、春夏に感じて病生じ、足の太陰①敦敦《とんとん》然たり。大宮の人、左足の陽明に比し、陽明の上②婉婉《えんえん》然たり。加宮の人（一に衆の人と曰う）、左足の陽明に比し、陽明の下③坎坎《かんかん》然たり。少宮の人、右足の陽明に比し、陽明の上④枢枢然たり。左宮の人（一に衆の人と曰う）、右足の陽明に比し、陽明の下（一に陽明の上と曰う）⑤兀兀《ごつごつ》然たり。

【注釈】

① 敦敦然たり――誠実なさま。『詩経』大雅「常武」の鄭玄《じょうげん》の注「敦《とん》は屯《とん》字に作るべきである」。「屯屯」は「肫肫」「純純」と意味が同じである。『礼記』中庸に「肫肫たる其の仁」。鄭玄の注「肫肫は、あるいは純純とするべきであろう。懇誠なさまである」。

② 婉婉然たり――素直でおとなしいさま。『文選』謝宣遠「張子房詩」に「婉婉たる幕中の画」。李善の注「婉婉は、和順なるさま」。

③ 坎坎然たり――喜ぶさま。『爾雅』釈訓に「坎坎《かんかん》は、喜なり」。「坎坎然」は、また立ち居振舞に威厳があり、落ち着いていていることをいう。

④ 枢枢然たり――張介賓の説「枢枢は、言動や処置が円滑であること」。

⑤　兀兀然たり——「兀兀《こつこつ》」は、こころを使うさま。事を行うに一心に勉めて、困難を恐れない精神を形容する。韓愈の「進学解」の文「恒に兀兀として以て年を窮む」。

【現代語訳】

「土形の人は、土音中の上宮に属し、中央の人に似ています。彼らの皮膚は黄色を帯び、まる顔で、頭は大きく、肩背は豊かで健康美があり、腹は大きく、下肢は大腿から足脛にいたるまで壮健で、手足は小さく、肌肉は豊満で、全身の上下それぞれ均斉がとれており、歩行はゆったりとしており、もの静かで、よく人を助け、権勢を追い求めず、人と友好的であります。この類型の人の時令に対する適応は、秋冬の寒冷には耐えられますが、春夏の温熱には耐えられません。春夏には、外邪に感受するとすぐに発病します。足の太陰脾経に属し、性格の特徴は誠実なことです。土気を稟《う》けても偏りがあり、左右上下の四つの類型があります。左の上方は、土音中の大宮に属する類型の人で、左足の陽明経の上に比類され、その性格の特徴は和やかで素直です。左の下方は、土音中の加宮に属する類型の人で、左足の陽明経の下に比類され、その性格の特徴はいつも喜びに満ちた表情をしています。右の上方は、土音中の少宮に属する類型の人で、右足の陽明経の上に比類され、その性格の特徴は言動や処置が円滑なことです。右の下方は、土音中の左宮に属する類型の人で、右足の陽明経の下に比類され、その性格の特徴は一心に勉めて困難を恐れない精神を持っていることです」。

金形之人、比於上商、似於白帝。其為人方面、白色、小頭、小肩背、小腹、小手足、如骨発踵外、骨軽、

金形の人、上商に比し、白帝に似る。其の人となりは方《しかくの》面、白色、小さき頭、小さき肩背、小さき腹、小さき手足、骨の踵外に発するが如く、骨軽く、身清廉に、

身清廉、急心、静悍、善為吏。能秋冬不能春夏、春夏感而病生、手太陰敦敦然。釱商之人、比於左手陽明、陽明之上廉廉然。右商之人、比於左手陽明、陽明之下脱脱然。大商之人、比於右手陽明、陽明之上監監然。少商之人、比於右手陽明、陽明之下厳厳然。

急心、静悍、善く吏と為る。秋冬に能《た》え春夏に能《た》えず、春夏に感じて病生じ、手の太陰敦敦《とんとん》然たり。釱《だい》商の人、左手の陽明に比し、陽明の上廉廉《れんれん》①然たり。右商の人、左手の陽明に比し、陽明の下脱脱②然たり。大商の人、右手の陽明に比し、陽明の上監監③然たり。少商の人、右手の陽明に比し、陽明の下厳厳④然たり。

【注釈】

① 廉廉然たり――清廉潔白の意味。張志聡の説「廉廉とは、金属のように汚れなく潔いさまをいう」。その人が、身を清く保って悪に染らないことを形容する。

② 脱脱然たり――さっぱりしていて清らかなさま。馬蒔の説「脱脱然とは、わずらいや心配のないこと」。『詩経』召南「野有死麕」に「舒ろにして脱脱たり」。気がのびのびするようすをいう。

③ 監監然たり――張志聡の説「監監とは、金属の鑑のように明らかに見ることをいう」。ここでは、是非を明らかに察知することをいう。

④ 厳厳然たり――厳かでいかめしいこと。『荀子』儒効に「厳厳と其れ能く己を敬《つつし》むなり」。楊倞の注「厳厳は、威厳があって重々しいさま」。

【現代語訳】

「金形の人は、金音中の上商に属し、西方の人に似ています。かれらの体形は、顔が四角で、皮膚の色が白く、頭が小さく、肩背が小さく、腹が小さく、手足が小さく、足首から下は堅く丈夫で、骨がかかとから外へ出ているようであります。行動は軽快であり、性格は清廉であり、性急であり、動と静とをあわせもち、動のときは勇猛果敢であり、官吏に適していて、決断の才があります。時令に対する適応は、秋冬の寒冷には耐えられますが、春夏の温熱には耐えられず、春夏の邪気に感受するとすぐに病気になります。手の太陰肺経に属し、性格の特徴は堅忍不抜なことです。金気を稟《う》けても偏りがあり上下左右の四つの類型があります。左の上方は、金音中の釱《だい》商に属する類型の人で、左手の陽明経の上に比類され、その性格の特徴は清廉潔白で身をよく保つことです。左の下方は、金音中の右商に属する類型の人で、左手の陽明経の下に比類され、その性格の特徴はさっぱりして清らかで好ましいことです。右の上方は、金音中の大商に属する類型の人で、右手の陽明経の上に比類され、その性格の特徴は是非を明らかに察することに長けていることです。右の下方は、金音中の少商に属する類型の人で、右手の陽明経の下に比類され、その性格の特徴は威厳があり重々しいことです」。

水形之人、比於上羽、似於黒帝。其為人黒色、面不平、大頭、廉頤、小肩、大腹、動手足、発行揺身、下尻長、背延延然、不敬畏、善欺紿人、戮死。能秋冬不能春夏、春

水形の人、上羽に比し、黒帝に似る。其の人となりは黒色、面は平らかならず、大いなる頭、①廉頤《れんい》、小さき肩、大いなる腹、手足を動かし、発行するに身を揺らし、下尻《こう》長く、背②は延延然として、敬い畏れず、善く人を欺紿《ぎたい》し、戮《りく》死す。秋冬に能《た》え春夏に能《た》えず、春夏に感

夏感而病生、足少陰汗汗然。大羽之人、比於右足太陽、太陽之上頰頰然。少羽之人、比於左足太陽、太陽之下紆紆然。衆之為人（一曰加之人）、比於右足太陽、太陽之下潔潔然。桎之為人、比於左足太陽、太陽之上安安然。

　是故五形之人二十五変者、衆之所以相欺者是也。

じて病生じ、足の少陰③汗汗然たり。大羽の人、右足の太陽に比し、太陽の上④頰頰然たり。少羽の人、左足の太陽に比し、太陽の下⑤紆紆《うう》然たり。⑥衆の人となり（一に加の人と曰う）、右足の太陽に比し、太陽の下⑦潔潔然たり。⑥桎《しつ》の人となり、左足の太陽に比し、太陽の上⑧安安然たり。

是の故に五形の人の二十五変者、衆の相欺《あざむ》かるるゆえんの者は、是れなり。

【注釈】

① 廉頤――「廉」は、かどのこと。「頤」は、おとがい、口角の後ろの顋の下部。「廉頤」とは、頤《おとがい》部が角ばっていることをいう。

② 背は延延然たり――『広雅』釈訓に「延延は、長なり」。「背は延延然たり」とは、背部の長さが平均よりも長いことをいう。

③ 汗汗然たり――「汗汗」とは、水面が広大無限なさまを形容する。「汗汗然」とは、すること為すことにとりとめがないことをいう。

④ 頰頰然たり――こころよい、心にかなうこと。「頰」は、悏に通じ、頰と悏とは音も近い。『説文』心部に「悏、快なり」。張介賓の説「頰頰は、得意なさま」。

⑤ 紆紆然たり――「紆」は、屈曲してまつわりつくこと。『周礼』考工記「矢人」に「中弱ければ則ち紆《ま》がる」。鄭玄の注「紆は、曲なり」。『漢書』叙伝に「体を衡門に紆《ま》ぐ」。顔師古の注「紆は、屈なり」。「紆紆然」とは、生れつきの性格が屈折していてはきはきしていないことをいう。

⑥ 衆の人となり、桎の人となり――「衆」「桎」は、上文の各節でいう「左右」と同じ意味である。倪《げい》仲宣の説「左羽・右羽といわずに、衆の人となり・桎の人となりというのは、衆・桎を左右の意味に用いているのである」。

⑦ 潔潔然たり――「潔」は、静かなこと。『広雅』釈言に「潔は、静なり」。

⑧ 安安然たり――『書集伝』に「安安とは、勉強する所なきなり。言うこころは、其の徳性の美、皆自然に出でて勉強するにあらざるなり」。天性のまま勉めないで、徳性がうるわしいこと。

【現代語訳】

「水形の人は、水音中の上羽に属し、北方の人に似ています。かれらの皮膚の色は黒く、顔には皺が多く、頭が大きく、頤《おとがい》が広く、両肩は小さく、腹部は大きく、手足を動かすことを好み、道を歩くときには体を揺らし、尻骨はやや長く、背脊も長く、人に対する態度は丁重ではなく、また恐れません。よく人を欺き、殺戮《りく》します。時令に対する適応は、秋冬の寒冷には耐えられますが、春夏の温熱には耐えられず、春夏に外邪に感受するとすぐに病気になります。足の少陰腎経に属し、性格の特徴はすることにとりとめがないことです。水気の稟《う》けかたに偏りがあり、左右上下の四つの類型があります。右の上方は、水音中の大羽に属する類型の人で、右足の太陽経の上に比類され、その性格の特徴は顔つきが洋洋として得意げなことです。左の下方は、水音中の少羽に属する類型の人で、左足の太陽経の下に比類され、その性格の特徴は歯切れがわるいことです。右の下方は、水音中の衆羽に属する類型の人で、右足の太陽経の下に比類され、その性格の特徴は水が清く透き通ったようにおとなしく静かであります。左の上方は、水音中の桎《しつ》羽に属する類型の人で、左足の太陽経の上に比類され、その性格の特徴はこころが安定していて、高尚な品徳をもっていることです。

以上に述べました金木水火土の五種類の形態の人は、それぞれが異なる特徴をもっておりますので、さらに分類して二十五種の類型とすることができます。類型は変化に富んでおりますので、それで一般人はすぐに混同して、はっきりと弁別できないのであります」。

【解説】

以上の六節では、人の体質を五行によって五大類型に分類し、さらに二十五種類の異なる形態と性格に分類している。各一行について言えば、一種類の類型の人が本気を完全に稟《う》け、その他の四種類の類型では本気の稟けかたに偏りがある。したがって、われわれが臨床で弁証と治療を行うさいには、必ず人の生れつきの体質には違いがあることに注意しなければならず、その人に適したようにしなければならない。まさに、張介賓が「この陰陽二十五人篇が、木火土金水の五形の人を、さらにまたそれぞれ左右上下に分類するのは、各形の中にも、さらにその太少の相違のあることを詳しく説明しているのである。それは、生れつきの体質の違いを明らかにし、変化の多様性を教えているのである」と言うとおりである。

黄帝曰、得其形、不得其色、何如。岐伯曰、形勝色、色勝形者、至其勝時年加、感則病行、失則憂矣。形色相得者、富貴大楽。黄帝

黄帝曰く、[1]其の形を得て、其の色を得ざるは、いかん。岐伯曰く、[2]形の色に勝ち、色の形に勝つ者は、[3]其の勝つ時に至りて年加あり、感ずれば則ち病行き、失えば則ち憂えん。形色相得る者は、富貴にして大いに楽しむ。黄

曰、其形色相勝之時、年加可知乎。岐伯曰、凡年忌下上之人、大忌常加。七歳、十六歳、二十五歳、三十四歳、四十三歳、五十二歳、六十一歳、皆人之大忌、不可不自安也。感則病行、失則憂矣。当此之時、無為姦事。是謂年忌。

帝曰く、其の形色相勝の時、年加知るべきか。岐伯曰く、凡そ④年忌下上の人、大忌常に加う。七歳、十六歳、二十五歳、三十四歳、四十三歳、五十二歳、六十一歳、皆人の大忌なれば、自ら安んぜざるべからざるなり。感ずれば則ち病行き、失えば則ち憂えん。此の時に当たりて、⑤姦事を為すなかれ。是れ年忌と謂う。

【注釈】

① 其の形を得――形と色とはバランスのとれていることが大事であることをいう。「其の形を得」とは、上述の二十五種類の体形を具えている人のことをいう。張介賓の説「形と色は合致していなければならない、さもなければ病気である。其の形を得る者とは、たとえば上文に謂うところの二十五形のことである」。

② 形の色に勝ち、色の形に勝つ――これは、五行の相生・相剋説に基づいていわれている。たとえば、木形の人に黄色が現れれば、木は土に勝ち、火形の人に白色が現れれば、火は金に勝つ。これらは、形が色に勝つ例である。木形の人に白色が現れれば、金は木に勝ち、火形の人に黒色が現れれば、水は火に勝つ。これらは色が形に勝つ例である。馬蒔《じ》の説「人には形が色に勝つ者がある。木形の人に黄色が現れるような場合である。色が形に勝つ者がある。木形の人に白色が現れるような場合である」。

③ 其の勝つ時に至りて年加あり――「加」は、「忌」に作るべきである。いわゆる「年忌」とは、その人にとって不利な年齢、あるいは禁忌しなければならないことのある年齢をいう。形と色とが相勝関係にあるときに、年忌が加わると、その年齢の人は病気に罹りやすい。馬蒔の説「年忌とはなにか。一般に七歳という年齢は陽の

少ないときである。さらに九歳を加えると十六歳、さらに九歳を加えると二十五歳、さらに九歳を加えると三十四歳、さらに九歳を加えると四十三歳、さらに九歳を加えると五十二歳、さらに九歳を加えると六十一歳となる。そもそも九とは老陽の数であり、陽が極まれば必ず変化する。したがって、これらの年齢はみな人の大忌であり、自らの分に安んじなければならないのである。これらの年齢のときに、姦淫のことをなしてはならず、努めて避けるべきである。さもなければ、形色が相得ずして相勝し、さらにこの年忌が加わり、病邪に感受すれば必ず発病し、治療を誤れば憂うべき結果にもなるのである」。

④ 年忌下上の人——五形の上あるいは下の人、すなわち二十五人のこと。

⑤ 姦事——邪悪なこと、不当なこと。

【現代語訳】

黄帝がいう。「人体はすでに五行の体形を具備しているが、各類型に現れるべき皮膚の色を顕現させていない場合は、どのようであるか」。

岐伯がいう。「五行の相生・相剋関係に基づいて、体形の五行の属性が皮膚色の五行の属性を剋し、あるいは皮膚色の五行の属性が体形の五行の属性を剋するといった、形と色との相剋現象があり、さらにこれに年忌が加わりますと、もし病邪に感受すれば必ず発病します。もし治療を誤ったり、あるいは自分で病気を軽視しますと、生命の危険も免れることができません。形と色のバランスがとれていれば、気質は調和しており、健康であります」。

黄帝がいう。「かれらの形と色とが相剋関係にあるとき、年忌を知ることができるか」。

岐伯がいう。「年忌は以上の二十五種類の人に適用いたします。その年忌の計算方法について申し上げますと、七歳が大忌の年であります。これを基礎にして九年ずつを加えていきますと、十六歳、二十五歳、三十四歳、四十三歳、五十二歳、六十一歳となります。これらの年齢は、みな大忌の年でありますから、必ず精神と身体の愛護に注意しなければなりません。さもなければ、すぐに病邪に感受して病気になりますし、罹病後に治療を誤りますと、生命の危険も生じます。それゆえ、これらの年齢のときには、謹慎して愛護し、疾病の発生を予防しなければなりません。さらに、不当な邪悪なことを行ない、精神と身体を損傷してはなりません。以上に述べましたことが年忌であります」。

黄帝曰、夫子之言、脈之上下、血気之候、以知形気奈何。岐伯曰、足陽明之上、血気盛則髯美長。血少気多則髯短。故気少血多則髯少。血気皆少則無髯、両吻多画。足陽明之下、血気盛則下毛美長至胸。血多気少則下毛美短至臍、行則善高挙足、足指少肉、足善寒。血少気多則肉而善瘃。血気皆少則無毛、有則稀枯悴、善痿厥足痺。

黄帝曰く、夫子の言、脈の上下、血気の候、以て形気を知るはいかん。岐伯曰く、足の陽明の上、血気盛んなれば則ち髯《①ぜん》美しく長し。血少なく気多ければ則ち髯短し。故に気少なく血多ければ則ち髯少なし。血気皆少なければ則ち髯なく、②両吻に画多し。足の陽明の下、血気盛んなれば則ち下毛美しく長く胸に至る。血多く気少なければ則ち下毛美しけれども短く臍に至り、行けば則ち善く高く足を挙げ、足指に肉少なく、足善く寒ゆ。血少なく気多ければ則ち肉而《すなわ》ち善く瘃《③ちょく》す。血気皆少なければ則ち毛なく、あれば則ち稀にして枯悴《こすい》し、善く痿・厥・足痺す。

【注釈】

①髯——頰に生えているひげを「髯《ぜん》」という。『漢書』高帝紀に「美しき須髯」。顔師古の注「頤に在るを須と曰い、頰に在るを髯と曰う」。

②両吻に画多し——「吻」は、口角。「画」は、口角の筋をいう。張介賓の説「吻とは、口角である。画とは、紋である。陰陽の血気が両吻を充たさないので、紋画が多いのである」。

③瘃す——「瘃」は、凍傷。『説文』病部に「瘃、寒に中たりて腫覈《かく》す」。段玉裁の注「腫覈とは、腫れて肉中が硬く、果実の中に核があるような状態である」。覈《かく》・核《かく》は古今字。

【現代語訳】

黄帝がいう。「あなたが言われたように、手足の三陽の経脈は人体の上部と下部を循行している。その気血の多少に基づいて、体表の状態を候うと、どのようであろうか」。

岐伯がいう。「上部を循行する足の陽明経脈に、血気が充足していれば、両頰のひげは美しく長くなります。血が少なく気が多ければ、ひげは短くなります。気が少なく血が多ければ、ひげは少なくなります。血気がともに少なければ、両頰には全くひげが生えず、口角の両側に筋が多くなります。下部を循行する足の陽明経脈に、気血が充足していれば、陰毛が美しく長くなり、胸部にまで達します。血が多く気が少なければ、陰毛は美しいけれども短く、臍部までしか達しません。歩くときに高く足を挙げ、足指の肌肉が少なく、足部に常に冷えを覚えます。血が少なく気が多ければ、凍傷に罹りやすくなります。血気がともに少なければ、陰毛が生えず、生えたとしても甚だ稀少で、枯れて憔悴しており、さらに痿・厥・痺などの病を患いやすくなります」。

足少陽之上、気血盛則通髯美長。血多気少則通髯美短。血少気多則少髯。血気皆少則無鬚、感於寒湿則善痺、骨痛、爪枯也。足少陽之下、血気盛則脛毛美長、外踝肥。血多気少則脛毛美短、外踝皮堅而厚。血少気多則胻毛少、外踝皮薄而軟。血気皆少則無毛、外踝痩無肉。

足の少陽の上、気血盛んなれば則ち①通髯《ぜん》美しく長し。血多く気少なければ則ち通髯美しけれども短し。血少なく気多ければ則ち髯少なし。血気皆少なければ則ち鬚《しゅ》なく、寒湿に感ずれば則ち善く痺れ、骨痛み、爪枯るるなり。足の少陽の下、血気盛んなれば則ち脛毛美しく長く、外踝肥ゆ。血多く気少なければ則ち脛毛美しけれども短く、外踝の皮堅くして厚し。血少なく気多ければ則ち②胻《こう》毛少なく、外踝の皮薄くして軟らかし。血気皆少なければ則ち毛なく、外踝痩せて肉なし。

【注釈】

① 通髯――頬に生えるひげを「髯《ぜん》」といい、それが耳旁の鬢《ひん》までつながっているのを「通髯」という。馬蒔の説「通髯とは、鬢につらなって生えているものである」。

② 胻毛――「胻」は、膝から下をいう。「胻毛」は、脛毛と同じ。小腿部の毛をいう。

【現代語訳】

「上部を循行している足の少陽経脈に、血気が充足していれば、両頬に鬢《ひん》までつらなる美しく長いひげが生えます。血が多く気が少なければ、鬢までつらなるひげは美しいけれども長くはありません。血が少なく気が多ければ、ひげは少なく、血気がともに少なければ、ひげは生えず、寒湿の邪に感受すると、すぐに痺証・骨痛・つめが枯れるなどの証が現れます。下部を循行する足の少陽経脈に、血気が充足していれば、脛毛は美しく長く、外踝附近の肌肉も豊満です。血が多く気が少なければ、脛毛は美しいけれども短く、外踝部の皮膚が硬く厚くなります。血が少なく気が多ければ、脛毛も少なく、外踝部の皮膚も薄く軟らかくなります。血気がともに少なければ、毛が生えず、外踝部も痩せて肌肉がなくなります」。

足太陽之上、血気盛則美眉、眉有毫毛。血多気少則悪眉、面多少理。血少気多則面多肉。血気和則美色。足太陽之下（一）、血気盛則跟肉満、踵堅。気少血多則痩、跟空。血気皆少則喜転筋、踵下痛。

足の太陽の上、血気盛んなれば則ち美眉にして、眉に①毫《ごう》毛あり。血多く気少なければ則ち②悪眉にして、③面に少〔小〕理多し。血少なく気多ければ則ち面に肉多し。血気和すれば則ち美色あり。足の太陽の下、血気盛んなれば則ち跟《こん》肉満ち、踵《しょう》堅し。気少なく血多ければ則ち痩せ、④跟空《むな》し。血気皆少なければ則ち喜《よ》く転筋し、踵下痛む。

【注釈】

① 毫毛——眉毛の中の長い毛である。張志聡の説「毫毛とは、眉の中の長毛である。血気が盛んであるため長くなったのである」。

② 悪眉——眉毛の枯焦してまばらなもの。張志聡の説「悪眉とは、つやがなくて、憔悴しているのである」。

③ 面に少理多し——「少」は「小」としたほうがよいと思われる。顔に細かい筋・皺がたくさんあることをいう。

張志聡の説「少理は小理に作るべきである。面に小理多しとは、細小なる紋理が多いこと。気が少なくて皮膚を十分に潤すことができないからである」。

④ 跟空し——「跟」は、かかと。「跟空し」とは、足根部が痩せていて肉が少ないことをいう。『釈名』釈形体に「足後を跟と曰う、又たこれを踵と謂う」。

【現代語訳】

「上部を循行する足の太陽経脈に、血気が充足していれば、眉毛は麗《うるわ》しくて長く、眉の中に毫毛が生えてきます。血が多く気が少なければ、眉毛は枯れて憔悴し、顔に細かな皺が多く現れます。血が少なく気が多ければ、顔面部の肌肉は豊満です。気血が調和していれば、顔色がきれいになります。下部を循行する足の太陽経脈に、気血が充足していれば、足跟部の肌肉は豊満で堅実です。気が少なく血が多ければ、跟部の肌肉は痩せ、甚だしいときは肉がなくなります。気血がともに少なければ、転筋や足根部の痛みなどの証を起こしやすくなります」。

【訳注】

（一）足太陽之下　趙府居敬堂本・明刊無名氏本・『甲乙経』は「足太陰之下」に作る。『類経』及び原書は「足太陽之下」に作る。前後の記述から「太陽」とする原書に従う。

手陽明之上、血気盛則髭美。血少気多則髭悪。血気皆少則無髭。

手の陽明の上、血気盛んなれば則ち髭《し》①美し。血少なく気多ければ則ち髭悪し。血気皆少なければ則ち髭なし。

手陽明之下、血気盛則腋下毛美、

手の陽明の下、血気盛んなれば則ち腋下の毛美しく、手②

手魚肉以温。気血皆少則手瘦以寒。

　手少陽之上、血気盛則眉美以長、耳色美。血気皆少則耳焦悪色。手少陽之下、血気盛則手捲（二）多肉以温。血気皆少則寒以瘦。気少血多則瘦以多脈。

　手太陽之上、血気盛則有多鬚、面多肉以平。血気皆少則面瘦悪色。手太陽之下、血気盛則掌肉充満。血気皆少則掌瘦以寒。


魚の肉以て温かし。気血皆少なければ則ち手痩せて以て寒ゆ。

　手の少陽の上、血気盛んなれば則ち眉美しくして以て長く、耳色美し。血気皆少なければ則ち耳焦げ悪しき色なり。手の少陽の下、血気盛んなれば則ち手捲《けん》に肉多くして以て温かし。血気皆少なければ則ち寒えて以て痩す。気少なく血多ければ則ち痩せて以て脈③多し。

　手の太陽の上、血気盛んなれば則ち多鬚《しゅ》あり、面に肉多くして以て平らかなり。血気皆少なければ則ち面痩せ悪しき色なり。手の太陽の下、血気盛んなれば則ち掌肉充満す。血気皆少なければ則ち掌痩せて以て寒ゆ。


【注釈】

① 髭――口ひげを「髭《し》」という。張介賓の説「口の上にあるのを髭《し》といい、口の下にあるのを鬚《しゅ》という」。

② 手魚の肉以て温かし――「手魚」は、手の親指の本節の後ろ、掌側の肌肉の隆起をいう。「手魚の肉以て温かし」とは、その部の肌肉が温かいこと。

③ 脈多し――肌肉が痩せているために脈絡があらわに触れることをいう。別の解釈では、皮膚に皺の多いことを指す。

【現代語訳】

「上部を循行する手の陽明経脈に、気血が充足していれば、口ひげは秀麗華美であります。血が少なく気が多ければ、口ひげはみすぼらしく艶がありません。血と気がともに少なければ、口ひげは生えません。下部を循行する手の陽明経脈に、気血が充足していれば、腋毛がきれいで、手の魚部の肌肉がいつも温かです。気血がともに不足すると、手の肌肉が痩せて冷たくなります。

　上部を循行する手の少陽経脈に、気血が充足していれば、眉毛は美しく長く、耳部もきれいで潤いがあります。血気がともに少なければ、耳部は焦げ枯れたようで艶がありません。下部を循行する手の少陽経脈に、気血が充足していれば、手の肌肉は豊満で、常に温かみがあります。気血がともに不足すれば、手の肌肉は痩せて冷たくなります。気が少なく血が多ければ、手の肌肉が痩せて、絡脈が多く現れて見やすくなります。

　上部を循行する手の太陽経脈に、気血が充足していれば、あごひげが多くて美しく、顔面部が豊満です。血気がともに少なければ、顔面部が痩せて顔色が悪くなります。下部を循行する手の太陽経脈に、気血が充足していれば、掌の肉が豊満になります。気血がともに少なければ、掌の肌肉が痩せて冷たくなります」。

【訳注】

（一）捲　趙府居敬堂本・明刊無名氏本は「捲」に作り、『甲乙経』は「拳」に作り、『類経』及び原書は「巻」に作る。捲・巻は拳に通じる。

黄帝曰、二十五人者、刺之有約乎。岐伯曰、美眉者、足太陽之脈、

黄帝曰く、二十五人は、これを刺すに約[1]あるか。岐伯曰く、美しき眉は、足の太陽の脈、気血多し。悪しき眉

気血多。悪眉者、血気少。其肥而沢者、血気有余。肥而不沢者、気有余、血不足。痩而無沢者、気血倶不足。審察其形気有余不足而調之、可以知逆順矣。

　黄帝曰、刺其諸陰陽奈何。岐伯曰、按其寸口人迎、以調陰陽、切循其経絡之凝濇。結而不通者、此於身皆為痛痺、甚則不行、故凝濇。凝濇者、致気以温之、血和乃止。其結絡者、脈結血不和、決之乃行。故曰、気有余於上者、導而下之。気不足於上者、推而休之。其稽留不至者、因而迎之。必明於経隧、乃能持之。寒与熱争者、導而行之。其宛陳血不結者、則而予之。必先明知二十五人、則血気之所在、左右上下、刺約畢也。

は、血気少なし。其の肥えて沢《うるお》うは、血気に余りあり。肥えて沢わざるは、気に余りあり、血足らず。痩せて沢いなきは、気血倶に足らず。審《つまび》らかに其の形気の余りあると足らざるとを察《み》てこれを調うれば、以て逆順を知るべし。

　黄帝曰く、其の諸もろの陰陽を刺すはいかん。岐伯曰く、其の寸口と人迎とを按じて、以て陰陽を調え、其の経絡の凝濇《しょく》を切循す。結びて通ぜざる者は、此れ身に於《お》いて皆痛痺を為し、甚だしければ則ち行《めぐ》らず、故に凝濇す。凝濇する者は、気を致して以てこれを温め、血和すれば乃ち止む。其の結絡ある者にして、脈結びて血の和せざるは、これを決《②ひら》けば乃ち行《めぐ》る。故に曰く、気の上に余りある者は、導きてこれを下す。気の上に足らざる者は、推してこれを休《やしな》う。其の稽留して至らざる者は、因りてこれを迎う、と。必ず経隧《すい》を明らかにせば、乃ち能くこれを持さん。寒と熱と争う者は、導きてこれを行らす。其の宛陳するも血の結びざる者は、則《のっと》りてこれに予《あた》う。必ず先ず明らかに二十五人を知れば、則ち血気の在る所、左右上下、刺の約畢《お》わるなり。

【注釈】

① 約あり——「約」は、的に通じる。的は、目標。「有約」とは、刺鍼の根拠をいう。

② 決——切り開いて洩すこと。『文選』甘泉賦に「天闔《こんひら》決き地垠《ぎん》開く」。李善の注「決もまた開なり」。張介賓の説「決は、開泄の意味」。

【現代語訳】

黄帝がいう。「二十五種類の異なる類型の人に対して、鍼治療をするとき、一定の法則はあるのか」。

岐伯がいう。「眉が秀麗であれば、足の太陽経脈の気血が充足しています。眉毛がまばらで美しくないのは、気血がともに足りないのです。からだの肌肉が豊満で潤沢なのは、血気に余りがあります。肥えていて潤沢でないのは、気に余りがあり血が足りません。痩せていて潤沢でないのは、気血がともに不足しています。身体外部に現れた表現と体内の気血の有余不足に基づいて、疾病の虚実、病勢の順逆を知ることができ、適切な治療を行ない、病機を誤らずにすむことができます」。

黄帝がいう。「三陰三陽の経脈に現れた病変に対しては、どのように刺鍼を行なうのか」。

岐伯がいう。「人迎と寸口の脈を診察して、その陰陽の盛衰変化を詳細に察知し、さらにその経絡がめぐる部位を触診して、気血の鬱滞や渋滞不通の有無を診察します。もし閉塞して通じなくなれば、痛みや痺れの症状が現れます。重くなりますと気血が通行できなくなりますので、気血の凝結や渋滞現象が現れます。気血の凝結や渋滞に対しては、鍼を用いて温めて気を通じさせ、気血が通じたところで治療を終えます。もし小さな絡脈に気血の結ぼれが現れ、血の運行が不調になったときは、刺鍼して瘀血を出し、脈絡を開通させれば、気血は正常な運行を回復します。それゆえ、つぎのように言われているのです。上部の気に余りある病は、上部の病気を導いて下に下せ。上部の正気が足りない病は、推して気を揚げる鍼方を用いて、気を上行させよ。気が遅々として至らないとき、あるいは気が途中で滞留するときは、その遅滞・滞留するところに刺鍼して気を迎え、病処に運行させせよ、と。必ず経脈の循行を明らかにしなければなりません。そうしてはじめて各種の刺鍼法を正確に選択することができるのです。もし寒熱が抗争する現象があれば、その陰陽の偏りを把握して、気血の運行を導き、陰陽を調和させます。経脈に鬱滞があっても血がまだ結ぼれていなければ、個々の情況に応じて適切な治療を行ないます。必ずまず二十五種類の人の外部的特徴及び内部の気血の盛衰、流れや鬱滞など具体的な状態を理解しなければなりません。そうすれば左右上下各方面の変化がみな明らかになり、刺鍼の標準と原則も、完全に掌握することができるのです」。

【本篇の要点】

一、最初に、陰陽五行説を基礎にして、「同の中に異を求める」という方法を用い、五音の太少・陰陽の属性・身体の外的特徴及び内部の生理的特徴から、人を二十五の類型に分類する。

二、次に、気血の盛衰と蔵府内部の変化をうかがうために、気血の盛衰によって身体の上部または下部に現れる生理的特徴を叙述する。

三、最後に、異なる類型の人を治療するための刺鍼原則と取穴の標準・操作手法などを分析する。

（白杉悦雄　訳）

五音五味篇　第六十五

【解題】

本篇は、陰陽二十五人篇の部分的内容を承けて、さらに一歩進めて、二十五人に対する治療方法を明らかにし、五音に属する各類型の人を、その性質と部位から、手足の陽経と五蔵の陰経との密接な関係について説明する。また、五味と五蔵との関係に基づいて、五穀・五畜・五果の五色への配合、治療上の重要な意義を列挙する。それゆえ、「五音五味」を篇名とするのである。

右徴与少徴、調右手太陽上。左商与左徴、調左手陽明上。少徴与大宮、調左手陽明上。右角与大角、調右足少陽下。大徴与少徴、調左手太陽上。衆羽与少羽、調右足太

右徴《ち》と少徴は、右手の太陽の上を調う。左商と左徴は、左手の陽明の上を調う。少徴と大宮は、左手の陽明の上を調う。右角と大角は、右足の少陽の下を調う。大徴と少徴は、左手の太陽の上を調う。衆羽と少羽は、右足の太陽の下を調う。少商と右商は、右手の太陽の下を調う。

陽下。少商与右商、調右手太陽下。桎羽与衆羽、調右足太陽下。少宮与大宮、調右足陽明下。判角与少角、調右足少陽下。鈦商与上商、調右足陽明下。鈦商与上角、調左足太陽下。

桎《しっ》羽と衆羽は、右足の太陽の下を調う。少宮と大宮は、右足の陽明の下を調う。判角と少角は、右足の少陽の下を調う。鈦《だい》商と上商は、右足の陽明の下を調う。鈦商と上角は、左足の太陽の下を調う。

【現代語訳】

火音の右徴《ち》と少徴の類型に属する人は、右手の太陽小腸経の上部を治療し調えるべきである。金音の左商と火音の左徴の類型に属する人は、左手の陽明大腸経の上部を治療し調えるべきである。火音の少徴と土音の大宮の類型に属する人は、左手の陽明大腸経の上部を治療し調えるべきである。木音の右角と大角の類型に属する人は、右足の少陽胆経の下部を治療し調えるべきである。火音の大徴と少徴の類型に属する人は、左手の太陽小腸経の上部を治療し調えるべきである。水音の衆羽と少羽の類型に属する人は、右足の太陽膀胱経の下部を治療し調えるべきである。金音の少商と右商の類型に属する人は、右手の太陽小腸経の下部を治療し調えるべきである。水音の桎《しっ》羽と衆羽の類型に属する人は、右足の太陽膀胱経の下部を治療し調えるべきである。土音の少宮と大宮の類型に属する人は、右足の陽明胃経の下部を治療し調えるべきである。木音の判角と少角の類型に属する人は、右足の少陽胆経の下部を治療し調えるべきである。金音の鈦《だい》商と上商の類型に属する人は、右足の陽明胃経の下部を治療し調えるべきである。金音の鈦商と木音の上角の類型に属する人は、左足の太陽膀胱経の下部を治療し調えるべきである。

【解説】

本節に列挙されている五音中の左右上下の各類型の人は、前篇にいう左右上下の順序、経脈及びその上下の部位の調治とは、完全には一致していない。これらの相違をどのように理解するかについて、歴代の注釈家たちの意見も一致していない。あるものは伝抄の誤りと考え、あるものは人体の経脈を流れる気血は互いに交通往来しているから、融通して調治すべきであると考える。たとえば、張志聡の説「本節は手足の三陽経を調えることを論じているが、左右上下に相通じるものあり、手の太陽経を調えるために手の陽明経を用いるものあり、手の陽明経を調えるために手の太陽経を用いるものあり、……調治は錯綜している。そもそも経気の交通については、文字の写し誤りもあろうから、しばらくは憶見に従って注釈をつけ、後世の学者が正してくれるのを待つことにする」。したがって、本節で論じられている治法は、研究を進めるに値するものであり、さらに鍼灸家が実践の中で検証していくことが期待される。

上徴与右徴同。穀麦、畜羊、果杏、手少陰(一)、蔵心、色赤、味苦、時夏。

上徴《ち》は右徴と同じ。穀は麦、畜は羊、果は杏《きょう》、手の少陰、蔵は心、色は赤、味は苦、時は夏。

上羽与大羽同。穀大豆、畜彘、果栗、足少陰、蔵腎、色黒、味鹹、時冬。

上羽は大羽と同じ。穀は大豆、畜は彘《てい》、果は栗、足の少陰、蔵は腎、色は黒、味は鹹《かん》、時は冬。

上宮与大宮同。穀稷、畜牛、果棗、足太陰、蔵脾、色黄、味甘、

上宮は大宮と同じ。穀は稷《しょく》、畜は牛、果は棗《そう》、足の太陰、蔵は脾、色は黄、味は甘、時は季夏。

時季夏。

上商与右商同。穀黍、畜雞、果桃、手太陰、蔵肺、色白、味辛、時秋。

上商は右商と同じ。穀は黍《しょ》、畜は雞、果は桃、手の太陰、蔵は肺、色は白、味は辛、時は秋。

上角与大角同。穀麻、畜犬、果李、足厥陰、蔵肝、色青、味酸、時春。

上角は大角と同じ。穀は麻、畜は犬、果は李《り》、足の厥陰、蔵は肝、色は青、味は酸、時は春。

【現代語訳】

火音の上徴《ち》と右徴に属する人は、その五穀は麦、五畜は羊、五果は杏《あんず》、経脈は手の少陰、蔵は心、色は赤、五味は苦、時は夏に属する。

水音の上羽と大羽に属する人は、その五穀は大豆、五畜は彘《いのこ》（こぶた）、五果は栗、経脈は足の少陰、蔵は腎、色は黒、五味は鹹《しおからみ》、時は冬に属する。

土音の上宮と大宮に属する人は、その五穀は稷《たかきび》（うるちきび）、五畜は牛、五果は棗《なつめ》、経脈は足の太陰、蔵は脾、色は黄、五味は甘、時は季夏に属する。

金音の上商と右商に属する人は、その五穀は黍《きび》（もちきび）、五畜は鶏、五果は桃、経脈は手の太陰、蔵は肺、色は白、五味は辛、時は秋に属する。

木音の上角と大角に属する人は、その五穀は麻、五畜は犬、五果は李《すもも》、経脈は足の厥陰、蔵は肝、色は青、五味は酸、時は春に属する。

【解説】

本節は、五穀・五畜・五果の五味によって、五音の人及び二十五の類型の人を調え養うべきことをいう。「上徴は右徴と同じ」というのは、一を挙げて残りの四を概括しているのである。同じ類型中では、適切な食味を選択して調治を行なうべきことをいう。また五色・時令と五蔵との密接な関係にも言及している。仇汝霖《きゅうじょりん》の説「五音の人及び二十五の変形は、全てこれらの穀・畜の五味によって調え養うのであるが、前後錯綜し、二十条あまりを列挙しているのは、経気に上下の交通があることを重視しているからである。学者はこのことを理解すべきである」。

【訳注】

（一）手少陰　趙府居敬堂本及び明刊無名氏本は「手少陽」に作る。『類経』及び原書は「手少陰」に作る。内容から判断して原書の「手少陰」に従う。

大宮与上角、同右足陽明上。左角与大角、同左足陽明上。少羽与大羽、同右足太陽下。左商与右商、同左手陽明上。加宮与大宮、同左足少陽上。質判与大宮、同左手太

大宮と上角は、同《とも》に右足の陽明の上なり。左角と大角は、同に左足の陽明の上なり。少羽と大羽は、同に右足の太陽の下なり。左商と右商は、同に左手の陽明の上なり。加宮と大宮は、同に左足の少陽の上なり。質判と大宮は、同に左手の太陽の下なり。判角と大角は、同に

陽下。判角与大角、同左足少陽下。大羽与大角、同右足太陽上。大角与大宮、同右足少陽上。

左足の少陽の下なり。大羽と大角は、同に右足の太陽の上なり。大角と大宮は、同に右足の少陽の上なり。

【現代語訳】

土音の大宮と木音の上角の類型に属する人は、どちらも右足の陽明胃経の上部を調え治療するべきである。木音の左角と大角の類型に属する人は、どちらも左足の陽明胃経の上部を調え治療するべきである。水音の少羽と大羽の類型に属する人は、どちらも右足の太陽膀胱経の下部を調え治療するべきである。金音の左商と右商の類型に属する人は、どちらも左手の陽明大腸経の上部を調え治療するべきである。土音の加宮と大宮の類型に属する人は、どちらも左足の少陽胆経の上部を調え治療するべきである。火音の質判と土音の大宮の類型に属する人は、どちらも左手の太陽小腸経の下部を調え治療するべきである。木音の判角と大角の類型に属する人は、どちらも左足の少陽胆経の下部を調え治療するべきである。水音の大羽と木音の大角の類型に属する人は、どちらも右足の太陽膀胱経の上部を調え治療するべきである。木音の大角と土音の大宮の類型に属する人は、どちらも右足の少陽胆経の上部を調え治療するべきである。

【解説】

本節は第一節を承けて、五音に属する各種の類型の人と、その調治すべき経脈及び部位について、さらに説明を加える。ただし、文字上から見る限りでは欠漏や重複があるように思われる。張介賓なども、本節の経文には錯簡があると考えている。張介賓の説「本篇は、前篇の陰陽二十五人を承けて、その五行所属の意味を詳しく説明している。しかし、前節では調えるべき者十二条をいい、後節では同じ者九条をいう。全体では、角をいう者十二、徴は六、宮は八、商は八、羽は七である。重複している者には、左手陽明上、左足太陽下、右足陽明下、右足少陽下がある。欠けている者には、左手陽明下、右手陽明上、右手陽明下、左足太陽上、左足陽明下がある。さらに、別音を入れて、表裏左右五行の序に合致しないものがある」。一方、張志聡や仇汝霖などは、筋が通っていると考えている。仇汝霖の説「この経で他の経を調えるのは、経気の交通を論じているのである。本経で本経を調えるのは、左右上下に通じていることを論じているのである」。参考のためにここに録する。

右徴、少徴、質徴、上徴、判徴。
右角、鈦角、上角、大角、判角。
右商、少商、鈦商、上商、左商。
少宮、上宮、大宮、加宮、左角宮。
衆羽、桎羽、上羽、大羽、少羽。

右徴《ち》、少徴、質徴、上徴、判徴。
右角、鈦《だい》角、上角、大角、判角。
右商、少商、鈦商、上商、左商。
少宮、上宮、大宮、加宮、左角宮。
衆羽、桎《しつ》羽、上羽、大羽、少羽。

【現代語訳】

右徴、少徴、質徴、上徴、判徴、この五種類の人は、みな火音の類型に属する。
右角、鈦角、上角、大角、判角、この五種類の人は、みな木音の類型に属する。
右商、少商、鈦商、上商、左商、この五種類の人は、みな金音の類型に属する。
少宮、上宮、大宮、加宮、左宮、この五種類の人は、みな土音の類型に属する。

衆羽、桎羽、上羽、大羽、少羽、この五種類の人は、みな水音の類型に属する。

【解説】

本節は上文を総括して、五音をさらにそれぞれ五分類して、二十五の数とすることを説明する。ただし、その名称と左右上下には出入りがあり、前文とは異なるところがある。これを理解する上では、張志聡の見解が参考になる。張志聡の説「五変の中、必ずしも質が左に在って少が右に在り、質が上に在って少が下に在るとは限らない。それゆえ、再度この一節を叙述して、学者に陰陽の変化に通暁させ、琴柱に膠するように、物事にこだわって融通がきかないような学者にならないように配慮しているのである」。

黄帝曰、婦人無鬚者、無血気乎。岐伯曰、衝脈、任脈、皆起於胞中、上循背裏、為経絡之海。其浮而外者、循腹右上行、会於咽喉、別而絡唇口。血気盛則充膚熱肉、血独盛則澹滲皮膚、生毫毛。今婦人之生、有余於気、不足於血、以其数脱血也。衝任之脈、不栄口唇、故鬚不生焉。黄帝曰、士人有傷於陰、

黄帝曰く、婦人に鬚《しゅ》なき者は、血気なきか。岐伯曰く、衝脈、任脈、皆胞中①に起こり、上②りて背裏を循り、経絡の海と為る。其の浮きて外なる者は、腹右③を循りて上行し、咽喉に会し、別れて唇口に絡う。血気盛んなれば則ち膚に充ち肉を熱し、血独り盛んなれば則ち皮膚を澹滲《せんしん》し、毫《ごう》毛を生やす。今婦人の生、気に余りありて、血に足らざるは、其の数④しば血を脱《うしな》うを以てなり。衝任⑤の脈、口唇を栄《やしな》わず、故に鬚生えず。黄帝曰く、士人に陰を傷つくるあり、陰気絶えて起たず、陰用いず、然れ

陰気絶而不起、陰不用、然其鬚不去。其故何也。宦者独去何也。願聞其故。岐伯曰、宦者去其宗筋、傷其衝脈、血写不復、皮膚内結、唇口不栄。故鬚不生。黄帝曰、其有天宦者、未嘗被傷、不脱於血、然其鬚不生。其故何也。岐伯曰、此天之所不足也、其任衝不盛、宗筋不成、有気無血、唇口不栄。故鬚不生。

ども其の鬚去らず。其の故なんぞや。⑥宦《かん》者の独り去るはなんぞや。願わくは其の故を聞かん。岐伯曰く、宦《かん》者は其の⑦宗《そう》筋を去り、其の衝脈を傷つけ、血写して復せず、皮膚内に結び、唇口栄《やしな》われず。故に鬚生えず。黄帝曰く、其れ⑧天宦なる者あり、未だ嘗《かつ》て傷つけられず、血を脱わず、然れども其の鬚生えず。其の故なんぞや。岐伯曰く、此れ天の足らざる所なり、其の任衝盛んならず、宗筋成らず、気あるも血なく、唇口栄われず。故に鬚生えず。

【注釈】

① 胞中――子宮である。張介賓の説「胞中とは、子宮のことである。男女の精を蔵するところは、いずれも子宮というが、ただ女性はここに受胎するので、胞と名付けるのである」。

② 上りて背裏を循る――「背裏」を『甲乙経』は「脊裏」に作る。〔現代語訳参照〕

③ 右――『甲乙経』に「右」字なし。〔現代語訳参照〕

④ 数しば血を脱う――婦女に月経があることをいう。

⑤ 衝任の脈、口唇を栄わず――「栄」は、栄養するの意味。張介賓の説「衝脈と任脈は血の海であり、鬚《ひげ》は血の余りである。血が不足すると、衝脈と任脈が口唇を栄養しないので、ひげが生えないのである」。

⑥　宦者——宮廷の宦官のこと。
⑦　其の宗筋を去る——宗筋は、男性の陰茎。多くの筋が集合する部位なので、宗筋という。「其の宗筋を去る」とは、宦官が若い時に去勢されることをいう。
⑧　天宦——先天性の生殖器官発育不全の人をいう。

【現代語訳】

黄帝がいう。「婦女にひげが生えないのは、血気がないからなのか」。

岐伯がいう。「衝脈と任脈はどちらも胞中から起こり、上向して脊柱の裏を循行し、気血の海になります。その体表を循行するものは、腹部に沿って上行し、咽喉部に交会し、その分支の一つは、咽喉部から別れて口唇の周囲をめぐります。血気が満ちて盛んな人は、肌肉が豊満で、皮膚に潤いがあります。もし血だけが盛んであれば、皮膚中に滲み注いで細い毛が生えます。婦女の生理的特徴は、気に余りがあって血が足りないことです。その原因は毎月月経があるからです。衝脈と任脈中の血が口唇を栄養することができないので、婦女にはひげが生えないのです」。

黄帝がいう。「男性で陰器を損傷したものは、陰萎して勃起せず、性的機能を喪失するが、それでもひげは生える。それはどうしてか。また、宦官にはひげがないが、どうしてなのか。その道理を聞きたい」。

岐伯がいう。「宦官の陰茎は睾丸といっしょに切り取られますので、衝脈が傷つけられ、出血した後は、正常の循行経路を回復することができず、傷口も固くなり、口唇は衝脈・任脈による栄養を受けることができません。それでひげが生えないのです」。

黄帝がいう。「天宦といわれる人がいる。かれらの宗筋は損傷を受けていないし、婦女のように月経があるわけでもないが、ひげが生えない。それはどうしてか」。

岐伯がいう。「それは先天的な生理的欠陥のためです。その人の任・衝二脈が盛んでなく、陰茎と睾丸の発育も不健全で、気はあっても血が足りず、上行して口唇を栄養することができないので、ひげが生えないのです」。

黄帝曰、善乎哉。聖人之通万物也、若日月之光影、音声鼓響、聞其声而知其形。其非夫子、孰能明万物之精。是故聖人視其顔色。黄赤者多熱気、青白者少熱気、黒色者多血少気。美眉者太陽多血、通髯極鬚者少陽多血、美鬚者陽明多血。此其時然也。夫人之常数、太陽常多血少気、少陽常多気少血、陽明常多血多気、厥陰常多気少血、少陰常多血少気、太陰常多血少気。此天之常数也。

黄帝曰く、善きかな。聖人の万物に通ずるや、日月の光影、音声の鼓響の若《ごと》く、其の声を聞きて其の形を知る。①其れ夫子に非ざれば、孰《たれ》か能く万物の精を明らかにせん。是の故に聖人は其の顔色を視る。黄赤なる者は熱気多く、青白なる者は熱気少なく、黒色なる者は血多く気少なし。美しき眉なる者は太陽に血多く、通髯《ぜん》極鬚《しゅ》なる者は少陽に血多く、美しき鬚なる者は陽明に血多し。②此れ其ち《すなわ》時に《つね》然るなり。夫れ人の常数、太陽は常に血多く気少なく、少陽は常に気多く血少なく、陽明は常に血多く気多く、厥陰は常に気多く血少なく、少陰は常に血多く気少なく、太陰は常に血多く気少なし。此れ天の常数なり。

【注釈】

① 其れ夫子に非ざれば、孰か能く万物の精を明らかにせん——これは、岐伯がよく万物に精通していることを、黄

帝が称賛しているのである。楊上善の説「表を見て裏を知り、微かなるものを見て顕著なるものを知り、日月を見て光と影を知り、音声を聞いて鼓響を理解し、五声を聞いてあらゆる形態を理解し、五色を見て血気を弁別し得る者は、岐伯のごとき至聖でなければ、誰がよく万物の精に通暁することができようか」。

②此れ其ち時に然るなり――「其」は、則と解釈する。「時」は、常と解釈する。「然」は、此の如しと解釈する。「此れ其ち時に然る也」とは、上文を承けて、顔色眉鬢を見て、血気の多少を知ることが、常にかくのごときである、ということをいう。あるいは、一般的な規則がこのようである、と解釈する。

【現代語訳】

黄帝がいう。「よろしい。才知ある人は万事万物に通暁することができる。日月に光と影があるように、音声に鼓響があるように、音声を聞けばその形状を知ることができる。先生でなければ、誰が万物についてこのように精通することができようか。それゆえ、才知ある人は顔に現れた黄赤色を見れば、体内の気血の熱を知り、青白色を見れば、気血の寒を知り、黒色を見れば、その多血少気を知ることができるのである。眉毛が秀麗であれば、太陽経に血が多い。鬚髯《しゅぜん》が長く鬢《びん》まで連なっていれば、少陽経に血が多い。鬚が美しければ、陽明経に血が多い。これが一般的な規則である。人体の経脈中の気血の多少についていえば、太陽経は常に多血少気であり、少陽経は常に多気少血であり、陽明経は常に多血多気であり、厥陰経は常に多気少血であり、少陰経は常に多血少気であり、太陰経は常に多血少気である。これが先天的に獲得している生理的状態である」。

【解説】

気血の多少については、本篇及び『霊枢』九鍼論篇第七十八・『素問』血気形志篇第二十四・『太素』巻十任脈篇・『太素』巻十九知形志所宜篇を参照すると、互いに異同がある。歴代の注釈家は、これら数篇が気血の多少について相違することに対して、みな存疑ありとする。ただし、「蔵府を本とし、経脈を標とする」という観点からすれば、経脈の気血の多少は、当然蔵府の気血の多少によって決定されるべきである。各篇における三陽経の気血の多少は一致しており、異なるのは三陰経である。その相違する原因を考えるに、手足の相違に基づくようである。たとえば、太陰を多血少気というのは、足の太陰脾経とすべきであり、少気少血は手の太陰肺経とすべきである。その他の少陰・厥陰もこれに倣う。

【本篇の要点】

一、前段は、陰陽二十五人篇の分類方法を継承して、五音・五味の上下左右によって、手足の三陽と五蔵陰経の相互関係を説明する。また、五味によって五穀・五畜・五果を分類して五色・五時に配当し、経絡の気の偏衰を正している。

二、ひげ・眉・顔色と経脈の気血との関係を論述する。婦人・宦官・天宦にひげが生えない理由を重点的に述べる。婦人にひげが生えないのは、衝脈・任脈の気が口唇を栄養しないからである。宦官にひげが生えないのは、その宗筋を切り取ったからである。天宦にひげが生えないのは、先天的に衝脈・任脈が虚弱で、宗筋が発育せず、気はあっても血がないからである。

三、顔色と眉・ひげを観察することによって、人の生まれつきの体質、すなわち気血の盛衰を了解できる、と指摘する。

（白杉悦雄　訳）

百病始生篇　第六十六

【解題】

本篇は、多数の疾病の発生原因について論述する。その主要な病因は、風雨清湿寒暑及び喜怒などである。また、冒頭に「百病の始めて生ずるや」の語があるので、篇名を「百病始生」とする。

黄帝問于岐伯曰、夫百病之始生也、皆生於風雨寒暑清湿喜怒。喜怒不節則傷蔵、風雨則傷上、清湿則傷下。三部之気、所傷異類。願聞其会。岐伯曰、三部之気各不同、或起於陰、或起於陽。請言其方。喜怒不節則傷蔵、蔵傷則病起於陰

黄帝　岐伯に問いて曰く、夫れ百病の始めて生ずるや、皆風雨・寒暑・清湿①・喜怒に生ず。喜怒節ならざれば則ち蔵を傷《やぶ》り、風雨は則ち上を傷り、清湿は則ち下を傷る。三部の気、傷る所は類を異にす。願わくは其の会②を聞かん。岐伯曰く、三部の気各おの同じからず、或いは陰に起こり、或いは陽に起こる。其の方を言わんことを請う。喜怒節ならざれば則ち蔵を傷り、蔵傷るれば則ち

也。清湿襲虚、則病起於下。風雨襲虚、則病起於上。是謂三部。至於其淫泆、不可勝数。

病は陰より起こるなり。清湿　虚を襲えば、則ち病は下より起こる。風雨　虚を襲えば、則ち病は上より起こる。是れ三部と謂う。其の淫泆《いっ》するに至りては、勝《あ》げて数うべからず。

【注釈】

① 清湿――「清」は、涼の意味。『荘子』人間世篇の釈文「清は大涼である」。「清湿」とは、寒涼なる湿邪をいう。

② 会――会得し通じるという意味。楊上善の説「邪気はそれぞれ傷害する部位を異にしているので、そのことに会通したいと願うのである」。

【現代語訳】

黄帝が岐伯に問う。「多くの疾病の発生は、みな風・雨・寒・暑・涼・湿などの外邪の侵襲及び喜・怒などの情志の内傷と関係がある。もし喜怒に節度がなければ内蔵を傷り、風雨の邪は人体の上部を傷り、涼湿の邪は人体の下部を傷る。上中下三部を傷る邪気は同じではない。私はその道理を知りたいと思う」。

岐伯がいう。「喜怒・風雨・清湿、これら三種の邪気の性質は異なっており、ある病気は陰分から発生し、ある病気は陽分から発生します。その大体の情況を述べたいと思います。喜怒が度を過ごしますと、内部の五蔵を傷ります。五蔵は陰でありますので、蔵が傷れると病気は陰から起こるのです。清湿の邪は人体下部の虚弱なところを侵襲しますので、病気は下部から起こるのです。風雨の邪は人体上部の虚弱なところを侵襲しますので、病気は上部から起こるのです。これが邪気によって犯されやすい三部であります。邪気が人体に侵入した後の発展変化、その複雑な情況については、数えあげることはできません」。

　黄帝曰、余固不能数、故問先師。願卒聞其道。岐伯曰、風雨寒熱、不得虚邪、不能独傷人。卒然逢疾風暴雨而不病者、蓋無虚、故邪不能独傷人。此必因虚邪之風与其身形、両虚相得、乃客其形。両実相逢、衆人肉堅。其中於虚邪也、因於天時与其身形、参以虚実、大病乃成。気有定舎、因処為名、上下中外、分為三員。是故虚邪之中人也、始於皮膚、皮膚緩則腠理開、開則邪従毛髪入、入則抵深、深則毛髪立、毛髪立則淅然、故皮膚痛。留而不去、則伝舎於絡脈、在絡之時、痛於肌肉、其痛之時息、大経乃代。留而不去、伝舎於経、在経

　黄帝曰く、余固《もと》より数うる能わず、故に先師に問う。願わくは卒《ことごと》く其の道を聞かん。岐伯曰く、風雨寒熱、①虚邪を得ざれば、独り人を傷《やぶ》る能わず。卒然と疾風暴雨に逢いて病まざる者は、蓋《けだ》し虚なし、故に邪独り人を傷る能わず。此れ必ず虚邪の風と其の身形と、②両虚相得るに因りて、乃ち其の形に客す。③両実相逢えば、衆人の肉堅し。其の虚邪に中《あ》たるや、天時と其の身形とに因り、参ずるに虚実を以てすれば、大病乃ち成る。④気に定舎あり、処に因りて名と為す、⑤上下中外、分けて三員と為す。是の故に虚邪の人に中たるや、皮膚に始まり、皮膚緩めば則ち腠理《そうり》開き、開けば則ち邪　毛髪より入り、入れば則ち深きに抵《いた》り、深ければ則ち毛髪立ち、毛髪立てば則ち淅《せき》然たり、故に皮膚痛む。留まりて去らざれば、則ち舎を絡脈に伝え、絡に在るの時、肌肉に痛み、其の痛みの時に息《や》めば、⑥大経乃ち代わる。留まりて去らざれば、舎を経に伝え、経に在るの時、洒淅《そんせき》として喜《よ》

之時、洒淅喜驚。留而不去、伝舎於輸、在輸之時、六経不通、四肢則肢節痛、腰脊乃強。留而不去、伝舎於伏衝之脈、在伏衝之時、体重身痛。留而不去、伝舎於腸胃、在腸胃之時、賁嚮腹脹。多寒則腸鳴飧泄、食不化。多熱則溏出糜。留而不去、伝舎於腸胃之外、募原之間、留著於脈、稽留而不去、息而成積。或著孫脈、或著絡脈、或著経脈、或著輸脈、或著於伏衝之脈、或著於膂筋、或著於腸胃之募原、上連於緩筋。邪気淫泆、不可勝論。

く驚く。留まりて去らざれば、舎を輸に伝え、輸に在るの時、六経通ぜず、四肢は則ち肢節痛み、腰脊は乃ち強ばる。留まりて去らざれば、舎を伏衝⑦の脈に伝え、伏衝に在るの時、体重く身痛む。留まりて去らざれば、舎を腸胃に伝え、腸胃に在るの時、賁嚮《ほんきょう》し腹脹す。寒多ければ則ち腸鳴り飧《そん》泄し、食化せず。熱多ければ則ち溏⑧《とう》糜《び》を出だす。留まりて去らざれば、舎を腸胃の外、募《ぼ》原《げん》の間に伝え、留まりて脈に著《つ》き、稽留して去らざれば、息⑨《そだ》ちて積《しゃく》と成る。或いは孫脈に著《つ》き、或いは絡脈に著き、或いは経脈に著き、或いは輸脈⑩に著き、或いは伏衝の脈に著き、或いは膂⑪《りょ》筋に著き、或いは腸胃の募原に著き、上りて緩筋⑫に連なる。邪気の淫泆《いつ》するは、勝《あ》げて論ずべからず。

【注釈】

① 虚邪――病気の原因となる邪気の総称。『素問』上古天真論篇第一「虚邪賊風、これを避くるに時あり」。

② 両虚相得――病気は、人体における正気の虚弱に虚邪の侵襲が加わることによって発生することをいう。馬蒔の説

③ 「種々の外感は、天の虚邪がなければ人を傷ることはできない。さらに人体に虚がなければ、また人を傷ることはできない。つまり、天の虚邪と人の身体の虚の両虚があって、はじめて種々の邪は人体に侵入することができるのである」。両実相逢う——四時の気候が正常であり、かつ人の身体が壮健であることをいう。楊上善の説「風雨寒暑がその季節にふさわしいものを実風という。人の身体が堅固であれば実形という。四時の気と身体がともに実であれば、外邪が身体に侵入することはない」。

④ 気に定舎あり、処に因りて名と為す——「気に定舎あり」とは、邪気が人体に侵入した後、人体の一定の部位に稽留し潜伏することをいう。邪気が潜伏する部位の相違によって、その名称を定めるので、「処に因りて名と為す」というのである。

⑤ 上下中外、分けて三員と為す——「三員」は、三部のこと。人体を縦に分ければ、上中下を三部とする。横からいえば、表裏と半表半裏を三部とする。

⑥ 大経乃ち代わる——「大経」とは、経脈であり、絡脈に対していう。「大経乃ち代わる」とは、邪気が深く侵入し、絡脈の邪気がすでに経脈に伝入して、経脈が代わってその邪気を受けたことをいう。

⑦ 伏衝の脈——衝脈の循行経路が脊柱の裏に沿っていることをいう。張介賓の説「伏衝の脈とは、脊椎部の衝脈のことであり、最も深部にあるので伏衝というのである」。

⑧ 溏　糜を出だす——分泌や下痢のことである。多紀元簡の説「糜《び》と縻《び》とは古通用する。つまり縻爛《びらん》である。溏の糜を出だすとは、腸垢や赤白帯下のことをいう」。

⑨ 息ちて積と成る——息は、生長するという意味。孫鼎宜の説『孟子』告子篇上の趙注に『息は、長なり』とある。その意味は、虚邪が脈に留滞し定着して、生長すると積になるということ。これが積の名の由来である」。

⑩ 輸脈——足の太陽経脈をさす。楊上善の説「輸脈とは、足の太陽脈である。足の太陽脈は、五蔵六府の輸を管理統轄しているので、輸脈というのである」。

⑪ 膂筋——脊柱に付着する筋をいう。楊上善の説「膂筋とは、腸の後、脊柱の筋をいう」。

⑫　緩筋——一般的には、足の陽明筋のことをさす。楊上善の説「緩筋とは、足の陽明筋をいう。陽明の気の性質が緩だからである」。別に宗筋のことをさすという解釈もある。たとえば、多紀元簡の説「緩筋とは宗筋である。王氏の『痿論』注〔『素問』第四十四〕にいう、横骨の上下は両側の縦筋と等しいが、この縦筋が宗筋である、と。この注は、下文の『其の緩筋に著くや、陽明の積の似し』とよく符合する。つまり、『痿論』に衝脈は経脈の海であり、渓谷を灌漑するというのと、陽明は経筋を合わせるとは、符合しているのである」。

【現代語訳】

黄帝がいう。「私はもとより千変万化する病変をことごとく了解することはできない。だから、あなたに教えを請うのだ。どうかその道理を全て聞かせてもらいたい」。

岐伯がいう。「正常な風雨寒熱は、病気の原因となる邪気ではなく、人体を傷害して発病させることはできません。突然に疾風・暴雨に遭遇しても病気にならないのは、人の身体が壮健であり、正気が虚していないからです。ですから、邪気があっても、それだけでは発病させることはできません。発病には、身体が虚弱であること、その上に賊風邪気の侵襲を受けることが必要です。この二つの虚が合致して、そこではじめて疾病が発生するのです。たとえば、身体が壮健で充実していて、四時の気候も正常であれば、大多数の人の肌肉は堅実ですので疾病は発生いたしません。それゆえ、疾病の発生は、四時の気が正常であるか否かと、身体が虚弱であるか否かによって決まり、身体の正気が虚し邪気が実していれば発病する、といわれるのです。邪気は皆その性質が異なっていますので、人体の一定の部位を侵襲し、その所在の相違に従って、別の名称で呼ばれますが、総じて言えば、縦からは上・中・下の三部に、横からは表・裏・半表半裏の三部に分類できます。

したがって、虚邪賊風が人体を侵害するとき、まず皮膚から侵入します。皮膚が緩んでいると腠理が開き、腠理が開くと邪気が毛穴から侵入し、侵入後はしだいに深部へと向かいます。このとき、寒けがして身震いし、毛髪が起ち、皮膚に疼痛が現れます。邪気が滞留して散じなければ、しだいに絡脈に伝入します。邪が絡脈に在るとき、肌肉が疼痛します。もし疼痛が現れたり止んだりするならば、それは邪気が絡脈から経脈へ伝入しようとしているのです。邪気が経脈に滞留すると、ぞくぞくと悪寒し、驚き恐れる精神状態になります。邪気が滞留して散じなければ、輸脈に伝入してそこに伏蔵します。邪気が輸脈に滞留すると、六経の兪穴は皆足の太陽経にありますので、六経の気は邪気によって阻害されて四肢に通達することができなくなり、四肢の関節が疼痛し、腰脊もまた強ばって具合が悪くなります。邪気が滞留して去らなければ、脊裏の衝脈に伝入します。邪気が衝脈を侵犯すると、体が重く痛む症状が現れます。邪気が滞留して去らなければ、さらに腸胃に伝入してそこに伏蔵します。邪が腸胃に在ると、腸鳴・腹脹が現れます。このとき、寒邪が盛んであれば腸鳴して不消化物を下し、食物は消化されません。熱邪が盛んであれば泄・痢などになります。邪気が滞留して去らなければ、腸胃の外の募原〔腸胃の外脂膜〕の間に伝入し、血脈中に留着します。そこに滞留して去らなければ、邪気は気血と互いに結合・凝結して、生長して積塊を形成します。要するに、人体に侵入した邪気は、或いは孫脈に、或いは絡脈に、或いは経脈に、或いは輸脈に、或いは伏衝の脈に、或いは膂筋に、或いは腸胃の募原に、或いは緩筋に留着いたしますので、邪気の侵入氾濫する情況を、完全に説明することはできないのです」。

黄帝曰、願尽聞其所由然。岐伯曰、其著孫絡之脈而成積者、其積往来上下、臂手孫絡之居也、浮而

黄帝曰く、願わくは尽《ことごと》く其の由りて然る所を聞かん。岐伯曰く、其の孫絡の脈に著《つ》きて積と成る者は、其の積往来上下して、孫絡の居に臂《つ》①くや、浮きて緩ければ、積

緩、不能句積而止之、故往来移行腸胃之間、水湊滲注灌、濯濯有音、有寒則䐜䐜満雷引、故時切痛。其著於陽明之経、則挾臍而居、飽食則益大、饑則益小。其著於緩筋也、似陽明之積、飽食則痛、饑則安。其著於腸胃之募原也、痛而外連於緩筋、飽食則安、饑則痛。其著於伏衝之脈者、揣之応手而動、発手則熱気下於両股、如湯沃之状。其著於膂筋在腸後者、饑則積見、飽則積不見、按之不得。其著於輸之脈者、閉塞不通、津液不下、孔竅乾壅。此邪気之従外入内、従上下也。

を句《とら》えてこれを止むる能わず、故に腸胃の間を往来移行し、水　湊《あつ》まり滲《し》みて注灌すれば、濯濯《たくたく》と音あり、寒あれば則ち②䐜䐜《しんしん》と満ち雷引す、故に時に切痛す。其の陽明の経に著くは、則ち臍を挾みて居り、飽食すれば則ち益ます大に、饑うれば則ち益ます小なり。其の緩筋に著くや、陽明の積に似、飽食すれば則ち痛み、饑うれば則ち安んず。其の腸胃の募原に著くや、痛みて外に緩筋に連なり、飽食すれば則ち安んじ、饑うれば則ち痛む。其の伏衝の脈に著く者は、これを揣《さぐ》れば手に応じて動き、③手を発《あ》ぐれば則ち熱気　両股に下り、④湯沃《よく》の状の如し。其の膂筋に著きて腸の後に在る者は、饑うれば則ち積見《あらわ》れ、飽《あ》けば則ち積見れず、これを按ずるも得ず。其の輸の脈に著く者は、閉塞して通ぜず、津液下らず、孔竅《きょう》乾き壅《ふさ》ぐ。此れ邪気の外より内に入り、上より下るものなり。

【注釈】

① 臂く――『甲乙経』は「臂手」を「擘乎」に作る〔原書はこれに従う〕。孫鼎宜の説「臂は、辟《へき》に読む。『荘子』

庚桑楚篇の釈文に引用する崔注に『辟は、相著《つ》くなり』とあり、『史記』扁鵲《へんじゃく》倉公列伝の索隠に『辟は、なお聚のごとし。居は、なお処のごとし』とある。つまり、積が孫絡の処に聚《あつま》り著く、という意味である。これが孫絡積である」。

② 䐜䐜と満ち雷引す――「䐜䐜満」は、胸腹が脹満すること。「雷引」は、腸中雷鳴し、かつ牽引するような疼痛があること。

③ 手を発ぐ――『広雅』釈詁一に「発は、挙なり」。「発手」とは、挙手、手を上げること。

④ 沃――灌ぐ。

【現代語訳】

黄帝がいう。「私はその原因とてんまつをことごとく聞きたい」。

岐伯がいう。「邪気が孫絡に留着してできた積は、上下に往来して活動します。これが孫絡積です。孫絡は浅く浮いていて緩いので、積を固定して止めておくことができません。それで、積は腸胃の間を往来移動し、もし水があればたくたくとした水声が現れ、寒があれば腹部の脹満・雷鳴・引き攣《つ》れが現れ、時には切られるような疼痛があります。邪気が陽明経脈に留着すると、臍の両側に積を形成します。飽食すると積塊は大きく顕れ、空腹時には小さく顕れます。邪気が緩筋に留着して形成された積の形状や症状は、陽明経脈の積と類似しており、飽食すれば痛み、空腹時には痛みません。邪気が腸胃の募原〔脂膜〕に留着して形成された積は、疼痛時には外側の緩筋へと引き攣れ、飽食時には痛まず、空腹時に痛みます。邪気が伏衝の脈に留着して形成された積は、手でその積を抑えると手に跳動するような感覚があり、手を上げると熱気が両股の間へ下行し、熱湯を注いだような耐えがたい感覚があります。邪気が膂筋に留着して形成された積は、腸胃の後方に在り、空腹時には積形を見ることができますが、飽食後は見ることも触ることもできません。邪気が輸脈に留着して形成された積は、脈道を閉塞して通じなくさせますので、津液が上下に流通できなくなり、毛孔が乾燥して塞がります。以上は皆邪気が外部から内部へ侵入し、上部から下部へと伝変してゆく臨床表現であります」。

　黄帝曰、積之始生、至其已成奈何。岐伯曰、積之始生、得寒乃生、厥乃成積也。黄帝曰、其成積奈何。岐伯曰、厥気生足悗、悗生脛寒、脛寒則血脈凝濇、血脈凝濇則寒気上入於腸胃、入於腸胃則䐜脹、䐜脹則腸外之汁沫迫聚不得散、日以成積。卒然多食飲則腸満、起居不節、用力過度、則絡脈傷。陽絡傷則血外溢、血外溢則衄血。陰絡傷則血内溢、血内溢則後血。腸胃之絡傷、則血溢於腸外、腸外有寒、汁沫与血相搏、則并合凝聚不得散、而積成矣。卒然外中於寒、若内傷於憂怒、則気上逆、気上逆則六輸

　黄帝曰く、積の始めて生じ、其の已《すで》に成るに至るはいかん。岐伯曰く、積の始めて生ずるや、寒を得て乃ち生じ、厥して乃ち積と成るなり。黄帝曰く、其の積と成るはいかん。岐伯曰く、厥気①足悗《ばん》を生じ、悗生ずれば脛寒え、脛寒ゆれば則ち血脈凝濇《しょく》し、血脈凝濇すれば則ち寒気上りて腸胃に入り、腸胃に入れば則ち䐜脹《しん》し、䐜脹すれば則ち腸外の汁沫迫聚《はくしゅう》して散ずるを得ず、日び以て積と成る。卒然と食飲多ければ則ち腸満ち、起居節ならず、力を用いて度を過ごせば、則ち絡脈傷《やぶ》る。陽絡傷るれば則ち血外に溢れ、血外に溢るれば則ち衄《じく》血す。陰絡傷るれば則ち血内に溢れ、血内に溢るれば則ち後血す。腸胃の絡傷るれば、則ち血 腸外に溢れ、腸外に寒ありて、汁沫と血と相搏《う》てば、則ち并合凝聚して散ずるを得ず、而して積成る。卒然と外 寒に中《あ》たり、若《も》し内 憂怒に傷らるれば、則ち気上に逆す。気上に逆す

不通、温気不行、凝血蘊裏而不散、津液濇滲、著而不去、而積皆成矣。

れば則ち六輸[2]通ぜず、温気行《めぐ》らず、凝血　裏に蘊《つ》みて散ぜず、津液濇滲《しょくしん》し、著《つ》きて去らず、而して積皆成る。

【注釈】

① 厥気足悗を生ず――「厥気」は、厥逆の気のこと、すなわち下から逆上する気である。「足悗」は、足部が重く痛み、動くのが不便なこと。「厥気　足悗を生ず」とは、寒気が下部から侵犯して上に逆行し、足部に痛滞を生じ、運動に障害を生じることをいう。張介賓の説「寒気が下部から逆上するので、足悗を生じる。肢節が痛滞し不便なことをいう」。

② 六輸通ぜず――六経の輸脈が通じないこと。

【現代語訳】

黄帝がいう。「積病の発生からその形成に至るまでの原因は、どのようなものか」。

岐伯がいう。「積の始めは、寒邪の侵犯を受けて生じます。寒邪が逆行して上行し、ついに積と成ります」。

黄帝がいう。「寒邪が積を生成する病理過程は、どのようなものか」。

岐伯がいう。「寒邪に由来する厥逆の気は、最初に足部の痛み・凝《こ》りと運動障害をもたらします。つぎに足部の痛み・凝りから脛部の冷えに発展し、その後血脈の渋滞凝結をもたらします。血脈が渋滞凝結すると、寒気は上部へ進み腸胃を侵犯します。腸胃が寒気を受けると脹満が発生します。腸胃が脹満すると腸胃の外にある汁沫を凝集させて消散させなくします。このように日一日と進行して、しだいに積を形成するのです。また、突然の暴飲暴食によって胃腸を過度に充満させたり、生活が不節制であったり、過度に力を使ったりすると、絡脈が損傷されます。もし上部の絡脈が損傷されますと、血が損傷部位から外に溢れて、鼻血がでます。もし下部の絡脈が損傷されますと、血が損傷部位から内に溢れて、血便が出ます。もし腸外の絡脈が損傷されますと、血が腸外へ流れ出て、このときたまたま腸外に寒邪があると、腸外の汁沫と腸外に溢れ出た血とが混ざりあい、両者が一緒になって凝集し、消散できなくなって積になります。もし突然に外は寒邪に感じ、内は憂怒に傷られると、気が逆上します。気が逆上すると、六経の気血の運行が阻害され、陽気の温める作用が影響を受けて、血液が温められないために凝結し、凝血が深部に集まって散らなくなり、津液も乾燥して渋滞し、組織を潤すことができなくなり、留着して消散せず、その結果、積が形成されるのです」。

黄帝曰、其生於陰者奈何。岐伯曰、憂思傷心。重寒傷肺。忿怒傷肝。酔以入房、汗出当風、傷脾。用力過度、若入房汗出浴則傷腎。此内外三部之所生病者也。黄帝曰、善。治之奈何。岐伯答曰、察其所痛、以知其応。有余不足、当補則補、当写則写。毋逆天時。是謂至治。

黄帝曰く、其の陰に生ずる者はいかん。岐伯曰く、憂思は心を傷《やぶ》る。重寒は肺を傷る。忿怒《ふんど》は肝を傷る。酔いて以て房に入り、汗出でて風に当たれば、脾を傷る。力を用いて度を過ごし、若《も》しくは房に入りて汗出で浴《あ》ぶれば則ち腎を傷る。此れ内外三部の病を生ずる所の者なり。黄帝曰く、善し。これを治するはいかん。岐伯答えて曰く、其の痛む所を察《し》り、以て其の応を知る。余りあると足らざると、当に補うべきは則ち補い、当に写すべきは則ち写す。天時に逆らうことなかれ。是れ至治と謂う。

【現代語訳】

黄帝がいう。「内蔵に発生する病は、どのように形成されるのか」。

岐伯がいう。「憂愁思慮が度を過ごせば、心が傷られます。寒邪に外感し、加えて冷たいものを飲食しますと、肺が傷られます。忿怒が度を過ごせば、肝が傷られます。酒に酔った後で寝室に行き、汗をかいて風にあたりますと、脾が傷られます。過度に力を使ったり、或いは寝室に行き、汗をかいて水を浴びますと、腎が傷られます。以上が内外の三部に発生する疾病の一般的な情況です」。

黄帝がいう。「よろしい。これらの病証に対してどのような治療をするのか」。

岐伯が答える。「その疼痛部位を診察すれば、病変の所在を知ることができます。証候の虚実に従って、虚を補い実を瀉す治療を行ないます。また、四時の気候の変化の規則に違背しないようにいたします。これが最善の治療原則です」。

【本篇の要点】

一、百病の発生原因には、外来の病因と精神的な病因とがあり、最も根本的な病因は人体の正気が不足することであることを論述し、「両虚相得れば、乃ち其の形に客す」という論点を提出している。

二、外感に属する病因の伝変する順序と、表から裏へと伝変する過程で現われる病変を指摘する。

三、精神的要因と飲食などに関する要因が内蔵に影響して発病する情況を説明する。

四、内外三部の疾病に対する治療原則、特に「天時に逆らうなかれ」という原則を提出する。

（白杉悦雄　訳）

行鍼篇　第六十七

【解題】

本篇は、人の体質には陰陽の偏《かたよ》りがあり、鍼治療を行なうとき、陰陽の相違に応じて異なる反応が現れるので、それぞれの証に個別に対処する必要があること、各人の情況に応じて刺鍼し、異なる刺鍼方法を採用すべきことを論ずる。本篇は、刺鍼の技法が正確であるか否かが、治療効果と密接な関係にあることを重点的に述べているので、「行鍼」を篇名とするのである。

黄帝問于岐伯曰、余聞九鍼於夫子、而行之於百姓、百姓之血気各不同形、或神動而気先鍼行、或気与鍼相逢、或鍼已出気独行、或数刺乃知、或発鍼而気逆、或数刺病

黄帝　岐伯に問いて曰く、余九鍼を夫子に聞き、而してこれを百姓《せい》に行なうも、百姓の血気各おの形を同じくせず、或いは神動きて気　鍼に先んじて行き、或いは気　鍼と相逢い、或いは鍼已《すで》に出でて気独り行き、或いは数《しば》しば刺して乃ち知り、或いは鍼を発して気逆し、

益劇。凡此六者、各不同形。願聞其方。

或いは数しば刺して病益ます劇《はげ》し。凡そ此の六者、各おの形を同じくせず。願わくは其の方を聞かん。

【現代語訳】

黄帝が岐伯に問う。「私はあなたから九鍼についての知識をうかがい、九鍼の技術を用いて百姓《せい》を治療したところ、百姓の血気には盛衰の相違があり、刺鍼した後の反応も一様ではないことがわかった。ある人は精神が激動しやすく、鍼を刺入するや否や反応がある。ある人は鍼を刺すとすぐに気を得る感覚がある。ある人は鍼を抜いた後に反応が現れる。ある人は鍼を数回刺した後で、ようやく反応が現れる。ある人は鍼を抜いた後に悪い反応が現れる。ある人は幾度か刺鍼すると病状が悪化する。この六つの場合、反応がそれぞれ異なっている。その道理をお聞きしたい」。

岐伯曰、重陽之人、其神易動、其気易往也。黄帝曰、何謂重陽之人。岐伯曰、重陽之人、熇熇高高、言語善疾、挙足善高、心肺之蔵気有余、陽気滑盛而揚、故神動而気先行。黄帝曰、重陽之人而神不先行者、何也。岐伯曰、此人頗有陰

岐伯曰く、重陽の人、其の神動き易く、其の気往①き易きなり。黄帝曰く、何をか重陽の人と謂う。岐伯曰く、重陽の人、②熇熇《こうこう》高高と、言語善く疾《と》く、足を挙ぐること善く高く、心肺の蔵気に余りあり、陽気滑盛にして揚③がる、故に神動きて気先に行く。黄帝曰く、重陽の人にして神の先に行かざる者は、なんぞや。岐伯曰く、此の人頗《すこぶ》る陰ある者なり。黄帝曰く、何を以て其の頗る陰あ

者也。黄帝曰、何以知其頗有陰也。岐伯曰、多陽者多喜、多陰者多怒、数怒者易解、故曰頗有陰。其陰陽之離合難、故其神不能先行也。

るを知るか。岐伯曰く、陽多き者は喜び多く、陰多き者は怒り多く、数しば怒る者は解け易し、故に頗る陰ありと曰う。其の陰陽の離合難《かた》し、故に其の神先に行く能わざるなり。

【注釈】

① 往——至るの意味。『広雅』釈詁一に「往は、至るなり」。

② 熇熇高高——「熇熇」は、火が盛んに燃えるさま。これは、燃えるような熱情を形容する。「高高」は、人に屈しないさま。馬蒔の説「熇熇は、燃え上がる炎のような勢いがあること。高高は、卑屈なこころのないこと」。

③ 揚——散の意味。張志聡の説「揚字は、散じやすいの意味を含む」。

【現代語訳】

岐伯がいう。「重陽の人は、精神が激動しやすく、刺鍼すると速やかに気を得ます」。

黄帝がいう。「重陽の人とは、どのような人か」。

岐伯がいう。「重陽の人は、感情が豊かで、火のように熱情的で、性格が高慢で人に屈せず、しゃべりかたが朗らかで流暢であり、歩きかたは踵を高く挙げて伸びやかであり、心肺の二蔵の気に余りがあり、陽気が滑らかで盛んなので気を発散させています。それゆえ、精神が激動しやすくて刺鍼したときも速やかに気を得るのです」。

黄帝がいう。「重陽の人の中のある者は、精神が激動しやすいわけでもなく、刺鍼したときも気を得ることが速やかでもない。それはどうしてか」。

岐伯がいう。「その類の重陽の人は、その陰気もまた頗《すこぶ》る多いのです」。

黄帝がいう。「その陰気が頗る多いことをどのようにして知るか」。

岐伯がいう。「陽の多い者は、精神が爽快であり、常に喜悦の感情があります。陰の多い者は、性格が沈黙であり、怒りの感情を抱くことが多く、しばしば癇癪を起こしますが、すぐにきげんをなおします。ですから、その人には陽中に陰があるというのです。この類の人の陰陽は、離合が困難でありますので、その神気も容易には激動せず、神気が先行しないのです」。

黄帝曰、其気与鍼相逢奈何。岐伯曰、陰陽和調、而血気淖沢滑利、故鍼入而気出、疾而相逢也。

黄帝曰、鍼已出而気独行者、何気使然。岐伯曰、其陰気多而陽気少、陰気沈而陽気浮者内蔵、故鍼已出、気乃随其後、故独行也。

黄帝曰、数刺乃知、何気使然。岐伯曰、此人之多陰而少陽、其気沈而気往難、故数刺乃知也。

黄帝曰、鍼入而気逆者、何気使

黄帝曰く、其の気と鍼と相逢うはいかん。岐伯曰く、陰陽和調し、而して血気淖《どう》沢として滑利なり、故に鍼入りて気出で、疾《と》くして相逢うなり。

黄帝曰く、鍼已《すで》に出でて気独り行く者は、何の気か然らしむる。岐伯曰く、其れ陰気多くして陽気少なく、陰気沈みて陽気浮く者は内に蔵す、故に鍼已に出で、気乃ち其の後に随う、故に独り行くなり。

黄帝曰く、数《しば》しば刺して乃ち知るは、何の気か然らしむる。岐伯曰く、此れ人の陰多くして陽少なく、其の気沈みて気の往くこと難し、故に数しば刺して乃ち知るなり。

然。岐伯曰、其気逆与其数刺病益甚者、非陰陽之気、浮沈之勢也。此皆麤之所敗、上之所失、其形気無過焉。

黄帝曰く、鍼入りて気逆する者は、何の気か然らしむる。岐伯曰く、其れ気の逆すると其の数しば刺して病の益ます甚だしき者は、陰陽の気、浮沈の勢に非ざるなり。此れ皆麤《そ》の敗る所、上の失う所にして、其の形気に過なし。

【現代語訳】

黄帝がいう。「ある人は、鍼を下したとき、ちょうどよい時に気を得るが、それはどうしてか」。

岐伯がいう。「それは、人の陰陽が協調し、気血が潤沢で暢やかなので、刺鍼するとすぐに気を得ることができるのです」。

黄帝がいう。「ある人は、鍼を抜いてからやっと反応が現れるが、これはどのような気の作用によるものか」。

岐伯がいう。「その類の人は、陰が多くて陽が少ないのです。陰の性質は沈であり、陽の性質は浮でありますから、陰のほうが盛んであれば、沈潜し収蔵いたします。それゆえ、鍼を刺したときに反応が緩慢であり、鍼を抜いたときに陽気が鍼に随って浮上するので、ようやく反応が現れるのです」。

黄帝がいう。「数回鍼を刺してから、ようやく反応が現れるのはどうしてか」。

岐伯がいう。「その類の人は、陰が多くて陽が少なく、その気は沈潜し収蔵していて至り難いのです。それゆえ、数回鍼を刺して、はじめて反応が現れるのです」。

黄帝がいう。「ある人は、鍼を刺すとすぐに好ましくない反応が現れるが、それはどうしてか」。

岐伯がいう。「気逆のような好ましくない反応が現れるのと、数回刺鍼した後に病状が悪化するのは、どちらも病人の体質の偏陰偏陽や経気の浮沈のためではなく、医者が軽率のためであったり、技術上の過誤のためです。病人の形気や体質とは関係ありません」。

【本篇の要点】

一、刺鍼したときに現れる六種類の異なる反応を提出し、考察する。

二、刺鍼したときに現れる六種類の異なる反応の原因が、各人の体質の相違と気血の盛衰にあることを明らかにする。

三、最後に、刺鍼したときの気逆（たとえば暈《うん》鍼）と、刺鍼するほどに病気が悪化することとは、体質とは関係なく、全て医療態度がぞんざいであるか、技術上の過誤によって起こるものであることを指摘している。

（白杉悦雄　訳）

上膈篇　第六十八

【解題】

本篇は、膈食証の中の下脘に属する虫積が癰《よう》を形成するときの病因・病症及び治療法について重点的に論述する。本篇の冒頭に「気を上膈と為す」「虫を下膈と為す」とあり、両方面から考察を始めているので、冒頭の「上膈」二字を取って篇名としているのである。

黄帝曰、気為上膈者、食飲入而還出。余已知之矣。虫為下膈。下膈者、食晬時乃出。余未得其意。願卒聞之。岐伯曰、喜怒不適、食飲不節、寒温不時、則寒汁流於腸中、流於腸中則虫寒、虫寒則積聚、守於下管、則腸胃充郭、衛気不営、

黄帝曰く、気を①上膈と為す者は、食飲入りて還《ま》た出づ。余已《すで》にこれを知れり。虫を②下膈と為す。下膈なる者は、③食の晬《さい》時に乃ち出づ。余未だ其の意を得ず。願わくは卒《ことごと》くこれを聞かん。岐伯曰く、喜怒適《かな》わず、食飲節ならず、寒温時ならざれば、則ち寒汁腸中に流れ、腸中に流るれば則ち虫寒え、虫寒ゆれば則ち積聚《せきしゅう》し、④下管を守れば、則ち腸胃郭《かく》に充《み》ち、⑤衛気営《やしな》わず、邪気

邪気居之。人食則虫上食、虫上食則下管虚、下管虚則邪気勝之、積聚以留、留則癰成、癰成則下管約。其癰在管内者、即而痛深。其癰在外者、則癰外而痛浮、癰上皮熱。

ここに居る。人食らえば則ち虫上りて食らわんとし、虫上りて食らえば則ち下管虚し、下管虚すれば則ち邪気これに勝ち、積聚して以て留まり、留まれば則ち癰《よう》成り、癰成れば則ち下管約す。其れ癰の管内に在る者は、即《すなわ》ち痛み深し。其れ癰の外に在る者は、則ち癰外にして痛み浮き、癰上の皮熱す。

【注釈】

① 上膈——食べた後すぐに吐出する噎《えつ》膈証のこと。俗に膈食ともいう。「膈」は、膈膜の上下が塞がって通じないこと。楊上善の説「鬲（膈）とは、癰である。気が上管（脘）に在れば、癰となって通じなくなり、食物は入ってももどり、すぐに吐出される」。

② 下膈——食後一定の時間を経て、やはり食物を吐出する病証のこと。反胃の類に属する。ただし、ここでは虫癰を主因とする膈証の一種をさす。

③ 食の晬時に乃ち出づ——「晬」は、一周する時間。「食の晬時に乃ち出づ」とは、飲食物が一昼夜後にやはりまた吐出されること。

④ 下管を守る——管は、脘と同じ。「下管を守る」とは、虫積が下脘部に巣くうこと。

⑤ 衛気営わず——「衛気」は、脾胃の陽気をさす。張介賓の説「衛気は、脾気である。脾気が運行して栄養することができないので、邪気がここに聚まるのである」。

【現代語訳】

黄帝がいう。「気が上部に鬱結して、食が入ってもすぐに吐出する上膈証を形成することについては、私はすでに知っている。下部の虫積によって形成される下膈証の場合、食が入って一昼夜してからようやく吐出されるが、これについては、私はまだその意味を理解していないので、詳細な説明をお聞きしたい」。

岐伯がいう。「喜怒などの感情が抑圧されて暢びず、飲食が不節制であり、寒暑などの気候に適応できないと、脾胃の消化運送機能に異常をきたし、寒湿を腸中に流注させます。腸中に寒湿が流注しますと、腸中の寄生虫が寒冷を感じ、虫が寒冷を感じますと、集まり積《つ》もって散らず、下脘に巣くいます。これによって腸胃塞がれ、陽気が流通して温めることができなくなり、邪気もそこに繫留するようになります。人が飲食するとき、虫は飲食の気味を感じて、上って食べようとします。虫が上行して食べようとするとき、下脘は空虚になり、邪気がこの虚に乗じて侵入し、内部に集まり積もります。繫留して久しくなれば、内癰《よう》を形成します。内癰が形成されますと、腸道が狭くなり、伝化を阻害します。癰が下脘の内に在る場合は、癰の部位も深く、深部が痛みます。癰が下脘の外に在る場合は、癰の部位も浅く、体表に近いところが痛み、癰の上部の皮膚が発熱します」。

黄帝曰、刺之奈何。岐伯曰、微按其癰、視気所行、先浅刺其傍、稍内益深、還而刺之、毋過三行。察其沈浮、以為深浅。已刺必熨、令熱入中、日使熱内、邪気益衰、

黄帝曰く、これを刺すはいかん。岐伯曰く、微かに其の癰《よう》を按じ、①気の行く所を視、先に其の傍《かたわ》らを浅く刺し、稍《や》や内②《い》るれば益ます深くし、還《かえ》してこれを刺す、三行を過ぐることなかれ。其の沈浮③を察《し》り、以て深浅と為す。已《すで》に刺せば必ず熨《い》し、熱をして中に入れしめ、

大癰乃潰。伍以参禁、以除其内、恬憺無為、乃能行気。後以鹹苦、化穀乃下矣。

日び熱④をして内《い》れしむれば、邪気益ます衰え、大癰乃ち潰《つい》ゆ。伍⑤《ご》するに禁を参ずるを以てし、以て其の内を除き、恬憺《てんたん》として為すなければ、乃ち能く気を行《めぐ》らす。後⑥に鹹《かん》苦を以て、穀を化せば乃ち下らん。

【注釈】

① 気の行く所を視る——触診によって病気の発展動向を観察すること。楊上善の説「手で軽く癰上を按じてその気を候うのは、癰気について三つの情報を知るためであり、一はその癰気の盛衰を知るためであり、二はその癰の深浅を知るためであり、三は刺鍼の要所を知るためである。それゆえ、按じて視るのである」。

② 内——「内」は、納と同じ。『説文』入部に「内は、入である」。

③ 沈浮——深浅のこと。楊上善の説「沈浮は、深浅である。癰の深浅を診察して、鍼治療を行なう」。

④ 熱をして内れしむ——「内」は「入」と同じ。

⑤ 伍するに禁を参ずるを以てし、以て其の内を除く——「伍」は、配伍、配合すること。「参」は、参合、参照し総合すること。参伍と熟するときは、相互に配合するの意味で用いる。「禁」は、禁忌。治療は保養と相互に配合すべきであり、飲食・起居・養生を宜しきに適うようにし、禁忌を犯さず、病邪が再び蔵府を傷る可能性を防止すべきであることをいう。張介賓の説「三者が相参ずることを参といい、五者が相伍することを伍という。およそ飲食・休息・起居は、必ず相互の適否を参照し配合すべきであり、配合禁忌を守って内傷の再発を防ぐべきである」。

⑥ 後に鹹苦を以て、穀を化せば乃ち下る——張介賓の説「鹹味は水によって化するので、潤いを与えて下し、堅いものを軟らかくすることができる。苦味は火によって化するので、胃を温めることができる。それゆえ、両者はともに穀を消化し下すことができるのである」。

【現代語訳】

黄帝がいう。「このような病証に対しては、どのような鍼治療をするのか」。

岐伯がいう。「鍼治療の方法は、手で軽く患部を抑えて、病気が発展する動向を観察し、まず癰部の周囲を浅く刺し、鍼を入れた後にやや感覚があれば、徐々に深く刺し、その後は同様の手順で刺鍼を反復します。ただし、三回を超えてはなりません。主に病位の深浅に基づいて、深く刺すか浅く刺すかを決定します。鍼を刺した後は、必ず温熨《い》法を用いて、熱気を内部に入れなければなりません。陽気を毎日内部に浸透させれば、邪気は日々衰退し、内癰は自然に消滅するでしょう。さらに、適当な養生法を配合し、各種の禁忌を避け、病邪が再び蔵府を傷る可能性を除去するように務めます。心を清くし欲望を少なくして、元気を養います。つづいて、鹹味《しおからみ》と苦味のある薬物を服用させて、飲食物の消化と伝導を促進させます。そうすれば、再び朝に食べたものを夕方に吐くようなことはないでしょう」。

（白杉悦雄　訳）

【本篇の要点】

一、「虫を下膈と為す」の成因は、虫が下脘に積聚して、胃気の下行を阻害するためであることを、重点的に論述する。

二、鍼治療の方法を説明する。刺鍼は、鍼を温めてその寒を除くべきであること、さらに、治療と養生との配合に注意し、適宜通下の法を併用すべきであることをいう。

憂恚無言篇　第六十九

【解題】

本篇は、失音証の病因と鍼治療の方法について論述する。あわせて発音器官の機能とその病理について、それぞれ説明する。本篇は、冒頭において憂いや怒りが突然失音を引き起こすことを論題としているので、「憂恚《い》無言」を篇名とする。

黄帝問於少師曰、人之卒然憂恚而言無音者、何道之塞、何気出行、使音不彰。願聞其方。少師答曰、咽喉者、水穀之道也。喉嚨者、気之所以上下者也。会厭者、音声之戸也。口唇者、音声之扇也。舌者、音声之機也。懸雍垂者、音声之関

黄帝　少師に問いて曰く、人の卒然と①憂恚《い》して言に音なき者は、何《いず》れの道の塞がるか、何れの気か②出行（行かず）、音をして彰《あき》らかならざらしむる。願わくは其の方を聞かん。少師答えて曰く、咽喉なる者は、水穀の道なり。喉嚨《ろう》なる者は、気の上下するゆえんの者なり。③会厭《ええん》なる者は、音声の戸なり。④口唇なる者は、音声の扇なり。⑤舌なる者は、音声の機なり。⑥懸雍垂《けんようすい》なる者は、

也。頏顙者、分気之所泄也。横骨者、神気所使、主発舌者也。故人之鼻洞涕出不収者、頏顙不開、分気失也。是故厭小而疾薄、則発気疾、其開闔利、其出気易。其厭大而厚、則開闔難、其気出遅、故重言也。人卒然無音者、寒気客于厭、則厭不能発、発不能下、至其開闔不致、故無音。

音声の関なり。⑦頏顙《こうそう》なる者は、分気の泄《も》る所なり。⑧横骨なる者は、神気の使う所にして、発舌を主《つかさど》る者なり。故に人の鼻洞に⑨涕《てい》出でて収まらざる者は、⑩頏顙《こうそう》開かず、分気失わるればなり。是の故に厭《えん》小さくして⑪疾薄なれば、則ち気を発すること疾《と》く、其の開闔《こうと》利く、其の気を出だすこと易《やす》し。其の厭大にして厚ければ、則ち開闔難《かた》く、其の気出づること遅し、故に⑫重言するなり。人の卒然と音なき者は、寒気の厭に客すれば、則ち⑬厭発《ひら》く能わず、発きて下る能わず、其の⑭開闔致らざるに至る、故に音なし。

【注釈】

① 恚――怒り恨むこと。

② 出行――『甲乙経』は「不行」に作る。〔現代語訳参照〕

③ 会厭――咽喉が交会するところにある軟骨組織であり、気管の上口を覆い、発声するときには開き、食物を咽下するときには閉じる。張介賓の説「会厭は、喉にある薄い膜である。会合部位を周囲し、上は懸雍に連なる。咽喉の食道と気道の機能が混乱しないのは、その遮断する働きによるので、会厭というのである。自在に開閉し、声はそこを通って出るので、これを戸というのである」。

④ 口唇なる者は、音声の扇なり――『説文』に「扇は、扉なり」とあり、門戸のことである。ここでは、口唇の開

閉が門戸と似ていることをいう。言語は、ここを通って出る。張志聡の説「口が開閉することによって言葉が明瞭になるので、音声の扇というのである」。

⑤ 舌なる者は、音声の機なり――張志聡の説「舌が動くことによって発言することができるので、音声の機というのである」。

⑥ 懸雍垂なる者は、音声の関なり――「懸雍垂」は、略して懸雍、或いは蒂丁《たいてい》といい、俗に小舌という。口腔内の軟口蓋の遊離縁の下方に突出する部分である。口を開いて「ア」を発音するときに見える。張介賓の説「懸雍垂は、ぶら下がって下にたれており、俗に小舌という。気道の要にあり、喉の要所であるので、これを関という」。

⑦ 頏顙なる者は、分気の泄る所なり――「頏顙」は、後鼻道のこと。張志聡の説「頏顙は、上腭の竅で、口鼻の気及び涕唾がここを通るので、分気の泄る所というのである。気がここを通って口と鼻に別れ出ることをいう」。

⑧ 横骨なる者は、神気の使う所にして、発舌を主る――「横骨」は、舌根部に付属する軟骨である。沈彤《しんとう》『釈骨』の説「歯の後方、舌根に横たわるものを横骨という」。ここでは、舌根に付いている横骨が、意識の支配を受けて、舌の動きを制御していることをいう。張志聡の説「横骨は、舌本内に在る。心は神を蔵し、舌に開竅《きょう》している。骨節の交わるところは、神気の遊行出入するところである。それゆえ、横骨は神気に使われて、舌を発することを主るのである。つまり、横骨が弩であり、舌という機を発するのであり、それらを使うのは神気である」。

⑨ 鼻洞――鼻淵のこと。また、『中国医学大辞典』の説「鼻洞は、鼻の外孔」。

⑩ 頏顙開かず、分気失わる――張介賓の説「頏顙の竅《あな》が開かなければ清気が通らず、清気が通行しなければ濁液が集まって下り出てくる。これは分気の機能が失われたからである」。

⑪ 疾――『甲乙経』には、この字がない。〔現代語訳参照〕

⑫ 重言――言葉がつかえること。俗にいう「どもる」の類。張志聡の説「重言は、どもること」。

⑬ 厭発く能わず、発きて下る能わず――張志聡の説「厭発く能わずとは、開かないことをいう。発きて下る能わずとは、閉じないことをいう」。

⑭ 開闔致らず——発声器官の開閉に異常をきたし、あるべき作用を発揮できなくなることをいう。張介賓の説「不致は、不能のこと。寒気が会厭に客すると、気道の調子が悪くなり、揚げて高くすることも、抑えて低くすることもできなくなる。開閉の両機能がともに不調になるので、突然失音するのである」。

【現代語訳】

黄帝が少師に問う。「ある人は突然の憂鬱や憤怒によって、話をしていて発音することができなくなるが、それは人体内のどの気血の道が阻害閉塞するのか。どの気が通行しないので、発声が不明瞭になるのか。その道理をお聞きしたい」。

少師が答える。「咽部は下ると胃に通じ、水穀を受け入れるときに必ず経過する通路です。喉嚨《ろう》は下ると肺に通じ、呼吸の気息が上下して出入りする要道です。会厭《ええん》は咽喉の間に在って、よく開閉し、発声においては門戸に相当します。口唇の開閉は、発語発音においては門扉に相当します。敏捷な動きをする舌は、明瞭な発語発音を助ける器官です。懸雍垂《けんようすい》は、発音成声の鍵です。頏顙《こうそう》は、口鼻が相互に気を通わす竅孔であり、鼻涕と唾液はここを通って分泌されます。舌根に付く横骨は、神気の支配を受け、舌の動きをコントロールする重要な部分です。それゆえ、鼻腔中に鼻水が流れて止まらなくなると、鼻詰まりや鼻声などの症状が随伴しますが、それは頏顙が開かず、分気機能が失われるからです。一般的にいえば、会厭が薄く小さな人は、呼気が暢やかで、開閉もスムーズであり、気を出すのが容易であるため、発音がよく響きます。会厭が厚く大きければ、開閉が遅く、出気も緩慢であるため、話はどもり、音声も明瞭ではありません。突然失音する人についていえば、会厭に風寒の邪を受けて、気道に異常が起こり、音声の高低が思うままにならなくなり、ついには発声器官の機能不全に至り、失音証になるのです」。

黄帝曰、刺之奈何。岐伯曰、足之少陰、上繫於舌、絡於横骨、終於会厭。両写其血脈、濁気乃辟。会厭之脈、上絡任脈、取之天突、其厭乃発也。

黄帝曰く、これを刺すはいかん。岐伯曰く、足の少陰は、上りて舌に繫《つな》がり、横骨に絡い、会厭《ええん》に終わる。①両《ふた》たび其の血脈を写せば、濁気乃ち辟《しりぞ》く。会厭の脈は、上りて任脈に絡えば、これを天突②に取れば、其の厭乃ち発《ひら》くなり。

【注釈】

① 両たび其の血脈を写す――「両」は、二回の意味。馬蒔の説「其の血脈を瀉すとは、足の少陰腎脈の血絡を瀉すことをいう」。

② 天突――経穴部位。胸骨上窩の正中に在り、任脈に属す。また、陰維脈と任脈の会穴であり、暴瘖・咽腫・喉痺などの証を主治とする常用穴である。

【現代語訳】

黄帝がいう。「失音証の鍼治療はどのようにするか」。

岐伯がいう。「足の少陰腎経の脈は、足から上行して、舌根部を通り、舌根部の横骨を絡い、喉の会厭に終止します。鍼治療をするときは、足の少陰経が上行して会厭を絡う部分の血脈を取り、必ず二度瀉さなければなりません。そうすれば、濁気は排除されるでしょう。足の少陰経の会厭部にある脈は、任脈と連絡していますので、さらに任脈の天突穴に刺鍼しますと、会厭は開閉機能を回復し、発音することができるようになります」。

【解説】

本篇は、主に暴瘖証の鍼治療について述べている。暴瘖証は多実証なので、瀉法を用いる。それゆえ、「両たび其の血脈を瀉す」「これを天突に取る」というのである。声がかれたり、気が咽喉に逆する諸証に鍼治療を行なうものにとっては、たいへん啓発的である。

【本篇の要点】

一、まず、発音の生理的機能が、咽喉・喉嚨《ろう》・頏顙《こうそう》などの組織の共同作用によって行なわれていることを明らかにする。また、突然発音不能になるのは、寒気が会厭《ええん》に客することが原因であることを述べる。

二、つぎに、突然発音不能になったときの刺法として、足の少陰の血脈を二度瀉し、さらに天突穴を刺すことを述べる。

（白杉悦雄　訳）

寒熱篇　第七十

【解題】

本篇は瘰癧《るいれき》の成因について論述し、その診断・治療・予後などに及ぶ。論述の中で、瘰癧ができる理由は、寒熱の毒気が経脈の間に稽留するためと認識している。その多くは寒熱を伴っているので、「寒熱」を篇名としたのである。

黄帝問于岐伯曰、寒熱瘰癧、在於頸腋者、皆何気使生。岐伯曰、此皆鼠瘻、寒熱之毒気也、留於脈而不去者也。

黄帝　岐伯に問いて曰く、寒熱瘰癧《るいれき》③、頸腋に在る者は、皆何の気の生ぜしむるや。岐伯曰く、此れ皆鼠瘻《そろう》②にして、寒熱の毒気の③、脈に留《とど》まりて去らざる者なり。

【注釈】

① 瘰癧――ある種の頑固な外科疾患で、多く頸部や腋の下に生じ、硬い核のようになっていて、押しても動かない。小さいものを「瘰」、大きなものを「癧」という。少数だったものが多量になったり、小さかったものが大きくなっ

たりする。潰れた後のものは「鼠瘻」と名づけ、多く寒熱を伴う。現在では、多く淋巴《りんぱ》結核の一類にあたる疾病として、これを認めている。

② 鼠瘻——『説文』の説「瘻とは、頸部の腫れものである」。瘰癧が破れ潰れた後、薄い膿が流れ続けて、いつまでも口がふさがらないと、鼠瘻が形成される。張介賓の説「瘰癧とは、つぎつぎと重なったようになって、上から下まで貫いているものである。そこで頸や腋の間には、どこにもこれが生じうるのである。その形が鼠の巣穴のようで、そのひとつが塞がっても、また別の穴が穿たれてくるので、またの名を鼠瘻ともいう」。

③ 毒気——ある病気をひきおこす因子の総称。古人は病気をひきおこしうる邪気を、常に「毒気」と呼んでいた。風毒・寒毒・熱毒の類がそれである。

【現代語訳】

黄帝が岐伯に問う。「時に寒熱を発する瘰癧《るいれき》の病気で、多く頸部と腋の下に生ずるものは、どんな原因によってできるのか」。

岐伯がいう。「これはいずれも鼠瘻《そろう》の証で、寒熱の毒気が経脈中に稽留して消え去らないためにできるのです」。

【訳注】

（一）『甲乙経』にはこの「也」字はない。文章としても下句に続いており、原書もそのように訳しているので、主格を示す助字として扱い、訓読しない。

黄帝曰、去之奈何。岐伯曰、鼠瘻之本、皆在於蔵、其末上出於頸

黄帝曰く、これを去ることいかん。岐伯曰く、鼠瘻の本、皆蔵に在りて、其の末は上に頸腋の間に出づ。其の

腋之間。其浮於脈中、而未内著於肌肉而外為膿血者、易去也。

脈中に浮きて、未だ内に肌肉に著《つ》きて外に膿血を為さざる者は(一)、去り易《やす》きなり。

【現代語訳】

黄帝がいう。「どのようにして除き去るのか」。

岐伯がいう。「鼠瘻の病根は、いずれも内なる蔵にあり、その外標に現れる症状は、上方の頸や腋の間に出てきます。もし毒気が僅かに脈中に浅く浮いているだけで、まだ内部の肌肉を損傷し腐らせて膿血を出すに至っていないものは、かなり容易に治癒します」。

【訳注】

（一）この訓みは馬蒔・張介賓によるもので、渋江抽斎なども、これを妥当と認めている。一方、楊上善・張志聡は「未」を「内著於肌肉」の句のみにかけ、「膿血が出るものは、治癒しやすい」のように解釈する。

黄帝曰、去之奈何。岐伯曰、請従其本引其末、可使衰去而絶其寒熱。審按其道以予之、徐往徐来以去之。其小如麦者、一刺知、三刺而已。

黄帝曰く、これを去ることいかん。岐伯曰く、請う其①の本より其の末を引かば、衰去せしめて其の寒熱を絶つべし。審《つまび》らかに其の道を按《あん》じて以てこれに予《あた》え、②徐《おもむろ》に往きて徐に来たらしめて以てこれを去らん。其の小なること麦の如き者は、一刺にして知り、三刺にして已《い》えん。

【注釈】

① 其の本より其の末を引く――「本」は、病を発せしむる根源を指し、「末」は、外に現れる症状を指す。楊上善の説「本は、蔵のこと、末は瘻の部位をいう」。「其の本より其の末を引く」とは、病の根源から治療を始め、患部の邪毒を導き引いて消散させることをいう。

② 徐に往きて徐に来たらしむ――「徐」は、緩慢なこと。刺鍼治療における補瀉の手法にあたって、鍼の出入をゆっくりと行うことを指す。張介賓の説「徐に往き徐に来たらしむというのは、補瀉の法のことである」。

【現代語訳】

黄帝がいう。「どのように治療するのか」。

岐伯がいう。「病気の根源から手を着けて瘰癧を治療すれば、毒気を衰退させて、寒熱の発作を止めることができます。病気を主っている蔵府経脈をよく観察し、経脈に循《したが》って穴位を取って刺治を施して、鍼をゆっくりと入れてゆっくりと出し、補瀉がうまくゆくようにして、正気を助け邪気を去るという目的を達するのです。もしも瘰癧のできはじめで、形が麦粒ほどに小さいものであれば、一度鍼治しただけで効きめが現れ、三度鍼治すれば治ってしまいます」。

【解説】

『素問』骨空論篇第六十に、「鼠瘻寒熱は、寒府に刺鍼する」とあり、本篇と相互に参照すべきであろう。本病の刺鍼治療については、歴代の鍼灸書にも多くの記載がある。最近では、病巣部に直接刺鍼もしくは火灸を施したり、その他の療法を加えたりしても良効を得ると報道されている。こうした簡単・便利・効験明らかな刺鍼技法については、重視して推し広めるべきだろう。

黄帝曰、決其生死奈何。岐伯曰、反其目視之。其中有赤脈、上下貫瞳子。見一脈、一歳死。見一脈半、一歳半死。見二脈、二歳死、見二脈半、二歳半死。見三脈、三歳而死。見赤脈不下貫瞳子、可治也。

黄帝曰く、其の生死を決することいかん。岐伯曰く、其の眼を反《かえ》してこれを視る。其の中に赤脈ありて、上より下(二)に瞳子を貫かん。一脈を見《あらわ》せば、一歳にして死さん。一脈半を見せば、一歳半にして死さん。二脈を見せば、二歳にして死し、二脈半を見せば、二歳半にして死さん。三脈を見せば、三歳にして死さん。赤脈を見すも瞳子を下貫せざれば、治すべきなり。

【現代語訳】

黄帝がいう。「この種の病気を診断する際、どのようにその生死をみきわめるのか」。

岐伯がいう。「診断の方法は、まぶたを裏返して観察して、もしも眼の中に赤脈があって、上から下にひとみを貫いていれば、病情が悪化する兆候です。一条の赤脈が現れていれば、一年で死ぬでしょう。一条半の赤脈が現れていれば、一年半で死ぬでしょう。二条の赤脈が現れていれば、二年半で死ぬでしょう。もしも三条の赤脈が現れていれば、三年で死ぬでしょう。赤脈が現れていても下に向かってひとみを貫いていないのならば、まだ治すことができます」。

【解説】

本文が述べる「目を返して赤脈がひとみを貫いているかどうか」という予後の診断方法について、陳言の『三因方』は「こうした説があるとはいえ、病人について確かめてもこうした症状がある者は少なく、考究したり従ったりすることは難しい」と述べている。彼より後の歴代の医家にも、これに類する記載は乏しく、現代の外科や瘰癧治療の専門家に問いただしても、こうした経験をもちあわせていない。臨床上、我々がこうした体験を見すごしているのか、それとも古人の無稽の談にすぎないのか、読者はどうか熟慮していただきたい。

【訳注】

（一）『太素』は「従上下」に作っているので、それを踏まえて訓んだ。原書訳もこの方向性を意識している。

【本篇の要点】

一、瘰癧の成因・治療方法について討論する。

二、瘰癧の予後をどう診断するか説明する。

（石田秀実　訳）

邪客篇　第七十一

【解題】

本篇で主に論じられているのは、邪気が人体に侵入すると、異なる部位で、各種の異なる病証を引き起こすこと、及び異なる方法を運用して治療し、それによって外邪を除去するという目的を達成するにはどうすればよいかということである。それゆえ、「邪客《かく》」を篇名とする。

黄帝問于伯高曰、夫邪気之客人也、或令人目不瞑不臥出者、何気使然。伯高曰、五穀入于胃也、其糟粕津液宗気分為三隧。故宗気積于胸中、出于喉嚨、以貫心脈、而行呼吸焉。営気者、泌其津液、注

黄帝　伯高に問いて曰く、夫れ邪気の人に客《かく》するや、或いは人をして目瞑せず臥出せざらしむる者は、何の気か然らしむる。伯高曰く、五穀の胃に入るや、其の糟《そう》粕《はく》・津液・宗《そう》気分れて①三隧《すい》と為る。故に宗気は②胸中に積み、喉嚨《ろう》に出で、以て心脈を貫き、而して呼吸を行なう。営気なる者は、其の津液を泌し、これを脈に注ぎ、

之於脈、化以為血、以栄四末、内注五蔵六府、以応刻数焉。衛気者、出其悍気之慓疾、而先行於四末分肉皮膚之間、而不休者也。昼日行於陽、夜行於陰、常従足少陰之分間、行於五蔵六府。今厥気客於五蔵六府、則衛気独衛其外、行於陽、不得入於陰、行於陽則陽気盛、陽気盛則陽蹻陥、不得入於陰、陰虚、故目不瞑。

化して以て血と為し、以て四末を栄《やしな》い、内は五蔵六府に注ぎ、③以て刻数に応ず。衛気なる者は、其の悍《かん》気の慓疾《ひょうしつ》なるを出だし、而して先んじて四末の分肉・皮膚の間に行き、而して休まざる者なり。④昼日は陽を行《めぐ》り、⑤夜は陰を行り、常に足の少陰の分間より、五蔵六府を行る。今厥気 五蔵六府に客すれば、則ち衛気独り其の外を衛《まも》り、陽を行り、陰に入るを得ず、陽を行れば則ち陽気盛んに、陽気盛んなれば則ち陽⑥蹻《きょう》陥（満）ち、陰に入るを得ず、陰虚す、故に目瞑せず。

【注釈】

① 三隧――地下の通道を「隧」という。張介賓の説「隧は、道である。糟粕の道は下焦から出、津液の道は中焦から出、宗気の道は上焦から出るので、分けて三隧とする」。

② 胸中――ここでは膻中をさす。上気海である。

③ 以て刻数に応ず――古代、一昼夜を分割して百刻とし、時間を計算した。明代以降、二十四分法を用いるようになり、現在の一時間は古代の約四刻強に相当する。営気が一昼夜に周身を五十周循環するというのは、古代の百刻の数に対応している。詳細な説明は、『霊枢』五十営篇第十五に見える。

④ 昼日は陽を行る――衛気は、昼間は陽分を循行し、足の太陽膀胱経から始まる。

⑤ 夜は陰を行り、常に足の少陰の分間よりす——衛気は、夜間は陰分を循行し、足の少陰腎経を起点とする。詳細な説明は、『霊枢』衛気行篇第七十六に見える。

⑥ 陽蹻陥——『太素』『甲乙経』はともに「陽蹻満」に作る。『霊枢』大惑論篇第八十に「陽気満則陽蹻盛」の説があるので、「陥」字は「満」字とするべきである。

【現代語訳】

黄帝が伯高に問う。「邪気が人体を侵犯すると、人が目を閉じて眠りに入ることをできなくさせることがあるが、これはどんな気がそうさせるのか」。

伯高がいう。「飲食物が胃に入り、消化されると、その糟粕と津液と宗気は別れて三つの隧《すい》道になります。宗気は胸中に積聚し、喉嚨《ろう》に出て、心脈を貫通して、呼吸を行ないます。営気は津液を分泌して、脈中に注ぎ、変化して血液になり、身体外部では四肢を栄養し、内部では五蔵六府に注ぎ、その周身を循行することは昼夜百刻の数に相応しています。衛気は水穀が変化した悍気であり、その流動は猛烈で迅速であり、最初に四肢の分肉と皮膚の間を循行し、運行して止まないものです。昼間は体表部分を循り、夜間は深部に入り、常に足の少陰腎経を起点とし、五蔵六府を循行します。いま病理についていえば、もし邪気が逆して五蔵六府を犯せば、衛気は陽分を循ることはできますが、陰分に入ることができなくなります。衛気が陽分だけを循ることになるので、体表の陽気だけが盛んになり、陽気だけが盛んになると、陽蹻脈の気を満ちさせ、衛気が陰分に入れなくなり、陰虚になります。それで、目を閉じて眠りに入ることができなくなるのです」。

【解説】

本節で論じられる「目不瞑」証の病理は、陰陽蹻脈と関係している。このことは、『霊枢』脈度篇第十七や大惑論篇第八十でも説かれているので、相互に参照すべきである。

黄帝曰、善。治之奈何。伯高曰、補其不足、写其有余、調其虚実、以通其道、而去其邪、飲以半夏湯一剤、陰陽已通、其臥立至。

黄帝曰く、善し。これを治するはいかん。伯高曰く、其の足らざるを補い、其の余りあるを写し、其の虚実を調え、以て其の道を通じ、而して其の邪を去り、飲ましむるに半夏湯《はんげ》一剤を以てし、陰陽已《すで》に通ずれば、其の臥立ちどころに至らん。

【注釈】

① 其の足らざるを補い、其の余りあるを写す――ここでは、刺鍼の補瀉をいう。張介賓の説「これは、鍼治療における補瀉のことである。其の不足を補うのは、陰蹻脈が出る足の少陰経の照海である。其の有余を瀉すのは、陽蹻脈が出る足の太陽経の申脈である。陰が盛んで陽が虚して臥しがちな場合は、当然陽を補い陰を瀉すべきである」。

② 以て其の道を通ず――陰陽の経脈が交会する隧道を疎通させること。

【現代語訳】

黄帝がいう。「よろしい。どのように治療するのか」。

伯高がいう。「刺鍼療法を用いて、その陰分の不足を補い、その陽分の有余を瀉して、虚実を調え、陰陽が交会する隧道を疎通させせなければなりません。それによって厥逆する邪気を除去し、さらに半夏《はんげ》湯一剤を与え、陰陽の経気を疎通させて調えれば、たちどころに安眠できるでしょう」。

黄帝曰、善。此所謂決瀆壅塞、経絡大通、陰陽和得者也。願聞其方。伯高曰、其湯方、以流水千里以外者八升、揚之万遍、取其清五升、煮之、炊以葦薪、火沸、置秫米一升、治半夏五合、徐炊、令竭為一升半、去其滓、飲汁一小杯、日三、稍益、以知為度。故其病新発者、覆杯則臥、汗出則已矣。久者三飲而已也。

黄帝曰く、善し。此れいわゆる壅塞《ようそく》を決瀆《とく》して、経絡大いに通じ、陰陽和得する者なり。願わくは其の方を聞かん。伯高曰く、其の湯方、①流水の千里以外なる者八升を以て、これを揚ぐること万遍、其の清きもの五升を取り、これを煮、②炊ぐに葦薪《いしん》を以てし、火に沸かし、③秫《じゅつ》米一升、④治半夏五合を置き、徐《おもむろ》に炊《かし》ぎ、竭《つ》くして一升半と為さしめ、其の滓を去り、汁を飲むこと一小杯、日に三たびし、稍《ようや》く益し、知るを以て度と為す。故に其の病の新たに発する者は、杯を覆《くつがえ》せば則ち臥し、汗出づれば則ち已《い》ゆ。久しき者は三飲にして已ゆるなり。

【注釈】

① 流水の千里以外なる者八升を以て、これを揚ぐること万遍——後世の本草書は、「千里水」あるいは「長流水」という。その源が遠く、流れ下ることが長いので、疎通下達の意味があることに着目する。「これを揚ぐること万遍」とは、長流水を煮て、杓で酌んで高く揚げること千万遍、水をたぎらせたものを、「甘瀾《らん》水」という。古代人は、この水で薬を煎じれば陰陽を調和することができると考えていた。

② 炊ぐに葦薪を以てす――アシを燃料に使うこと。李東垣の説「煮るときに葦を燃料に使うのは、火力が強いからである」。

③ 秫米――張介賓の説「秫米は、糯米《もちごめ》の小粒のものである。黍《きび》の一種で、粒は黍より小さく、酒の原料になる。北方の人は小黄米と呼ぶ。その性味は甘く、微涼で、粘り気があり、よく陰を栄養して補う」。李時珍の説「秫は、陽盛陰虚・不眠を治す。半夏湯中に用いる。その作用が陰気を益して大腸の調子を調えるからである。大腸が調えば陽気は盛んにならない」。

④ 治半夏――炮制した半夏のこと。

【現代語訳】

黄帝がいう。「よろしい。この刺鍼と薬物を併用する治療法は、水道を決開して詰った土砂を排除するように、経絡を通じさせ、陰陽を調和させるものである。願わくば半夏湯方についてお聞きしたい」。

伯高がいう。「半夏湯方は、千里を流れてきた長流水八升を用い、杓でこの水を万遍揚げ、その上に浮かんだ清水五升を取り、葦を燃料に使い、強火で煮沸した後、秫米《じゅつ》一升と、炮制した半夏五合を入れ、葦を燃やしてゆっくりと煎じ、薬湯が濃縮して一升半になったとき、薬滓を取り除き、毎回小さい杯で一杯を服用し、一日に三回服用し、毎回少しずつ量を増やしてゆき、効果が現れるのをもって限度とします。もし発病してすぐであれば、薬を服用すればすぐに安眠休息することができ、汗が出れば病気は治癒します。発病してから時が経っていても、三剤を服用すれば治癒いたします」。

【解説】

本書の「目不瞑」証の病理は、陽が外に盛んになり、陰が内に虚して、陽が陰に入ることができないことを主因とする。半夏秫米湯の作用は、陰陽を交通させるもので、この病を治療する有効な処方である。李時珍の説「秫は、陽盛陰虚・不眠を治す。半夏湯中に用いる。その作用が陰気を益して大腸の調子を調えるからである。大腸が調えば陽気は盛んにならない」。

黄帝問於伯高曰、願聞人之肢節、以応天地奈何。伯高答曰、天円地方、人頭円足方以応之。天有日月、人有両目。地有九州、人有九竅。天有風雨、人有喜怒。天有雷電、人有音声。天有四時、人有四肢。天有五音、人有五蔵。天有六律、人有六府。天有冬夏、人有寒熱。天有十日、人有手十指。辰有十二、人有足十指茎垂以応之、女子不足二節、以抱人形。天有陰陽、人有夫妻。歳有三百六十五日、人有三

黄帝 伯高に問いて曰く、願わくは聞かん、人の肢節、以て天地に応ずるはいかん。伯高答えて曰く、天は円く地は方なり、人の頭は円く足は方にして以てこれに応ず。天に日月あり、人に両目あり。地に九州①あり、人に九竅《きょう》あり。天に風雨あり、人に喜怒あり。天に雷電あり、人に音声あり。天に四時《しじ》あり、人に四肢あり。天に五音あり、人に五蔵あり。天に六律②あり、人に六府あり。天に冬夏あり、人に寒熱あり。天に十日③あり、人に手の十指あり。辰《しん》に十二あり、人に足の十指・茎④・垂ありて以てこれに応じ、女子は二節足らざるも、⑤以て人形を抱く。天に陰陽あり、人に夫妻あり。歳に三百六十五日あり、人に三百六十五節あり。地に高山あり、人に肩膝あ

百六十五節(一)。地有高山、人有肩膝。地有深谷、人有腋膕。地有十二経水、人有十二経脈。地有泉脈、人有衛気。地有草蓂、人有毫毛。天有昼夜、人有臥起。天有列星、人有牙歯。地有小山、人有小節。地有山石、人有高骨。地有林木、人有募筋。地有聚邑、人有䐃肉。歳有十二月、人有十二節。地有四時不生草、人有無子。此人与天地相応者也。

り。地に深谷あり、人に腋膕《えきかく》あり。地に十二経水あり、人に十二経脈あり。地に泉脈あり、人に衛気あり。地に草蓂《めい》⑥あり、人に毫毛あり。天に昼夜あり、人に臥起あり。天に列星あり、人に牙歯あり。地に小山あり、人に小節あり。地に山石あり、人に高骨あり。地に林木あり、人に募筋あり。地に聚邑⑦あり、人に䐃《きん》肉あり。歳に十二月あり、人に十二節⑧あり。地に四時に草を生やさざるあり、人に子なきあり。此れ人と天地と相応ずる者なり。

【注釈】

① 九州――古代に中国全土を九つの州に分けた。
② 六律――古代の六種の音階。陽声に属する黄鍾・太簇・姑洗・蕤賓・夷則・無射を「六律」という。
③ 十日――十天干のこと。古代は干支を用いて日を記した。十天干は甲乙丙丁戊己庚辛壬癸、また「十日」ともいう。
④ 茎・垂――「茎」は、男子の陰茎。「垂」は、睾丸のこと。
⑤ 以て人形を抱く――張介賓の説「抱とは、懐胎すること」。
⑥ 草蓂――草蓂は、一面に叢生する野草。多紀元簡の説「草蓂は、下文の林木に対して、地上の衆草をいう」。

⑦ 聚邑――人の集落。

⑧ 十二節――左右の腕・肘・肩・股・膝・踝の関節の総称。張介賓の説「四肢にそれぞれ三つの関節があるので、十二節という」。

【現代語訳】

黄帝が伯高に問う。「人の四肢百節は、自然とどのように相応しているのか、お聞きしたい」。

伯高が答える。「天は円形で地は正方形であり、人の頭は円く足は方形であるのは天地と相応しています。天には日月があり、人には両目があります。大地には九州があり、人身には九竅があります。天には風雨があり、人には喜怒があります。天には雷電があり、人には音声があります。天には四季があり、人には四肢があります。天には五音があり、人には五蔵があります。天には六律があり、人には六府があります。天には冬夏があり、人には寒熱があります。天には十天干があり、人には十本の手指があります。地には十二地支があり、人には十本の足指と陰茎と睾丸があり、女子は二節を欠いていますが、懐胎することができます。天には陰陽の交わりがあり、人には夫妻の配偶があります。一年は三百六十五日であり、人には三百六十五の関節があります。地には高山があり、人には肩と膝があります。地には深谷があり、人には腋窩《えきか》と膕窩《かくか》があります。地上には十二の大河川があり、人体には十二の経脈があります。地下には泉脈が流通し、人体には衛気が運行しています。地上には叢草が生え、人身には毫毛があります。天には昼夜があり、人には起臥があります。天上には列星があり、人の口には牙歯があります。地上には小山があり、人体には小関節があります。地には山石があり、人には髖《かん》肩膝踝などの高骨があります。地上には樹木があり森林を形成していますが、人体内部には筋膜があり密に分布しています。地上には人の集落があり、人体には肌肉の隆起があります。一年は十二月であり、人の四肢には十二の大関節があります。大地には四季を通じて草木の生えないところがありますが、人にも生涯子供を産まないものがいます。これらが、人体と自然界との相応であります」。

【解説】

本節は、人と自然とが密接に相応していることを強調している。中には牽強付会なところもあるけれども、この観点は基本的には正しいものである。現在では、科学的な実験方法を用いた研究によって、人体と自然界の関係が十分密接なものであることは実証されている。また、人体を構成する多くの元素の平均含有量の比率と地殻中の化学元素の含有量の比率が明らかに一致していることも分っている。

【訳注】

（一）　人有三百六十五節　趙府居敬堂本・明刊無名氏本・『類経』巻三人身応天地は、皆「人有三百六十節」に作る。『太素』は「人三百六十五節」に作る。

黄帝問于岐伯曰、余願聞持鍼之数、内鍼之理、縦舎之意、扞皮開腠理、奈何。脈之屈折、出入之処、焉至而出、焉至而止、焉至而徐、焉至而疾、焉至而入。六府之輸於身者、余願尽聞其序（一）。別離之処、

黄帝　岐伯に問いて曰く、余願わくは聞かん、持鍼の数、内鍼の理、縦舎①の意、皮を扞《ひきの》②ばして腠理を開くは、いかん。脈の屈折、出入の処、焉《いづ》③くに至りて出で、焉《いづ》くに至りて止まり、焉《いづ》くに至りて徐《おもむろ》に、焉《いづ》くに至りて疾《と》く、焉《いづ》くに至りて入る。六府の身に輸《おく》る者、余願わくは尽く其の序を聞かん。別離の処、離れて陰に入り、

離而入陰、別而入陽、此何道而従行。願尽聞其方。

別れて陽に入る、此れ何《いづ》れの道にして従い行くか。願わくは尽く其の方を聞かん。

【注釈】

① 縦舎――刺鍼による補瀉法の一種である。張志聡の説「縦舎とは、迎随である」。

② 皮を扞ばす――「扞《かん》」は、ひきのばすこと。「扞皮」とは、手で皮膚の紋理を引き延ばして、経に随って経穴を取り、浅くその皮層を刺して、腠理を開泄させる、皮を刺して肉を傷らないようにする鍼法の一種である。

③ 焉くに至りて出で……焉くに至りて入る――「出・止・徐・疾・入」は、五蔵の経脈上の腧穴の流注情況をいう。楊上善の説「その五義を挙げて、五蔵脈の流注するところを問うている」。

【現代語訳】

黄帝が岐伯に問う。「用鍼の技術、刺鍼の原理、補瀉迎随の意味、及び皮膚を引き延ばして腠理を開かせる刺法は、どのようなものであるか、お聞きしたい。また、五蔵の経脈には屈折するところと経気が運行し出入りするところがあるが、流注においては、どこで出、どこで止まり、どこで緩やかになり、どこで速くなり、どこで入るのか。また、どのように六府の腧穴に流注し全身に至るのか。これらの全てについてお聞きしたい。さらに、経脈の支別が離合するところで、陽経はどのように別れ出て陰経に入るのか、陰経はどのように別れ出て陽経に入るのか。その間において、どの通路を経過して疎通するのか。それらの道理をことごとくお聞きしたい」。

【訳注】

（一）其序　趙府居敬堂本は「少序」に作る。明刊無名氏本及び『類経』巻二十持鍼縦舎屈折少陰無兪は「少敍」に作る。『太素』巻九脈行同異は「其序」に作る。

岐伯曰、帝之所問、鍼道畢矣（一）。黄帝曰、願卒聞之。岐伯曰、手太陰之脈、出於大指之端、内屈循白肉際、至本節之後大淵、留以澹、外屈上於本節下、内屈与陰諸絡会於魚際。数脈并注、其気滑利。伏行壅骨之下、外屈出於寸口而行、上至於肘内廉、入於大筋之下、内屈上行臑陰、入腋下、内屈走肺。此順行逆数之屈折也。

岐伯曰く、帝の問う所、鍼道畢《お》われり。黄帝曰く、願わくは卒《ことごと》くこれを聞かん。岐伯曰く、手の太陰の脈、大指の端より出で、内に屈して①白肉際《はくにくさい》を循り、②本節の後の大淵に至り、③留《なが》れて以て澹《たん》として、外に屈して本節の下に上り、内に屈して陰の諸絡と魚際に会す。数脈并注すれば、其の気滑利たり。④壅骨の下に伏行し、外に屈して寸口に出でて行き、上りて肘の内廉に至り、大筋の下に入り、内に屈して⑤臑《どう》陰を上行し、腋下に入り、内に屈して肺に走る。⑥此れ順行逆数の屈折なり。

【注釈】

① 白肉際——「際」は、境界線。肢体の内側と外側の皮肉には赤白の区別がある。上肢では手掌側が内側であり陰面とし、皮膚色が比較的白いので「白肉際」という。手背側が外側であり陽面とし、皮膚色も比較的濃いので、「赤肉際」という。下肢も同様である。張介賓の説「人の経脈の陰陽は、紫肉と白肉の境界をもって境とする。

紫が外側で陽分であり、白が内側で陰分である。大体はこの区別に従う」。

② 本節――手足の指と掌との関節部で、手足の背部の隆起しているところ。手足にそれぞれ十の本節がある。

③ 留れて以て澹たり――張介賓の説「澹《たん》は、水が揺れ動くさま。脈は太淵に至って拍動するので、留れて以て澹たりというのである」。その意味は、脈気が流注して太淵穴に至り、拍動するということ。

④ 壅骨――楊上善の説「壅骨は、手の魚骨である」。手の大指の本節の後の起骨を「壅骨」という。

⑤ 臑陰――「臑《どう》」は、肩より下、肘より上の部分、つまり上臂である。楊上善の説「臑陰とは、手の三陰脈が上臂中を行くので、臑陰という」。

⑥ 此れ順行逆数の屈折なり――肺経の脈は、肺から手に走るのが順行であり、手から肺へ走るのが逆行である。「逆数」とは、逆行の次序のこと。楊上善の説「数は、その屈折するものが、手から体幹へ向かうので、それで逆数というのである」。

【現代語訳】

岐伯がいう。「帝が提起された問題は、刺鍼の道理をことごとくその中に含んでおります」。

黄帝がいう。「その全てをお聞きしたい」。

岐伯がいう。「手の太陰経脈は、手の大指の先端から出て、内側へ屈折して、内側の白肉際に沿って、大指本節の後ろにある太淵穴に至り、経気はここに流注して、寸口の動脈となり、そこから外側へ屈折し、上行して本節の下へ行き、さらに内側へ屈折して行き、魚際部にある諸々の陰絡と会合します。陰経の脈はみなここに注ぎますので、魚際部の脈気は滑利であります。さらに、大指本節の後ろに隆起する壅《よう》骨の下に伏行し、そこから再び屈折して外側へ向かい、寸口部で浮上して上行し、肘の内側に到達し、大筋の下（尺沢）に進入し、また内に屈折して上行し、臑《どう》部の内側を通って腋下に入り、内側へ屈折して肺に入ります。これが、手の太陰肺経が胸部から手へ走行する順行経路に照して、その逆行の次序から説明した手の太陰肺経の屈折と出入りであります。

【訳注】

（一）　畢　趙府居敬堂本は「乖」に作る。明刊無名氏本及び『類経』巻二十持鍼縦舎屈折少陰無俞は「畢」に作る。

心主之脈、出於中指之端、内屈、循中指内廉以上、留於掌中、伏行両骨之間、外屈、出両筋之間、骨肉之際。其気滑利。上二寸、（一）外屈出行両筋之間、上至肘内廉、入於小筋之下、留両骨之会、上入於胸中、内絡於心脈。

心主の脈、①中指の端より出で、内に屈し、中指内廉を循りて以て上り、②掌中に留《なが》れ、両骨の間を伏行し、外に屈し、両筋の間、③骨肉の際に出づ。其の気は滑利なり。上ること二寸、外に屈して出でて両筋の間を行き、上りて肘の内廉に至り、小筋の下に入り、④両骨の会に留《なが》れ、上りて胸中に入り、内に心脈に絡う。

【注釈】

① 中指の端より出づ——中衝穴をさす。五輪穴の一つ、井穴である。張介賓の説「中指の端は、中衝穴であり、井穴である」。

② 掌中に留る——労宮穴をさす。五輪穴の一つ、滎穴である。張介賓の説「内に屈して中指を循り掌に上るとは、労宮穴であり、滎穴である」。

③ 骨肉の際——大陵穴をさす。五輪穴の一つ、輸穴である。張介賓の説「外に屈して両筋の間に出で、骨肉の際に

ありとは、大陵穴であり、腧穴である」。

④ 両骨の会に留る——曲沢穴をさす。五輪穴の一つ、合穴である。張介賓の説「両骨の間に流れるとは、曲沢穴であり、合穴である」。

【現代語訳】

手の心主厥陰経脈は、中指の先端から出て、内へ屈折し、中指の内側に沿って上行し、掌中へ流れ、両骨の間を伏行し、また外へ屈折して行き、両筋の間、骨肉の交わるところへ出ます。その脈気の流動は滑利であります。腕部を上行すること二寸のところで、外へ屈折して両筋の間に出て行き、上って肘の内側に至り、小筋の下に進入し、両骨の会合するところに流注し、さらに上腕に沿って上行して胸中に入り、内部で心脈を絡います」。

【解説】

以上の両節は、「脈の屈折」から「焉くに至りて入る」に対する回答である。手の太陰と心主の二経の、手から胸へ走行する逆行の次序を取り上げて、五輪穴（井・滎・輸・経・合）の所在を説明することを意図している。詳細な説明は本輸篇第二に見える。

【訳注】

（一） 上二寸　原書の原文は「上行二寸」に作る。趙府居敬堂本・明刊無名氏本・『類経』巻二十持鍼縦舎屈折少陰無兪及び『甲乙経』巻三第二十五は「上二寸」に作る。『太素』巻九脈行同異は「上行三寸」に作る。

黄帝曰、手少陰之脈独無腧、何也。岐伯曰、少陰、心脈也。心者、五蔵六府之大主也、精神之所舎也。其蔵堅固、邪弗能容也。容之則心傷、心傷則神去、神去則死矣。故諸邪之在於心者、皆在於心之包絡。包絡者、心主之脈也。故独無腧焉。

黄帝曰く、[1]手の少陰の脈独り腧《しゅ》なきは、なんぞや。岐伯曰く、少陰は、心脈なり。心なる者は、五蔵六府の大主なり、精神の舎《やど》る所なり。其の蔵堅固にして、邪容《い》る能わざるなり。これに容《い》れば則ち心傷《やぶ》れ、心傷るれば則ち神去り、神去れば則ち死す。故に諸邪の心に在る者は、皆心の包絡に在り。包絡なる者は、[2]心主の脈なり。故に独り腧なし。

【注釈】

① 手の少陰の脈独り腧なし——十二経脈には本来特定の輸穴（井・滎・輸・経・合）がある。ただし、本輸篇第二の記載によれば、心経の場合は、実際には心包経に所属する輸穴を取っている。それで「手少陰之脈独無腧」説が提起されているのである。張介賓の説「手の少陰は、心経である。手の厥陰は、心包絡経である。経脈は二つに分かれているけれども、蔵の実質は一つである。ただ、包絡は外に在って心を防衛している。……治療する場合、ただ包絡の腧に治療を施せば、心を治療したことになる。それゆえ、少陰の一経だけは腧がないのである」。

② 心主の脈——包絡は心の外衛であり、心によって主宰されているので、包絡を、「心主の脈」というのである。

【現代語訳】

黄帝がいう。「なぜ手の少陰経脈だけには輸穴がないのか」。

岐伯がいう。「手の少陰経は、心脈です。心は五蔵六府の主宰者であり、また精神を宿す中枢であり、その器質は堅固であり、邪気の侵入を許しません。もし邪気が侵入すれば、心蔵を損傷し、神気が損耗散逸して、人は死んでしまいます。それゆえ、各種の病邪が心蔵を侵犯したとしても、みな心の包絡上にあるのです。包絡は、心主の脈であり、心に代わって邪を受けますので、心主の脈の輸穴を取って、心病を治療することができるのです。ゆえに手の少陰心経だけには輸穴がないのです」。

黄帝曰、少陰独無腧者、不病乎。岐伯曰、其外経病而蔵不病、故独取其経於掌後鋭骨之端。其余脈出入屈折、其行之徐疾、皆如手太陰(一)、心主之脈行也。故本腧者、皆因其気之虚実疾徐以取之。是謂因衝而写、因衰而補。如是者、邪気得去、真気堅固。是謂因天之序。

黄帝曰く、少陰独り腧なきは、病まざるか。岐伯曰く、[①]其の外経は病めども蔵は病まず、故に独り其の経を[②]掌後鋭骨の端に取る。其の余の脈の出入屈折、其の行の徐疾は、皆手の太陰、心主の脈行の如きなり。故に本腧なる者は、皆其の気の虚実・疾徐に因りて以てこれを取る。是れ[③]衝に因りて写し、衰に因りて補うと謂う。是の如ければ、邪気去ることを得、真気堅固なり。是れ天の序に因ると謂う。

【注釈】

① 其の外経は病めども蔵は病まず——張介賓の説「およそ蔵府経絡は、ある蔵があれば、それに対応する経が必ずあり、蔵は内に在り、経は外を行るものである。心蔵が内に在って堅固であれば、邪気は侵入することはできないが、経はまったく無病というわけにはいかない」。

② 掌後鋭骨の端——手の少陰心経の神門穴をさす。

③　衝——楊上善の説「衝は、盛である」。つまり、実を意味している。

【現代語訳】

黄帝がいう。「手の少陰心経には輸穴がないが、心は病気にならないわけでもあるまい」。

岐伯がいう。「外部の手の少陰経脈は病みますが、内部の心蔵は病みません。ですから、治療にあたっては、ただ手の少陰経の掌後にある鋭骨の端にある神門穴を取ればよいのです。その他の経脈の出入りや屈折、運行の緩急は、みな手の太陰及び心主の二脈の循行情況と同様です。それゆえ、病気が心経にあれば少陰本経の神門穴を取って輸穴とし、邪が心包に入れば心主本経の輸穴を取り、経気の虚実と緩急に基づいて、それぞれを調え、邪気が盛んなときは瀉法を用い、正気が虚しているときは補法を用いればよいのです。このようにすれば、邪気を除去して真気を堅固にすることができます。この治療法は、生理活動と病理変化の規則に基づくものであります」。

【訳注】

（一）　手太陰　趙府居敬堂本・明刊無名氏本・『類経』巻二十持鍼縦舍屈折少陰無兪及び『甲乙経』巻三第二十六は「手少陰」に作る。『太素』巻九脈行同異は「手太陰」に作る。『甲乙経』注に「少陰少字、宜作太字。銅人経作厥字」。

黄帝曰、持鍼縦舍奈何。岐伯曰、必先明知十二経脈之本末、皮膚之寒熱、脈之盛衰滑濇。其脈滑而盛者、病日進。虚而細者、久以持。

黄帝曰く、持鍼縦舎はいかん。岐伯曰く、必ず先に明らかに十二経脈の本末①、皮膚②の寒熱、脈の盛衰・滑濇《しょく》を知る。其の脈滑にして盛んなる者は、病日び進む。虚にして細なる者は、久しくして以て持す。大にして以て

大以濇者、為痛痺。陰陽如一者、病難治。其本末尚熱者、病尚在。其熱以衰者、其病亦去矣。持其尺、察其肉之堅脆大小滑濇寒温燥湿。因視目之五色、以知五蔵而決死生。視其血脈、察其色、以知其寒熱痛痺。

濇なる者は、痛痺たり。陰陽③一の如き者は、病治《なお》り難し。其の本末①の尚《な》お熱する者は、病尚お在り。其の熱して以て衰うる者は、其の病も亦た去る。其の尺を持し、其の肉の堅脆・大小・滑濇・寒温・燥湿を察《み》る。目の五色を視るに因りて、以て五蔵を知り而して死生を決《き》む。其の血脈を視、其の④色を察て、以て其の寒熱・痛痺を知る。

【注釈】

① 本末——前者は、経脈の起止と経過部位をさす。楊上善の説「起こる処を本とし、出る処を末とする」。後者は、胸腹を「本」とし、四肢を「末」とする。

② 皮膚の寒熱——触診によって感得した患者の皮膚の冷感と熱感。楊上善の説「患者の皮膚が熱ければ血気は通じており、冷たければ脈気は塞がっている」。

③ 陰陽一の如し——張介賓の説「表裏がともに傷れ、血気がみな敗れたものを、陰陽一の如しという。このような患者に鍼を刺せば、必ずかえって病状を悪化させるので、鍼治療をするべきではない」。

④ 其の色を察て、以て其の寒熱・痛痺を知る——皮膚の色を観察すると、寒熱や痛痺を推測できる。古代の皮膚診断法の一つである。『素問』皮部論篇第五十六の説「その色に青が多ければ痛みがあり、黒が多ければ痺れがあり、黄色と赤があれば熱があり、白が多ければ寒があり、五色がみな現れていれば寒熱である」。

【現代語訳】

黄帝がいう。「持鍼縦舎は、どのようなものか」。

岐伯がいう。「最初に必ず十二経脈の起止を明らかにし、皮膚の寒熱と脈象の盛衰・滑濇《しょく》を診察しなければなりません。そうしてはじめて刺鍼の用いるべきものと用いてはならないものが決まります。たとえば、脈が滑で力があるのは、病気が日増しに進行している兆候です。脈が細く力がないのは、慢性病で気が虚しています。脈が大で濇であれば、痛み痺れの兆候です。表裏がともに傷れ、気血がみな敗れていれば、その病気は治療困難です。一般に胸腹と四肢がまだ発熱している場合は、病邪がまだ排除されておらず、熱勢が衰退すれば病気は治癒します。要するに、尺膚を診断して患者の肌肉が堅実であるか脆弱であるか、脈象の大小・滑濇、皮膚の寒温、乾燥しているか湿潤であるかを観察します。併せて、両目の五色を観察して、五蔵の病変を見分け、予後を判断します。血絡を観察し、外部の色沢を参照して、寒熱痛痺などの証を診断いたします」。

黄帝曰、持鍼縦舎、余未得其意也。岐伯曰、持鍼之道、欲端以正、安以静。先知虚実、而行疾徐、左手執骨、右手循之、無与肉果。写欲端以正、補必閉膚、輔鍼導気、邪得淫泆、真気得居。

黄帝曰く、持鍼縦舎、余未だ其の意を得ざるなり。岐伯曰く、持鍼の道は、端にして以て正、安にして以て静なるを欲す。先に虚実を知り、而して疾徐を行ない、左手は骨を執り、右手はこれに循い、肉の果①（裹）《つつ》むに与《くみ》することなかれ。写は端にして以て正なるを欲し、補は必ず膚を閉ぢ、鍼を輔《たす》けて気を導けば、邪は淫泆《いつ》②することを得《え》、真気は居ることを得ん。

【注釈】

① 肉の果むに与することなかれ――『甲乙経』は「果」を「裹」に作る。これは刺鍼する際の注意すべき点をいう。刺鍼するときは、力任せに刺してはならず、病人に過敏反応を起こさせて、筋肉を急激に収縮させ、鍼が肉に包まれるような事態を防止しなければならない。鍼の変形や滞鍼などの好ましくない結果を生じやすいからである。

② 淫泆――水が満ちて溢れ出るの意味。ここでは、邪気が潰え散ることをさす。

【現代語訳】

黄帝がいう。「持鍼縦舎の手法について、私はまだ理解できていない」。

岐伯がいう。「鍼を運用するときの道理は、態度を端正にし、こころを安静にしなければなりません。まず病証の虚実を把握し、しかる後に緩急による補瀉の手法を行ない、左手で骨格の位置を把握し、右手で穴位を探り鍼を刺入します。ただし、力任せに刺入して、鍼が肉に包まれてしまうような事態を避けなければなりません。瀉法は必ず垂直に鍼を下し、補法は抜鍼するときに、必ずその鍼孔を閉じて、行鍼を補助する手法を用いて、正気を導き、邪気を消散させ、真気が内を守ることができるようにしなければなりません」。

黄帝曰、扞皮開腠理奈何。岐伯曰、因其分肉、左別其膚、微内而徐端之、適神不散、邪気得去。

黄帝曰く、皮を扞《ひきの》ばし腠理を開くこといかん。岐伯曰く、其の分肉に因り、①其の膚を別つに左（在）り、微《かす》かに内《い》②れて徐《おもむろ》にこれを端《ただ》せば、適《まさ》に神散ぜず、邪気去るを得ん。

【注釈】

① その膚を別つに左り――『太素』は「左」を「在」に作る。楊上善の説「膚は、皮である。手で抑えて分肉の穴を探り、穴位の皮膚上に鍼を下すので、其の膚を別つに在りというのである」。

② 内――納に同じ。鍼を刺入するの意味。

【現代語訳】

黄帝がいう。「皮膚を引き伸ばし、腠理を開く刺法は、どのように行なうのか」。

岐伯がいう。「手で分肉の穴位を抑え、穴位に当たる皮膚上に鍼を下します。ただし、力は軽微にして、ゆっくりと垂直に鍼を進めます。この皮を刺して肉を傷らない刺法は、神気を散乱させずに腠理を開かせることができ、病邪を除去することができます」。

【解説】

本節でいわれる「扞《かん》皮開腠理」の鍼法は、皮膚を弾指する鍼法のことであり、近代の皮膚鍼法、たとえば腕踝鍼法の類に相当するものである。

黄帝問於岐伯曰、人有八虚、各何以候。岐伯答曰、以候五蔵。黄帝曰、候之奈何。岐伯曰、肺心有邪、其気留於両肘。肝有邪、其気

黄帝 岐伯に問いて曰く、人に①八虚あり、各おの何か以て候《うかが》う。岐伯答えて曰く、以て五蔵を候う。黄帝曰く、これを候うはいかん。岐伯曰く、②肺心に邪あれば、其の気両肘に留《なが》る。③肝に邪あれば、其の気両腋に流る。

流于両腋。脾有邪、其気留于両髀。腎有邪、其気留于両膕。凡此八虚者、皆機関之室、真気之所過、血絡之所遊、邪気悪血、固不得住留。住留則傷筋絡骨節、機関不得屈伸、故痀攣也。

脾④に邪あれば、其の気両髀《ひ》に留《なが》る。腎⑤に邪あれば、其の気両膕《かく》に留《なが》る。凡そ此の八虚なる者は、皆機関⑥の室にして、真気の過《よ》ぎる所、血絡の遊する所なれば、邪気悪血、固《もと》より住留することを得ず。住留すれば則ち筋絡骨節を傷《やぶ》り、機関屈伸することを得ず、故に⑦痀《こう》攣するなり。

【注釈】

① 八虚――邪気が虚に乗じて両肘・両腋・両髀《ひ》・両膕《かく》に流注することを、「八虚」という。楊上善の説「八虚は、両肘・両腋・両髀・両膕が虚することである。それゆえ、八虚という」。

② 肺心に邪あれば、其の気両肘に留る――肺経と心経はともに手の経であり、肺経の尺沢穴と心経の少海穴は、どちらも肘部にある。それゆえ、邪気が虚に乗じて集まるとき、多くは両肘に集まるのである。

③ 肝に邪あれば、其の気両腋に流る――肝と胆の経脈は脇腋を通り、期門・淵液等の穴に出るので、邪は多くの場合、両腋に集まるのである。

④ 脾に邪あれば、其の気両髀に留る――「髀」は、股間部。脾経は、脛と股を上って衝門穴にでる。それゆえ、邪気が股間部に集まるのは、脾経の病である。

⑤ 腎に邪あれば、其の気両膕に留る――「膕」は、膝窩部。腎経は、上行して膝窩の陰谷穴に出るので、邪気が両膕に集まるのは、腎経の病である。

⑥ 機関の室――運動の要となるところであり、気血が会合する要所である。張介賓の説「機は、枢機であり、関は会合の要所である」。

⑦　痀攣――「痀」は、音義ともに拘《こう》に同じ。曲脊を「痀」という。「痀攣」は、拘攣で、引き攣ること。

【現代語訳】

黄帝が岐伯に問う。「人身には八虚があるが、それぞれはどの疾病を診断するのか」。

岐伯が答える。「五蔵の病変を診断します」。

黄帝がいう。「どのように診断するのか」。

岐伯がいう。「肺と心に邪気がありますと、その経脈の流注に従って左右の肘に致ります。肝に邪気がありますと、経脈の流注に従って両腋窩に致ります。脾に邪気がありますと、経脈の流注に従って両股部に致ります。腎に邪気がありますと、経脈の流注に従って両膝窩部に致ります。左右の肘・腋・髀《ひ》・膕《かく》の部位を八虚と呼びます。これらの部位は、四肢の関節が屈伸する中心であり、また真気と血絡とが通行し会合する要所であります。したがって、本来邪気や悪血がこれらの部位に停滞することはできません。しかし、もし邪気や悪血が停滞すれば、経絡や筋骨を損傷し、関節の中心が屈伸できなくなりますので、拘攣《こうれん》症状を生じます」。

【解説】

八虚は、八溪ともいい、筋と骨の間隙であり、気血が常に流注するところである。それゆえ、『素問』五蔵生成篇第十には「四支八谿」の説がある。本節で述べられている八虚の部位が、五蔵に分属しているのは、経脈の循行経路に基づくものである。したがって、八虚の部位の具合が悪ければ、五蔵の病変を分析し診断することができ、さらに、それらの部位上の経脈に取穴すれば、各蔵の疾病を治療することもできる。

【本篇の要点】

一、不眠の原因は、内蔵が邪気に侵犯されて、衛気が陽分を循行して陰分に入ることができなくなり、陽が盛んになり陰が虚するためであること、治療は半夏秫米湯を服用することを述べる。

二、天人相応説を述べる。

三、経絡の循行に基づいて、手の太陰肺経と手の厥陰心包経の輸穴の部位を述べて、正気を補い邪気を瀉す刺法を定める。併せて、心が五蔵六府の大主であり、邪気の侵入を許さず、邪気の侵入を許せば、身体と精神が損傷して死亡するという生理的特徴を指摘する。

四、八虚によって五蔵の疾病を診断できることを述べ、その原理を明らかにする。また、八虚は真気の通行するところであり、血絡の通行会合するところであることを述べる。

（白杉悦雄　訳）

通天篇　第七十二

【解題】

本篇は、人の生まれつきの素質の相違、陰陽の属性の差異に基づき、太陰・少陰・太陽・少陽・陰陽和平の五種類の類型を区別し、並びに各類型に属する人の意識・性格上の特徴をそれぞれ叙述し、その人に適した治療をするという原則を述べている。論述の中で、人体の素質には、陰陽気血の多い少ないの偏りがあり、それはみな先天的なものであると考えられている。それゆえ、篇名を「通天」としているのである。

黄帝問于少師曰、余嘗聞人有陰陽。何謂陰人、何謂陽人。少師曰、天地之間、六合之内、不離於五。人亦応之。非徒一陰一陽而已也。而略言耳。口弗能遍明也。

黄帝　少師に問いて曰く、余嘗《かつ》て人に陰陽ありと聞けり。何をか陰人と謂い、何をか陽人と謂う。少師曰く、天地の間、六合の内、五を離れず。人も亦たこれに応ず。徒《ただ》に一陰一陽のみに非《あら》ざるなり。而して略言するのみ。口　遍《あまね》くは明らかにする能わざるなり。

【現代語訳】

黄帝が少師に問う。「私は、人には陰と陽の類別があると聞いたことがあるが、なにを陰性の人といい、なにを陽性の人というのか」。

少師がいう。「自然界のうち、上下四方の中で、一切の事物はみな五という数から離れることはできません。人もまた五に応じており、一陰一陽だけには限らないのです。陰性の人と陽性の人があると言うのは、おおよそのことをいっているにすぎません。先天的な生理の情況については、言葉によってはっきりと説明することは困難であります」。

黄帝曰、願略聞其意。有賢人聖人、心能備而行之乎。少師曰、蓋有太陰之人、少陰之人、太陽之人、少陽之人、陰陽和平之人。凡五人者、其態不同、其筋骨気血各不等。

黄帝曰く、願わくは略に其の意を聞かん。賢人・聖人ありり、心能く備わりてこれを行なうか。少師曰く、蓋《けだ》し太陰の人・少陰の人・太陽の人・少陽の人・陰陽和平の人あり。凡《すべ》て五人は、其の態同じからず、其の筋骨・気血各おの等しからず。

【現代語訳】

黄帝がいう。「その意味を要点をかいつまんでお聞かせ願いたい。賢人と聖人に譬えていえば、かれらの先天的な素質は陰陽を兼ね具えたもので、行為に偏るところはないのか」。

少師がいう。「人はおおよそ太陰・少陰・太陽・少陽・陰陽和平の五つの類型に分類することができます。この五つの類型の人は、形態が異なり、筋骨の強弱や気血の盛衰もそれぞれ同じではありません」。

【解説】

本節で論じている陰陽五類型の人については、『類経』巻四「人有陰陽治分五態篇」に次のように述べられている。「太陰・少陰・太陽・少陽は、経絡の三陰三陽と同じではない。思うに、天より純陰の性を受けたものを太陰といい、多陰少陽を少陰といい、純陽を太陽といい、多陽少陰を少陽といい、陰陽和平の人をあわせて分類すれば五態となる。これは先天的な体質についていうものであるけれども、血気や疾病の変化についていえば、また純陰純陽・寒熱微甚および陰陽和平の違いがある。だから陽の多い人は寒が偏ってもよいし、陰の多い人は熱が偏ってもよいのである。疾病の変化についていえば、先に陽であって後に陰に変化するもの、あるいは先に陰であって後に陽に変化するものがある。それらはみな医者が必ず見分けなければならないことである」。

黄帝曰、其不等者、可得聞乎。

少師曰、太陰之人、貪而不仁。下斉湛湛。好内而悪出。心和而不発。不務於時、動而後之。此太陰之人也。

黄帝曰く、其の等しからざる者、聞くことを得べきか。

少師曰く、太陰の人、貪りて仁ならず。①下り斉《ととの》え湛《たん》湛たり。②内《い》るるを好みて出だすを悪《にく》む。③心和して発せず。④時に務めず、動きてこれに後る。此れ太陰の人なり。

【注釈】

①　下り斉え湛湛たり――「下」は、謙下すること。「斉」は、整斉、完備すること。「下斉」は、謙虚で気持を抑え、人に接する時に周到であり、猫をかぶることを形容する。「湛湛」は、深いさま。ここでは陰険な心を深く隠していることを形容する。馬蒔の説「下斉湛湛とは、内に陰険の心を懐き、外は謙虚を装い、外見はへり下って自分の気持を抑え、きちんとしているかのごとくみえること」。

②　内るるを好みて出だすを悪む――得ることを好み、失うことを嫌うこと、収入を喜び支出を厭うこと。馬蒔の説「内は、納に同じ。好納而悪出とは、所得があれば喜び、支出があれば怒ること」。

③　心和して発せず――心情がおだやかで素直であり、外に露われないことをいう。つまり、「喜怒の情が顔色にあらわれない（二）」ということ。

④　時に務めず、動きてこれに後る――時勢を知らず、ただ利己的なだけで、様子を見て風向きのいい方へつき、行動する時はまず人の出方をうかがい、それから反撃して相手を制圧すること。張介賓の説「時に務めずとは、自分の利益だけを思うことである。動きてこれに後るとは、先には行動しないことである」。

【現代語訳】

黄帝がいう。「五つの類型の人の相違する点を教えていただけるだろうか」。

少師がいう。「太陰に属する人は、性情が貪欲で情け深さがなく、表面は謙虚にして、猫をかぶっていますが、内心は陰険な心を隠しています。得ることを好み失うことを嫌います。喜怒を顔色に表しません。目先がきかず、ただ利己的なだけで、様子を見て風向きのいい方へつき、行動する時は常に先に人の出方をうかがい、それから反撃して相手を制圧するというやり方をします。これらの特性を具えているのが、太陰の人です」。

【訳注】

(一)『三国志』蜀志「先主伝」、「少言語、喜怒不形色」。

少陰之人、小貪而賊心。見人有亡、常若有得。好傷好害。見人有栄、乃反慍怒。心疾而無恩。此少陰之人也。

少陰の人、小《すこ》しく貪りて賊心あり。人に亡《①うしな》うことあるを見て、常に得ることあるが若《ごと》し。傷つくるを好み害《そこな》うを好む。人に栄《は》えあるを見れば、乃ち反って慍怒《うんど》す。②心に疾《ねた》みて恩なし。此れ少陰の人なり。

【注釈】

① 亡う――ひろく損失や不幸なできごとをさす。
② 心に疾みて恩なし――「疾」は、嫉に通じる。「心に疾みて恩なし」とは、人に嫉妬心を懐き、しかも恩知らずであるということ。

【現代語訳】

「少陰に属する人は、小利を貪ることを好み邪《よこしま》な心を隠しています。他人の損失を見ると、その不幸を喜び、有頂点になります。破壊することや人を傷つけることを好みます。他人の栄誉を見ると、反感をもち憤慨します。嫉妬心を懐き、人に対して少しの恩情もありません。これらの特性を具えているのが、少陰の人です」。

太陽之人、居処于于。好言大事、

太陽の人、居処于于《①うう》たり。大事を言うを好み、能なく

無能而虚説。志発於四野、挙措不顧是非。為事如常自用、事雖敗而常無悔。此太陽之人也。

して虚説す。志②四野に発し、挙措《きょそ》是非を顧みず。事③を為して常に自ら用い、事敗ると雖《いえど》も而れども常に悔ゆることなし。此れ太陽の人なり。

【注釈】

① 于于たり――得意自足している様子をいう。『荘子』盗跖篇に「寝ているときは安らかに眠り、起きているときは満ち足りている」。〔成玄英〕『荘子疏』に「于于は、自得のさま」。

② 志　四野に発す――ここではただ高遠な理想のみを抱いて実質のないことを形容する。

③ 事を為して常に自ら用う――「為事如」の「如」は、而に通じ、接続詞である。いつも感情的にものごとを処理して、自分で自分が正しいと思っていることをいう。

【現代語訳】

「太陽に属する人は、いたるところ自分の意見を述べたがり、得意満面です。大きな口をたたくのが好きですが、能力はないので、話が誇大で実際と合いません。高遠な理想のみを抱いて実質がなく、やり方がそそっかしいのです。是非を顧慮せず、いつも感情的にものごとを処理して自分が正しいと思っています。自信過剰で、しばしば失敗しますけれども、悔い改めることを知りません。これらの特性を具えているのが、太陽の人です」。

少陽之人、諟諦好自貴、有小小官、則高自宜、好為外交而不内附。

少陽の人、①諟諦《してい》し自ら貴《とうと》しとするを好み、小小の官あれば、則ち高ぶり自ら宜《むべ》なりとし、外交を為すを好此少陽之人也。

みて内附せず。此れ少陽の人なり。

【注釈】

① 諟諦——二字はともに審《つまび》らかの意味。張介賓の説「諟諦は、審らかにした上に重ねて審らかにすることである」。繰り返し考査研究して、注意深くことを処理すること。

【現代語訳】

「少陽に属する人は、注意深くことを処理し、自尊心がつよく、ちょっとした地位に就《つ》くと、傲り高ぶって尊大になり、表面に立ちたがります。対外的な交際には長《た》けていますが、世に知られずに仕事に没頭したいとは思いません。これらの特性を具えているのが、少陽の人です」。

陰陽和平之人、居処安静。無為懼懼、無為欣欣、婉然従物、或与不争、与時変化、尊則謙謙。譚而不治。是謂至治。

陰陽和平の人、居処安静たり。懼懼《くく》を為すなく、欣欣《きんきん》を為すなく、①婉然《えんぜん》として物に従い、或いは与《とも》に争わず、時と与《とも》に変化し、尊ければ則ち謙謙たり。②譚《たん》ずるも治めず。是れ至治③と謂う。

【注釈】

① 婉然として物に従う——「婉然」は、温和で従順なさま。「婉然として物に従う」とは、一切の事物の発展法則に従い適応することに長けていること。

② 譚ずるも治めず――「譚」は、談と同じ。「譚ずるも治めず」とは、人を説得し徳によって感動させるが、力によって人を統治しないこと。

③ 至治――「至」は、最高の意味。「至治」とは、最高にすばらしい統治方法のこと。

【現代語訳】

「陰陽和平の人は、生活が安静で自分を自分で治め処理し、名利を気にかけません。心がおだやかなので恐れることがありません。欲望が少ないので分を過ぎた喜びを求めません。一切の事物の発展の自然の法則に従い適応しているので、問題があっても人と争うことがありませんし、形勢の変化に適応することに長けています。地位が高いけれどもかえって謙虚であり、道理によって人を服従させ、力による威圧的な手段で人を統治することをしません。最高にすばらしい統治能力を具えております。これらの特性を具えているのが、陰陽和平の人です」。

古之善用鍼艾者、視人五態乃治之。盛者写之、虚者補之。

古《いにしえ》の善く鍼艾《がい》を用いる者は、人の五態を視て乃ちこれを治す。盛んなる者はこれを写し、虚する者はこれを補う。

【現代語訳】

「古代の優れた鍼灸家は、人の五種類の形態に基づいて、それぞれに異なる治療を施しました。邪気が盛んな場合には瀉法を用い、正気が虚している場合には補法を用いたのです」。

黄帝曰、治人之五態奈何。少師

黄帝曰く、人の五態を治することいかん。少師曰く、

曰、太陰之人、多陰而無陽。其陰血濁、其衛気濇、陰陽不和。緩筋而厚皮。不之疾写、不能移之。

太陰の人、陰多くして陽なし。其の陰血濁り、其の衛気濇《しぶ》れば、陰陽和せず。緩き筋にして厚き皮なり。これを疾《と》く写せざれば、これを移すこと能わず。

【現代語訳】

黄帝がいう。「五種類の形態の人に対処するには、どのようにそれぞれ治療すればよいか」。

少師がいう。「太陰に属する人の体質は、陰が多く陽がありません。陰血が濃く濁っており、衛気が滞っているので、陰陽は調和することができません。それゆえ筋が弛緩し皮膚が肥厚します。この体質の病人を鍼治療するときには、ただちにその陰分を瀉さなければ、病状を好転させることができません」。

少陰之人、多陰少陽。小胃而大腸、六府不調。其陽明脈小、而太陽脈大。必審調之。其血易脱、其気易敗也。

少陰の人、陰多く陽少なし。小さき胃にして大いなる腸なれば、六府調わず。其の陽明の脈小にして、太陽の脈大なり。必ず審らかにこれを調えよ。其の血脱《うしな》い易《やす》く、其の気敗れ易ければなり。

【注釈】

① 小さき胃にして大いなる腸――張介賓の説「陽明〔胃〕は五蔵六府の海であり、小腸は伝送の府である。胃が小さければ貯蔵される水穀も少なく、したがって〔水穀に由来する〕気も必ず微小である。小腸が太ければ伝送の速度も速いので、気を蓄積することができない。陽気が少ないうえに蓄えることができないので、陰が多く

陽が少ないのである」。この説によれば、腸とは小腸のことである。

【現代語訳】

「少陰に属する人の体質は、陰が多く陽が少ししかありません。胃が小さくて小腸が大きいので、六府が調和しません。それゆえ足の陽明胃経の脈気が微小で、手の太陽小腸経の脈気ばかりが大です。気が少ないので血を摂取することができず、血が失われ気が敗れるという状態に陥りがちです。したがって、陰陽の盛衰を詳細に診察して陰陽を調える治療を行なわなければなりません」。

太陽之人、多陽而少陰。必謹調之。無脱其陰、而写其陽。陽重脱者易狂。陰陽皆脱者、暴死不知人也。

太陽の人、陽多くして陰少なし。必ず謹みてこれを調えよ。其の陰を脱《うしな》うことなく、而して其の陽を写せ。①陽重ねて脱う者は狂い易し。陰陽皆脱う者は、②暴《にわ》かに死して人を知らざるなり。

【注釈】

① 陽重ねて脱う者は狂い易し——陽を虚して浮揚させると狂躁を発しやすい。これは陽気が虚脱しようとするときの先兆である。『素問』腹中論篇第四十「石をあてて冷やすと陽気が失われ虚す。陽気が虚すと陽気が内に不足して狂う」。

② 暴かに死す——二つの意味がある。一つは突然死亡すること。一つは突然人事不省の仮死状態になることをいう。後者の場合には適切な救急処置を施せば、まだ生返らせることができる。

【現代語訳】

「太陽に属する人の体質は、陽が多く陰が少ないので、この類型の病人を治療するときには、慎重に陰陽を調える治療を行なわなければなりません。陰気を瀉すことができませんので、陰気の虚脱を防ぎ、陽だけを瀉します。ただし陽を過度に瀉すことは避けなければなりません。もし陽気が過度の損傷をうけますと、陽気が外に失われて発狂するという情況をたやすく引き起こします。もし陰陽がともに失われますと、突然の死亡もしくは突然の人事不省に陥ります」。

少陽之人、多陽少陰、経小而絡大。血在中而気外。実陰而虚陽。独写其絡脈、則強気脱、而疾中気不足、病不起也。

少陽の人、陽多く陰少なく、経小にして絡大なり。①血中に在りて気外なり。陰を実して陽を虚せ。独り其の絡脈を写すれば、則ち強いて気をして脱《うしな》わしめ、而して中気の足らざるを疾《や》み、病起《た》たざるなり。

【注釈】

① 陽多く陰少なく、経小にして絡大なり――絡脈は体表の浅い部分にあり陽に属し、経脈は体内の深い部分にあり陰に属す。「陽が多い」とは、絡脈が大であることを指す。「陰が少ない」とは、経脈が小であることを指す。張介賓の説「経脈は身体の深部にあり陰に属し、絡脈は体表にあって陽に属している。したがって、少陽の人は、陽が多いので絡脈が大であり、陰が少ないので経脈が小である」。

【現代語訳】

「少陽に属する人の体質は、陽が多く陰が少なく、経脈が小であり絡脈が大です。血が体内の深部にあり、気が体表の浅い部分にあります。陽が多く陰が少ないのですから、治療するときには陰経を充実させ、陽絡を瀉さなければなりません。もし単独に絡脈を写して度を過ぎますと、陽気をすぐに散逸させ、中気不足の状態になりますので、病気は治癒し難いでしょう」。

陰陽和平之人、其陰陽之気和、血脈調。謹診其陰陽、視其邪正、安容儀、審有余不足、盛則写之、虚則補之。不盛不虚、以経取之。此所以調陰陽、別五態之人者也。

陰陽和平の人、其の陰陽の気和し、血脈調う。謹みて其の陰陽を診《み》、其の邪正を視、容儀を安《あん》じ、余りあると足らざるとを審《つまび》らかにし、盛んなれば則ちこれを写し、虚なれば則ちこれを補う。盛んならず虚ならざるは、経を以てこれに取る。此れ陰陽を調え、五態の人を別かつゆえんの者なり。

【現代語訳】

「陰陽和平の人の体質は、陰陽の気が調和し、血脈が和順しています。治療するときには、陰陽の盛衰、邪正の虚実を慎重に診察し、患者の容貌所作を子細に観察して、蔵府・経脈・気血の有余と不足を診断しなければなりません。しかる後に治療を行ないますが、邪気が盛んなものに対しては瀉法を用い、正気が虚しているものに対しては補法を用い、虚実がはっきりしない病証に対しては、その本経から取って治療します。

以上に述べましたことは、陰陽を調え治療するさいに、五つの類型の人の異なる特性に基づいて、それぞれに適した治療を施さなければならない理由であります」。

黄帝曰、夫五態之人者、相与毋故、卒然新会、未知其行也、何以別之。少師答曰、衆人之属、不如五態之人者。故五五二十五人、而五態之人不与焉。五態之人尤不合於衆者也。

黄帝曰く、夫れ五態の人なる者、相与《とも》に故なく、卒然と新たに会い、未だ其の行ないを知らざるや、何を以てこれを別かたん。少師答えて曰く、①衆人の属は、五態の人に如《し》かざる者なり。故に五五二十五人あり、而して五態の人は与《あずか》らず。五態の人は尤《もっと》も衆に合わざる者なり。

【注釈】

① 衆人——前の「陰陽二十五人」(一)を指していい、五態の人とは異なる。

【現代語訳】

黄帝がいう。「五種類の形態の人を、平素知らず、突然会ってすぐにかれらの性格と態度や、どの類型に属する人かを知ることは難しい。どのように弁別すればよいだろうか」。

少師が答える。「一般人はこの五つの形態の人の特性を具えておりません。ですから、陰陽二十五人は、五態の人の内には含まれません。なぜなら、五態の人は代表的な特性を具えた五種の類型なのであって、一般人とは同じではないからです」。

【訳注】

（一）『霊枢』陰陽二十五人篇第六十四。

黄帝曰、別五態之人奈何。少師曰、太陰之人、其状黮黮然黒色、念然下意、臨臨然長大、膕然未僂。此太陰之人也。

黄帝曰く、五態の人を別かつこといかん。少師曰く、太陰の人、其の状①黮黮《たんたん》然と黒色、②念然と意を下し、③臨臨然と長大なり、④膕《かく》然たるも未だ僂《かが》まず。此れ太陰の人なり。

【注釈】

① 黮黮然――「黮」は、黒色。張介賓の説「黮黮とは、色が黒くて、くすんでいることである」。これは顔色が曇っていることを形容している。

② 念然と意を下す――思わせ振りに謙虚でおとなしい様子をすること。張介賓の説「念然と意を下すとは、考えを表さないことである。つまり上文の下斉のことである」。

③ 臨臨然――『広雅』釈詁に「臨は、大である」。馬蒔の説「臨臨然は、長大な様子である」。

④ 膕然たるも未だ僂まず――わざと卑下して人にへつらう態度を形容しており、実際に傴僂《くる》病に罹っているのではない。張介賓の説「膕然たるも未だ僂まずとは、膝を屈めるような様子であるが、本当の傴僂病ではないことをいう」。

【現代語訳】
黄帝がいう。「どのようにして五つの形態の人を弁別するのか」。
少師がいう。「太陰に属する人は、顔色が黒くてくすんでいます。わざと謙虚な態度をとります。身体はもともと長大なのですが、卑下して人にへつらい、身を屈めて思わせ振りな身振をします。ですが、けっして実際に傴僂病に罹っているのではありません。これが太陰の人の形態です」。

少陰之人、其状清然窃然、固以陰賊、立而躁嶮、行而似伏。此少陰之人也。

少陰の人、其の状清然たり窃然たり①、固《もと》より陰を以て賊《そこな》い、立ちて躁嶮《けん》②、行きて伏するに似たり。此れ少陰の人なり。

【注釈】
① 清然たり窃然たり——「清然」は、言葉や容貌が清廉高潔なる様子にみえることを形容する。「窃然」は、陰でこそこそ行動することをいう。すなわち上文の賊心と同じ表現である。張介賓の説「清然は、言葉が清廉であるかのようにみえること。窃然は、行動が陰でこそこそしていること」。
② 嶮——「険」に同じ。

【現代語訳】
「少陰に属する人は、外見は清廉高潔であるかのように見えますが、行動は公明正大ではなく陰でこそこそとしており、陰険で他人を害しようとする邪心を心の底に抱いています。立っているときはいらいらと動き回り落ち着かず、歩いているときは身を伏するようにして進みます。これが少陰の人の形態です」。

太陽之人、其状軒軒儲儲、反身折膕。此太陽之人也。

太陽の人、其の状①軒《けん》軒たり儲《ちょ》儲たり、③身を反らして膕《ひかがみ》を折る。此れ太陽の人なり。

【注釈】

① 軒軒たり儲儲たり——高貴で自尊心がつよく、傲慢で自己満足する様子を形容する。張介賓の説「軒軒は、高く大いなるさま、俗語の軒昂とほぼ同じ意味である。儲儲は、畜積するさま、豊かで満ち足りていることである」。

② 身を反らして膕を折る——胸をはり腰をのばしたとき、体が後に反り返り、ために膝窩が曲折する様子を形容する。張介賓の説「身を反らして膕を折るとは、腰を反らせ胸をはり、その膝が折れ曲がるような姿勢をいう。これらはみなむやみに尊大に振る舞う様子である」。

【現代語訳】

「太陽に属する人は、外に驕《おご》り高ぶり自己満足のさまを表し、腰をのばし胸をはると、体が後に反り返り両のひかがみが折れ曲るような姿勢をとります。これが太陽の人の形態です」。

少陽之人、其状立則好仰、行則好揺、其両臂両肘則常出於背。此少陽之人也。

少陽の人、其の状立てば則ち仰ぐを好み、行けば則ち揺らすを好み、其の両臂《ひ》両肘は則ち常に背に出だす。此れ少陽の人なり。

【現代語訳】
「少陽に属する人は、立っているときはいつも顔を高く仰向け、歩くときはいつももったいぶって体を揺らし、常に手を背後にまわしています。これが少陽の人の形態です」。

陰陽和平之人、其状委委然、随随然、顒顒然、愉愉然、暆暆然、豆豆然。衆人皆曰君子。此陰陽和平之人也。

陰陽和平の人、其の状①委委然たり、②随随然たり、③顒顒《ようよう》然たり、④愉愉然たり、⑤暆暆《せんせん》然たり、⑥豆豆然たり。衆人皆君子と曰う。此れ陰陽和平の人なり。

【注釈】
① 委委然——ゆったりとして自得しているさま。
② 随随然——従順の意味。環境に適応することに長けていることをいう。意味は上文の「婉然従物」と同じ。
③ 顒顒然——態度が厳正でかつ温和であること。
④ 愉愉然——和やかでにこやかなさま。
⑤ 暆暆然——まなざしが慈悲深くやさしくて善良なさま。
⑥ 豆豆然——振舞いに節度があり、事を処理するときにはっきりしていること。

【現代語訳】
「陰陽和平の人は、外見がゆったりと穏やかで落ち着いていて、振舞いがゆったりしております。性格は和やかで従順、よく環境に適応します。態度は厳粛で、品行方正、人に対しては和やかで親しみやすく、まなざしが慈悲深く優しく、気風は公明正大でさっぱりしており、振舞いに節度があり、事を処理するにあたって条理がはっきりしています。衆人は皆彼を徳行ある人と呼びます。これが陰陽和平の人の形態です」。

【解説】

本篇は、人の体質を太陰・少陰・太陽・少陽・陰陽和平の五つの類型に区別する。この区別の方法が正確であるか否かについては、肯定し難い。だが、人の体質と性格は違いがあるということについては、肯定できるであろう。体質・性格には差異があって、そのことはまた発病時に病証の個体差をもたらすから、治療も区別して行なわなければならない。この点を、朝鮮の漢方医はかなり重視し、かつて『四象新編』という医書を著し、分型施治を強調した。すなわち、病証が同一であっても、体型が同じでなければ、治療ははっきりと異なる、という。その理論は本篇の陰陽五態の人に淵源している。であるから、われわれも臨床においては意識的に対比観察を行なうことを重視すべきである。ただその中で各型の性情・形態などを必然的結果とみなしているが、このことは注意すべきことである。

【本篇の要点】

一、まず、人の体質・性格は太陰・少陰・太陽・少陽・陰陽和平の五つの類型に区別できることを述べ、並びに五つの類型の人の性情の特徴をそれぞれ説明する。

二、次に、この五つの類型の人の発病と治療には当然相違する点があり、もし生理的特徴に注意を払わずに治療すれば、重大な副作用を発生させる可能性があることを説明する。

三、最後に、陰陽五態の人の態度や行動に現れる特徴をそれぞれ説明する。

（白杉悦雄　訳）

官能篇　第七十三

【解題】

本篇は主に、鍼灸を用いて病気を治療するとき、まず最初に人体の生理と病気の陰・陽・寒・熱・虚・実を明確にしなければならないとし、そうしてはじめて鍼灸の補瀉の治法を決定することができると論じ、さらに、補瀉と刺鍼の方法について詳細に説明している。その中で、刺鍼の技術を伝授するにあたって、必ず各人の能力・性格・好みなどの特質に基づいて、それぞれに適した技術を伝授し、技術の学習を修了した後、臨床に従事させれば、各人の才能を発揮させることができ、技術の効用もあますところなく尽くすことができる、と述べる。官とは、任せるという意味である。人が得意とするところ、その才能に任せるから、「官能」を篇名としたのである。

黄帝問于岐伯曰、余聞九鍼於夫

黄帝　岐伯に問いて曰く、余　九鍼を夫子に聞けり。

子。衆多矣、不可勝数。余推而論之、以為一紀。余司誦之。子聴其理、非則語余。請其正道、令可久伝、後世無患、得其人乃伝、非其人勿言。岐伯稽首再拝曰、請聴聖王之道。

衆多なり、(一)勝《あ》げて数うべからず。余 推してこれを論じ、①以て一紀と為さん。余 司《こころ》みにこれを誦《とな》えん。子 其の理を聴き、非なれば則ち余に語れ。其の正道を請い、久しく伝え、後世をして患《わずら》いなかるべく、其の人を得れば乃ち伝え、其の人に非ざれば言うことなからしめん。岐伯稽首し再拝して曰く、聖王の道を聴かんことを請う。

【注釈】

① 以て一紀と為す——古代人は絹糸の糸筋をたてて乱れないようにすることを「紀」と言った。「以て一紀と為す」とは、帰納し整理して系統だて、条理を明らかにすることである。(二)

【現代語訳】

黄帝が岐伯に問う。「私は先生から九鍼についての説明をお聞きしたが、その道理ははなはだ多く、はっきり数え切れないほどです。私はその道理を研究して、帰納して整理し、系統的な理論としたいと思う。いまから誦えてあなたに聞かせるので、もし理論上の誤りがあれば、指摘し修正してほしい。正しい教えを永く後世に伝えて、学習と臨床の便宜をはかりたいと思う。もちろん信頼できる人物に伝授しなければならないし、信頼できない人物には教えないようにさせよう」。

岐伯が頭を地につける礼をし再拝していう。「どうかその神聖なる道理をお聞かせ下さい」。

【訳注】

（一）原書原文は「衆多矣」を上文につけ、「余聞九鍼於夫子衆多矣」で読点をつける。この句は、『素問』三部九候論篇第二十に「余聞九鍼於夫子、衆多博大、不可勝数」、『霊枢』逆順肥痩篇第三十八に「余問鍼道于夫子、衆多畢悉矣」、九鍼論篇第七十八に「余問九鍼于夫子、衆多博大矣、余猶不能寤」など、しばしば、篇首に導入文として用いられている。原書も、逆順肥痩篇及び九鍼論篇では、「夫子」の後で読点をつけており、他書の句読もこれにならうので、書き下し文では改めた。

（二）『太素』の楊上善の注は「余学之於子、推尋窮問其理、十有二載」といい、紀を十二年の意味にとっている。郭靄春〔『黄帝内経霊枢校注語訳』〕は楊上善の注により、この部分を「私は研究討論すること、すでに十二年になります」と訳している。

黄帝曰、用鍼之理、必知形気之所在、左右上下、陰陽表裏、血気多少、行之逆順、出入之合、謀伐有過。

黄帝曰く、鍼を用いるの理、必ず形気の在る所、左右①上下、陰陽表裏、血気の多少、②行の逆順、出入の合を知り、過あるを謀伐（二）すべし。

【注釈】

① 左右上下――楊上善の説「肝は左に生じ、肺は右に蔵せられ、心は表を統《す》べ、腎は裏を治める。男は左、女は右、陰陽上下、いずれもこれを知ることができる」。

② 行の逆順――楊上善の説「営気は脈に順い、衛気は逆行する」。張介賓の説「陰気は足より上行し、頭に至って下行し臂を循る。陽気は手より上行し、頭に至って下行し足に至る。だから陽病は上行して極って下り、陰病

は下行して極って上る。これに反するものは皆な逆と謂う」。両者の解釈はともに参考にするべきである。

【現代語訳】

黄帝がいう。「鍼を用いる道理は、必ず蔵府の形気の所在・上下左右の部位を知り、陰陽表裏の病機、(二)及び十二経脈の気血の多少、血気が出入りし会合する腧穴を分析しなければならない。そうしてはじめて正確な治療を行なうことができ、誤治を防止することができる」。

【訳注】

(一)『太素』は「謀」を「誅」に作る。原書の現代語訳は『太素』によって「謀伐」を「誅伐」と訳している。また、原書の現代語訳は「防止誅伐無過」、つまり「病邪のないところを攻撃することを防ぐ」と原文を意訳している。楊上善の注は端的に「誅伐邪気悪血」、つまり「邪気や悪血を攻撃する」という。郭靄春〔『黄帝内経霊枢校注語訳』〕の訳も楊上善の注によっている。

(二)病機は、病気の由って生ずるところ、病気の発生と発展の原理。

知解結。知補虚写実、上下気門。明通於四海。審其所在、寒熱淋露、以輸異処。審於調気。明於経隧、左右肢絡、尽知其会。

結ぼれを解くを知る。虚するを補い実するを写し、上下の気門を知る。四海に通ずるを明らかにす。其の在る所、寒熱淋露、以（滎《けい》）(一)輸の処を異にするを審《つまび》らかにす。気を調うるを審らかにす。経隧《すい》、左右の肢絡を明らかにし、尽く其の会を知る。

【現代語訳】

「結聚を解くための道理を知らなければならない。虚を補い実を瀉す治法、上下の腧穴の部位を知らなければならない。経脈が四海と交通する道筋を明確にしなければならない。虚実の所在、及び寒熱・淋雨・露風などの病因を観察し、榮輸などの五行的な属性を了解しなければならない。気の変動を調和する方法に習熟しなければならない。さらに、経脈と左右の支絡とが合流する部位を明確にしなければならない」。

【訳注】

（一）以　『太素』は「以」を「榮」に作る。原書の原文は「以」のままであるが、原書の現代語訳は明らかに『太素』の文及び楊上善の注の「五行榮輸有異」によっているので、書き下し文では「榮」に読み替えておく。

寒与熱争、能合而調之。虚与実隣、知決而通之。左右不調、把而行之。明於逆順、乃知可治。陰陽不奇、故知起時。審於本末、察其寒熱、得邪所在、万刺不殆。知官九鍼、刺道畢矣。

寒と熱と争えば、能①く合わせてこれを調う。虚と実と隣せば、知②決してこれを通ず。左右調わざれば、把《つか》みてこれを行《めぐ》らす。逆順に明らかなれば、乃ち治すべきを知る。陰陽③は奇ならず、故に起くる時を知る。④本末を審らかにし、その寒熱を察《み》、邪の在る所を得れば、万刺するも殆《あや》うからず。九鍼に官《まか》するを知れば、刺の道畢《お》われり。

【注釈】

① 能く合わせてこれを調う――楊上善の説「陰陽の気が調和しないものは、これを調和させる」。

② 知決してこれを通ず――楊上善の説「虚実の二気が調和しないときは、これを通じて平均させる」。孫鼎宜の説「これは、虚実が定かでない証について、その是非を決定すべきことをいう」。

③ 陰陽は奇ならず――『周礼』春官「大祝」の〔鄭玄《じょうげん》注に引く〕杜子春の注に、「奇《き》は、倚《い》に読み換える」。倚には、偏るという意味がある。(一)「陰陽奇ならず」とは、陰陽が偏らないという意味である。

④ 本末を審らかにし……刺の道畢われり――張介賓の説「本末とは、標本である。寒熱とは、陰陽である。所在とは、三部九候脈診の病脈をうつ部位である。官とは、任せるという意味である。九鍼はそれぞれ異なっており、各おのに適応がある。以上に述べられた法を熟知して九鍼を使い分けることができれば、刺鍼の法を学び尽くしたといえる」。

【現代語訳】

「寒と熱とが交争する病では、陰陽によってその病を調和させる。虚か実か定かでない病では、はっきりと見分けて虚実を調和し平定しなければならない。左右の調和が乱れた病では、左の病には右を刺鍼し、右の病には左を刺鍼しなければならない。(二)経脈循行の順と逆とを明確にしなければならない。一般的には順であれば治療しやすく、逆であれば治療しがたい。(三)蔵府の陰陽が調和すれば、病気が治癒する時期を知ることができる。(四)病気の標本・寒熱を細かく観察して、邪気のある部位を確定すれば、刺鍼による治療に過誤はありえない。さらに、九鍼の異なる性能を掌握していれば、刺鍼の方法は完全である」。

【訳注】

（一）『荀子』解蔽篇、「倚其所私以観異術」の注に、「倚、偏倚也」と。

（二）張介賓の説「邪の大絡に客する者は、左は右に注ぎ、右は左に注ぐ。把みてこれを行らすとは、即ち繆刺なり」。原書の現代語訳はこの説による。

（三）張介賓の説「順であれば治療できるが、逆であれば治療できない」。

（四）張志聡の説「陰陽奇ならずとは、蔵府の陰陽、交《こも》ごも相配合し、十二経脈、交ごも相貫通するなり。故に起くる時を知るとは、秋に乗ずれば則ち肺先に邪を受け、春に乗ずれば則ち肝先に邪を受くるがごときの類なり。……」。

明於五輪、徐疾所在、屈伸出入、皆有条理。言陰与陽、（一）合於五行、五蔵六府、亦有所蔵。四時八風、尽有陰陽。各得其位、合於明堂。各処色部、五蔵六府、察其所痛、左右上下、知其寒温、何経所在。

五輪①、徐疾の在る所②、屈伸出入に、皆条理あるを明らかにす。言うこころは陰と陽とは、五行に合し、③五蔵六府も、亦た蔵する所あり。四時八風④、尽く陰陽あり。各おの其の位を得て、明堂に合す。各処の色部、五蔵六府、⑤其の痛む所、左右上下を察《し》れば、其の寒温、何れの経の所在なるかを知る。

【注釈】

① 五輪、徐疾の在る所を明らかにす——馬蒔の説「五蔵に井・榮・腧・経・合の五腧があり、六府に井・榮・腧・原・経・合の六腧がある。しかし、六府の原は腧をかねているので、五蔵六府いずれの場合も五輪ということができる。徐疾とは、鍼の刺法である。」「徐《おもむろ》にして疾《と》くすれば実し、疾くして徐にすれば虚す」（二）というのが、これである。

②　屈伸出入に、皆条理あり――楊上善の説「行鍼のときには、体を屈めたり伸したりして適当な体位をとらなければならない。鍼の刺入抜去の方式は、どれも詳しく知らなければならない」。馬蒔の説「屈伸出入とは、経脈の往来のことである」。「屈伸」の解釈について、前者は行鍼のときの体位と解釈し、後者は経脈の運行の方向と解釈している。

③　五蔵六府も、亦た蔵する所あり――楊上善の説「五蔵は五神を蔵し、六府は五穀を蔵する」。

④　八風――楊上善の説「八風とは、八節に吹く風である」。

⑤　其の痛む所、左右上下を察る――楊上善の説「五色を診察すれば、痛みが五蔵六府、上下左右のどこにあるかがわかる」。

【現代語訳】

「手足の十二経の井・滎・輸・経・合穴にはそれぞれ一定の主治範囲があること、徐疾補瀉の手法の実施及び経脈循行の屈伸出入にもみな一定のしたがうべき規則があることを明らかにしなければならない。五蔵六府は天地の陰陽五行と対応しており、五蔵は精気を貯蔵し、六府は水穀を伝化する。四季の時令、八節の風には陰陽の分があり、人体のどこかの部位や蔵府を侵犯すれば、明堂の部位に相応する色が現れ、また、五蔵六府に病変がある場合も、それぞれに対応する顔面部分に病色が現れるので、それらにもとづいて病痛が寒邪によるのか熱邪によるのか、及びどの経が病んでいるのかを診断することができる」。

【訳注】

（一）　陽　趙府居敬堂本・明刊無名氏本は「五」に作る。『太素』巻十九知官能は「陽」に作る。

（二）　『霊枢』九鍼十二原篇第一に、「凡そ鍼を用いる者は、虚なれば則ちこれを実し、満つれば則ちこれを泄らす。…

…『大要』に曰く、徐《おもむろ》にして疾《と》くすれば則ち実し、疾くして徐にすれば則ち虚す」。『霊枢』小鍼解篇第三に、「徐にして疾《と》くすれば則ち実すとは、徐に内《い》れて疾《と》く出だすを言うなり。疾くして徐にすれば則ち虚すとは、疾《と》く内《い》れて徐に出だすを言うなり」。『素問』鍼解篇第五十四に、「徐にして疾《と》くすれば則ち実すとは、徐に鍼を出だして疾《と》くこれを按ず。疾《と》くして徐にすれば則ち虚すとは、疾《と》く鍼を出だして徐にこれを按ず」。

審皮膚之寒温滑濇、知其所苦。膈有上下、知其気所在。先得其道、稀而疎之、稍深以留。故能徐入之。大熱在上、推而下之。従下上者、引而去之。視前痛者、常先取之。大寒在外、留而補之。入於中者、従合写之。鍼所不為、灸之所宜。

皮膚の寒温滑濇《しょく》を審《つまび》らかにすれば、其の苦しむ所を知る。膈[①]に上下あれば、其の気の在る所を知る。先に其[②]の道を得、稀にしてこれを疎《そ》にし、稍《や》や深くして以て留む。故に能く徐《おもむろ》にこれを入る。大熱　上に在れば、推してこれを下す。下より上る者は、引きてこれを去る。前に痛む者を視れば、常に先にこれを取る。大寒　外に在れば、留めてこれを補う。中に入る者は、合よりこれを写す。鍼の為さざる所は、灸の宜《よろ》しき所なり。

【注釈】

① 膈に上下あれば、その気の在る所を知る——横膈膜の上下には異なる蔵器が分布しているから、病気が横膈膜の上にあるか下にあるかを診断し、さらにどの蔵器の病変であるかまで察知すべきことをいう。

② 先に其の道を得……故に能く徐にこれを入る——馬蒔の説「まず最初に経脈循行の法則を理解して、それから鍼の治療をするべきである。稀とは、刺鍼の数を少なくすること。疎とは、鍼の刺入を緩やかにすること。深と

は、鍼を深く刺入すること。留とは、鍼を長く留置すること」。

【現代語訳】

「皮膚の寒温滑濇の状態を詳しく診察すれば、病気の陰陽虚実を知ることができる。膈の上に心・肺があり、陽に属する。膈の下に肝・脾・腎があり、陰に属する。膈の上下を詳しく診察すれば、病気の部位を知ることができる。まず経脈循行の法則を理解し、それから鍼治療を行なうこと。病情に基づいて、正確に穴位を選び取らなければならない。もし正気が不足していれば、刺鍼の数を少なくして刺入を緩やかにし、一定の深さまで刺入したら、鍼を長い時間留置する。熱病が上半身にあるときは、高いものは抑えるという治法を用いて、熱を下半身に移し、陰と調和させる。熱が下から上ってきたときは、その逆上する邪気を導いて排除しなければならない。痛みには先後があり、先に痛みがあるときは、まずその痛みを治療すべきである。大寒が表にあるときは、鍼を留置して陽を補い、陽を助けて寒に勝たせるようにする。もし寒邪が裏に侵入したときも、鍼を留置して陽を補い、合穴を取って寒邪を瀉すとよい。鍼治療が不適当なときは、灸治療を行なうとよい」。

上気不足、推而揚之。下気不足、積而従之。陰陽皆虚、火自当之。厥而寒甚、骨廉陥下、寒過於膝、下陵三里。

[1]上気足らざれば、推してこれを揚ぐ。下気足らざれば、積みてこれに従う。[2]陰陽皆虚せば、火自らこれに当たる。厥して寒甚だしく、骨廉《こつれん》陥下し、寒　膝を過ぐれば、[3]下陵三里。

【注釈】

① 上気足らざれば……積みてこれに従う――楊上善の説「上気不足とは、膻中の気が少ないことをいう。気を移して補い盛んにさせなければならない。揚とは、盛んにするという意味。下気不足とは、腎間の動気が少ないことをいう。気を補い聚めなければならない。積とは、聚《あつ》めること。従とは、順うの意味」。張介賓の説「推してこれを揚ぐとは、気を引いて致らせ、上を補うこと。積みてこれに従うとは、鍼を留置して気をあつめ、下を実すること」。

② 陰陽皆虚せば、火自らこれに当たる――馬蒔の説「陰陽がともに虚して、鍼治療が困難なときは、灸治療を行なう」。

③ 下陵三里――『霊枢』九鍼十二原篇第一「これを下陵三里に取る」。「下陵」は、おそらく「三里」の旁注が誤って本文に混入したものであろう。

【現代語訳】

「上気が不足すれば、導き移し補うという方法で膻中の気を満たし盛んにさせ、腎気が虚すれば、鍼を留置し気をあつめる方法で腎気を補うとよい。陰陽がともに虚している病気のときは、刺鍼の治法を用いることができないから、艾による灸治を用いるとよい。寒気が厥逆し、寒が膝部を越える場合、あるいは骨部の肌肉が陥下する場合には、足の三里穴に灸するべきである」。

陰絡所過、得之留止、寒入於中、推而行之。経陥下者、火則当之。結絡堅緊、火所治之。不知所苦、

陰絡の過《よ》ぎる所、これを得て留止し、寒[1]中に入れば、推してこれを行《めぐ》らす。経[2]の陥下する者は、火則ちこれに当たる。結絡の堅緊なるは、火[3]の治する所なり。苦し

両蹻之下。男陰女陽、良工所禁。
鍼論畢矣。

む所を知らざれば、④両蹻の下。⑤男の陰・女の陽は、良工の禁ずる所なり。鍼論畢《お》われり。

【注釈】

① 寒中に入れば、推してこれを行らす――張介賓の説「寒邪が絡脈に停滞し、経脈に伝入したときは、鍼治によって寒邪を散らし移行させなければならない」。

② 経の陥下する者は、火則ちこれに当たる――楊上善の説「火気は強盛であるから、陰陽両虚を補うことができる」。

③ 火の治する所――原文は「火所治之」に作る。『甲乙経』・『太素』によって改めた。

④ 両蹻の下――楼英の説「両蹻の下とは、照海・申脈の二穴である」。

⑤ 男の陰・女の陽は、良工の禁ずる所――張志聡の説「痛みのある部位がはっきりしないときは、両蹻脈の踝下の穴を取るべきである。男は陽蹻脈を、女は陰蹻脈を用いる。したがって、逆に男の場合に陰蹻脈を、女の場合に陽蹻脈を用いることは、優れた医者が禁忌とすることである」。

【現代語訳】

「寒邪が陰絡を通って侵入し、停留して去らず、経脈にまで侵入したときは、鍼によって治療して寒邪を散らし移さなければならない。寒邪が凝結して、経気が陥下するときは、灸法を用いて艾火で寒邪を散らすべきである。絡脈が結滞して堅いときは、灸法を用いて治療する。はっきりした部位のわからない病痛があるときは、陽蹻脈の申脈穴と陰蹻脈の照海穴に灸をすべきである。その場合、男は陽蹻脈、女は陰蹻脈を取る。もし逆に、男の場合に陰蹻脈を、女の場合に陽蹻脈を取ると、治療過誤を犯すことになる。これは、優秀な医者ならば禁忌とすることである。これらのことを、よく理解できたなら、鍼治療の理法を完全に修得したといえる」。

用鍼之服、必有法則。上視天光、下司八正、以辟奇邪、而観百姓、審於虚実、無犯其邪。是得天之露、遇歳之虚、救而不勝、反受其殃。故曰、必知天忌、乃言鍼意。法於往古、験於来今、観於窈冥、通於無窮。麤之所不見、良工之所貴。莫知其形、若神髣髴。

鍼を用いるの服①、必ず法則②あり。上は天光を視、下は八正を司③《うかが》い、④以て奇邪を辟《さ》け、而して百姓《せい》に観⑤《しめ》して、虚実を審らかにし、其の邪に犯さるることなからしむ。⑥是れ天の露を得、歳の虚に遇わば、救うも勝たず、反って其の殃《わざわい》を受く。故に曰く、必ず天忌を知り、乃ち鍼意を言え。往古に法《のっと》り、来今に験《ため》し、窈冥⑦《ようめい》を観れば、無《む》窮《きゅう》に通ぜん。麤《そ》の見ざる所は、良工の貴ぶ所なり。⑧其の形を知ることなくんば、神の若《ごと》く髣髴《ほうふつ》たり。

【注釈】

① 服――『素問』八正神明論篇第二十六の王冰の注「服とは、事である」。楊上善の説「服とは、学習である」。
② 法則――王冰の説「法とは、象である。則とは、準である」。方法と準則とをいう。
③ 司――多紀元簡の説「司は、伺と通用する」。
④ 以て奇邪を辟く――楊上善の説「刺鍼の法を学ぶためには、上は日月星辰の運行にしたがい、下は八節の正風の気を伺って、奇邪をはらい除かなければならない」。これによれば、「辟」とは、除の意味である。
⑤ 観――『漢書』宣帝紀に「珍宝を観した」。顔師古の注「観は、示す」。
⑥ 天の露を得、歳の虚に遇う――張介賓の説「時節はずれの風雨を総じて露という」。自然界の周期的運行と時節

に応じて行なうべき君主の行為とが一致しないときに起こる風雨の災害をいう。「歳の虚」とは、歳気が不及のときに出現する異常気象、たとえば、春に温暖でなく、夏に暑くならないことをいう。

⑦　窈冥を観る――『素問』示従容論篇第七十六の王冰の注「窈冥とは、見ることのできないものをいう」。一般に、微小で見難い変化を指していう。たとえば、人体の蔵府気血の内的な変化のようなもの。

⑧　其の形を知ることなくんば、神の若く髣髴たり――「髣髴」は、すなわち彷彿。楊上善の説「いにしえの聖人の行ないを規範とすることによって、逆に将来の得失のきざしをみきわめ、また現在の是非の状況を検討するてがかりとする。さらにまた、微妙で見難い病気の道理を注意深く観察することによって、極まりなき疾病の変化の法則に通達することができ、診断がみな的中するのである。それは、藪医者が憶断をもち、ただ外見だけに注目して、奥深い道理を見ないのとは違い、神の使いのごとき優れた才能の持主だけが、重要な点をよくみわけて、さながら真の道に合しているようなものである」。

【現代語訳】

「鍼を用いて治療するときには、必ず一定の法則があらねばならない。また、天気の曇や晴の変化、及び四季・八節の気候の違いを観察して、奇邪の侵襲を避けなければならない。そして、人々に告げて、虚邪と実邪の侵害に注意を促し、常に防御させ、邪気を受けて発病することから免れさせなければならない。かりに時節と一致しない風雨の侵襲を受けたり、あるいは不正の邪に傷られたとき、もし医者が自然の変化を理解していなければ、ただちに手当して救うことができず、病勢も重くなるだろう。だから、天時の順と逆と、宜しきと忌むべきとを知らねばならないのであり、そうであってはじめて鍼治の意味を語ることができるのである。古代の経験から法則を学び、それを今日の臨床実践のなかで試験しなければならないのであり、微妙でみきわめがたい変化を子細に観察して、そうしてはじめて変化して極まることのない疾病によく通ずることができるのである。藪医者はそれらのことに注意せず、反対に優れた医者はそれを重要視する。もし診察が微小な形跡の変化にまで及ばなければ、疾病はいっそう神秘的で測り難いものに見えて、把握できなくなってしまうのである」。

【解説】

『素問』八正神明論篇第二十六に類似する文章がある。以前、解釈を加えているが、ここに再録し、参考に供する。「往古に法《のっと》るとは、まず『鍼経』を理解することである。来今に験《ため》すとは、まず一日の寒温の変化と一月の位相の変化を知り、それによって気の浮沈を予測して、身体をそれに調和させ、それが立ちどころに効果を現すのを観察することである。其の冥冥に観るとは、形気栄衛は外候に現れないけれども、優れた医者だけはそれらを了解し、一日の寒温の変化、月の位相の変化、四時の気の浮沈を相互に参照して、形気営衛を調えることができる。優れた医者は常に先にそれらを観察しているが、それらは外には現れないものである。だから冥冥に観るというのである」。

邪気之中人也、洒淅動形。正邪之中人也、微先見於色、不知於其身。若在若無、若亡若存、有形無形、莫知其情。

邪気の人に中《あ》たるや、洒淅《①そんせき》として形を動かす。正邪の人に中たるや、微かに先に色に見《あらわ》れ、其の身に知らず。在るが若《ごと》く無きが若く、亡《な》きが若く存《あ》るが若く、形あり形なく、其の情を知るなし。

【注釈】

① 洒淅――振寒するさま。

【現代語訳】

「邪気が人体を傷《やぶ》り害うと、発病のとき悪寒戦慄し、形体が振動する。正邪が人体を傷り害うと、発病のとき顔面の色に微かに変化が現れるが、身体上にはなんの自覚症状もない。邪気はあるようでもあり、ないようでもあり、正気もないようでもあり、あるようでもあり、病証もはっきりせず、はっきりとは見定め難く、確かな病状を知ることができない」。

是故上工之取気、乃救其萌芽、下工守其已成、因敗其形。是故工之用鍼也、知気之所在、而守其門戸、明於調気、補写所在、徐疾之意、所取之処。写必用員、切而転之、其気乃行、疾而徐出、邪気乃出、伸而迎之。遥大其穴、気出乃疾。補必用方、外引其皮、令当其門、左引其枢、右推其膚、微旋而

是の故に上工の気を取るや、乃ち其の萌芽を救い、下工は其の已《すで》に成るを守り、因りて其の形を敗る。是の故に工の鍼を用いるや、気の在る所を知り、而して其の門戸を守り、気を調え、補写の在る所、徐疾の意、取る所の処を明らかにす。①写するに必ず員《えん》を用い、切してこれを転ずれば、其の気乃ち行《めぐ》り、疾《と》くして徐《おもむろ》に出だせば、邪気乃ち出で、伸してこれを迎う。②遥（揺《ゆ》）らして其の穴を大にすれば、気出づること乃ち疾し。③補うに必ず方を用い、外に其の皮を引き、其の門に当たらしめ、

徐推之、必端以正、安以静、堅心無解、欲微以留、気下而疾出之、推其皮、蓋其外門、真気乃存。用鍼之要、無忘其神。

左は其の枢を引き、右は其の膚を推《お》し、微《かす》かに旋《めぐ》らして徐にこれを推し、必ず端にして以て正にし、安にして以て静にし、心を堅にして解くことなく、微《び》にして以て留めんと欲し、気下れば而《すなわ》ち疾くこれを出だし、其の皮を推し、其の外門を蓋《ふた》すれば、真気乃ち存す。④用鍼の要、其の神を忘るることなかれ。

【注釈】

① 写するに必ず員を用う——「員」とは、円滑流利な鍼法を指す。楊上善の説「員とは規、すなわちコンパスをいい、天の円さにかたどって動であり、気を瀉するものである」。

② 遥らして其の穴を大にす——「遥」を『甲乙経』『太素』は揺に作る。「揺らして其の穴を大にす」とは、鍼を出すときの手法である。

③ 補うに必ず方を用う——「方」とは、正方形を指し、端正なことをいう。楊上善の説「方とは矩、すなわちさしがねをいい、地にかたどって静かであり、気を補うものである」。

④ 用鍼の要、其の神を忘るることなかれ——用鍼の主要目的は、神気を調え養い、生命力を活発にし、それによって正気を扶助し邪気を除くことにある、ことをいう。楊上善の説「用鍼の道、下級の医者は鍼で病気を治療し、上級の医者は神気を養う。神気を養えば、長生久視、すなわち永遠の生命を得ることができる。これが偉大な聖人の偉大な教えの意味である」。

【現代語訳】

「したがって、上級の医者〔上工〕は気の初期に治療し、脈気の変化に基づいて治療を進める。下級の医者〔下工〕はこの方法を十分に自分のものとしていないので、病気が進行してはっきりした症状を呈してから、通常の治療法に基づいて治療する。こんなふうであれば、病人の身体は傷害を受けるであろう。それゆえ、医者は鍼を用いる前に、脈気の運行する筋道を知り、脈気が出入りする門戸を見守り、気を調える方法、補すべきか瀉すべきか、鍼を刺すとき速くすべきか緩やかにすべきか、およびどの穴位に取るべきか、をはっきり知らなければならない。瀉法を用いるときは、必ず円滑流利でなければならない。病所を圧迫して鍼を捻転する、そうすれば経脈の気を滞り無くめぐらすことができる。すばやく鍼を刺入し、ゆっくりと抜鍼し、邪気を外へ引き出す。鍼を刺すとき、鍼尖の方向を経脈の気の流れを迎えるようにする。鍼を抜くとき、揺らして鍼孔を広げるようにすれば、鍼とともに邪気を速やかに外に出し散らすことができる。補法を用いるときの手法は、必ず態度を正しくしゆったりと落ち着いて穏やかでなければならない。まず皮膚をおさえ撫でて、緊張を解き、穴位を正確に取り、左手でおさえながら引いて、周囲を平にし、右手で皮膚を推しながら、そっと捻転して、徐々に鍼を刺入する。このとき、必ず鍼を端正にしなければならず、同時に施術者も気持を静め、気持を弛めぬようにして気が至るのをうかがわなければならない。気が至れば少しの間鍼を留め、経脈の気が流通するのをまって、速やかに鍼を抜き出し、皮膚を揉みおさえ、鍼孔を閉じ、真気が内に留り外に洩れないようにする。鍼を用いるときの要点は、生命力を活発にして正気を扶助し邪気を取り除くことにある。くれぐれも神気を調え養うことをなおざりにしてはならない」。

【解説】

本篇で述べられている補瀉の「方員」は、『素問』八正神明論篇第二十六の文章と反対になっている。この篇で「瀉するに必ず員を用う、補するに必ず方を用う」というのは、鍼法の手法をいうのである。『素問』でいう「瀉するに必ず方を用う」、「補するに必ず員を用う」とは、補瀉の方法を用いる時機についていうのである。それぞれ意味するところが異なるので、混同してはならない。

雷公問於黄帝曰、鍼論曰、得其人乃伝、非其人勿言。何以知其可伝。黄帝曰、各得其人、任之其能、故能明其事。

雷公　黄帝に問いて曰く、鍼論に曰く、其の人を得ば乃ち伝え、其の人に非ざれば言うなかれ、と。何を以て其の伝うべきを知るか。黄帝曰く、各おの其の人を得て、これを其の能に任す、故に能く其の事を明らかにす。

【現代語訳】

雷公が黄帝に問う。『鍼論』に、ふさわしい人に出会った時にはじめて伝授すべきであり、ふさわしい人でなければ伝授してはならない、とありますが、誰が伝授するに値するふさわしい人であるのかを、どのようにして知るのですか」。

黄帝がいう。「各人の特徴に基づいて、実際の活動の中でその人の徳能を観察すれば、その人に伝授することができるかどうかを知ることができる」。

雷公曰、願聞官能奈何。黄帝曰、明目者、可使視色。聡耳者、可使聴音。捷疾辞語者、可使伝論。語徐而安静、手巧而心審諦者、可使行鍼艾、理血気而調諸逆順、察陰陽而兼諸方。緩節柔筋而心和調者、可使導引行気。疾毒言語軽人者、可使唾癰呪病。爪苦手毒、為事善傷者、可使按積抑痺。各得其能、方乃可行、其名乃彰。不得其人、其功不成、其師無名。故曰、得其人乃言、非其人勿伝。此之謂也。手毒者、可使試按亀。置亀於器下而按其上、五十日而死矣。手甘者、復生如故也。

雷公曰く、願わくは聞かん、①能に官《まか》することいかん。黄帝曰く、明目者は、色を視しむべし。②聡耳者は、音を聴かしむべし。捷疾なる辞語ある者は、論を伝えしむべし。③語徐にして安静、手巧にして心の審諦《しんてい》なる者は、鍼艾を行ない、血気を理《おさ》めてこれを逆順に調え、陰陽を察《み》てこれを方《ほう》に兼ねしむべし。④緩やかなる節・柔らかなる筋にして心の和調する者は、導引行気せしむべし。⑤疾毒なる言語にして人を軽んずる者は、癰《よう》に唾し病を呪せしむべし。⑥爪苦手毒、事を為して善く傷る者は、積を按じ痺を抑えしむべし。各おの其の能を得て、方乃ち行なうべく、其の名乃ち彰《あき》らかならん。其の人を得ざれば、其の功成らず、其の師 名なからん。故に曰く、其の人を得ば乃ち言い、其の人に非ざれば伝うるなかれ、と。此れをこれ謂うなり。手毒者は、亀を按ずるを試みしむべし。亀を器下に置きてその上を按ずれば、五十日にして死す。手甘者は、復た生かすこと故《もと》の如きなり。

【注釈】

① 能に官す——各人がその職を遵守することを「官」という。「能に官す」とは、人が持っているなんらかの特技に応じてある種の職事を配分すること。関士先の説「官の意味は司るである。各人がその能力に応じて分担し、その事を司ることをいう。だから官能というのである」。

② 聡耳者——楊上善の説「病人の発する五音を聴いて、病気の予後の吉凶を診断するのが、第二番目の聡聴の人である。……万人のために道理を説いて人を悟らしめるのが、第三番目の智辨の人である」。

③ 語徐にして安静、手巧にして心の審諦なる者——楊上善の説「こころが清らかで性質が明朗であるから、安静である。動作が筋道に適合し、手先の器用な動きの得意な人は、機微を察することにすぐれているから、審諦である。これが第四番目の静慧の人である」。

④ 緩やかなる節・柔らかなる筋にして心の和調する者は、導引行気せしむべし——楊上善の説「身体の関節が柔らかく筋が柔軟であり、こころが穏やかで素直であるのが、第五番目の調柔の人である。調柔の人は、導引すれば筋や骨が柔軟になりやすく、行気すれば気も和やかになりやすい」。

⑤ 疾毒なる言語にして人を軽んずる者は、癰に唾し病を呪せしむべし——楊上善の説「嫉妬と害毒にみちたこころ、人を軽視することば、この二悪があれば、万物がこれを恐れる。だから唾し祝させるのである。これが第六番目の口苦の人である」。「癰に唾し病を呪す」とは、古代の祝由して病気を治療する方法であり、精神療法の一種である。

⑥ 爪苦手毒——「爪」とは、つめである。「苦」とは、形態が粗悪なことをいう。「手毒」とは、手ひどい・手荒いという意味。

【現代語訳】

雷公がいう。「各人の才能に基づいてそれぞれ用いるにはどのようにすればよいでしょうか」。

黄帝がいう。「目が明るく視力のよい人は、五色を見分けさせるとよい。聴覚が鋭敏な人は、声音を聞分けさせるとよい。流暢にものを言い、頭の回転の速い人は、道理を説き議論させるとよい。ことばが緩慢、行動がものしずか、手先が器用でこころが繊細な人は、鍼と灸をさせて、気血の順逆を調和させ、陰陽の盛衰を観察して、処方や薬の配合などの医療行為を兼ねさせるとよい。四肢の関節がやわらかく、筋骨が柔軟で、こころがおだやかで気の和やかな人は、按摩・導引をさせて、気血をめぐらす方法によって治療させるとよい。嫉妬が習い性となり、ことばに毒があって他人を軽視する人は、癰腫に唾を吐きかけ、呪いで邪気を払わせるとよい。爪が醜悪で手荒く、なにかをするといつも器具を壊してしまう人は、積聚を按摩し、痺痛を抑えさせるとよい。各人の才能にしたがって、その人の特長を発揮させれば、それぞれの治療方法を普及させることができ、その人の治療もうまくゆき、名声もひろまるであろう。もし用いかたが不適当であれば、功績をあげることができず、その人の師の名声も埋れてしまうだろう。ふさわしい人にめぐりあえば教え、ふさわしくない人には教えてはならない、と言うのはこういうわけなのである。手毒の人については、亀を按じさせて試してみるとよい。亀を器具の下に置いて、器具の上から手で抑えさせる。手毒の人であれば、抑えてから五十日後に亀は死んでしまう。手毒ではなく柔順な人が抑えれば、五十日後に亀はまた生き返る」。

【本篇の要点】

一、鍼治療では必ず形体と気の関係を知り、左右・上下・陰陽・表裏、及び各経脈の気血の多少・運行の順逆・出入流注交会などに注意して、穴位を取り鍼治療に役立てなければならない、ということを説明している。

二、五輸穴の生理状況、及び陰陽五行・四時八風・五蔵六府などの理論を十分に理解し、あわせて顔面部の気色と結合して、病変の性質と病巣の所在を診断する。

三、およそ大寒が裏に在り、陰陽がともに虚し、及び経気が下陥するなどの証があれば、みな灸で治療すべきことを説明する。

四、鍼法の補瀉の手法を説明する。

五、弟子をとるときの原則は、必ず各人の能力・性質・志向・特色に基づいて、それぞれに異なる技術を伝授すべきことを説明する。特に弟子を慎重に選ばなければならないという点について、「ふさわしい人にめぐりあえば教え、ふさわしくない人には教えてはならない」という原則を提出している。

（白杉悦雄　訳）

論疾診尺篇　第七十四

【解題】

本篇は主に、尺部の皮膚の滑濇・寒熱・肉脱・肉弱などのさまざまな現象を診察することによって、外部から身体内部を知り、蔵府とある部位の発病の状況を推測することを論述している。同時に、目・歯・婦人の妊娠及び小児病の診断方法についても述べている。
本篇の大部分は尺膚による病気の診断であり、かつ篇首に「独りその尺を調べて以てその病を言う」という文を掲げているので、「論疾診尺」を篇名としているのである。

黄帝問于岐伯曰、余欲無視色持脈、独調其尺以言其病、従外知内。為之奈何。岐伯曰、審其尺之緩急、小大滑濇、肉之堅脆、而病形定矣。

黄帝　岐伯に問いて曰く、余　色を視、脈を持することなく、①独り其の尺を調《しら》べて以て其の病を言い、外より内を知らんと欲す。これを為すこといかん。岐伯曰く、其の尺の緩急・小大・滑濇《しょく》、肉の堅脆《ぜい》を審《つまび》らかにすれば、而《すなわ》ち病形定まらん。

【注釈】

① 独り其の尺を調ぶ――「調」は、ここでは診察の意味。「尺」は、尺膚をいう。すなわち肘から手首までの皮膚である。「独り其の尺を調ぶ」とは、望診や脈診などの方法を使わず、単独に尺膚を診察することによって、内在的な疾病状況を判断すること。

【現代語訳】

黄帝が岐伯に問う。「わたしは色を望診したり脈診する方法を使わず、尺膚を診察するだけで、病気を説明し、外在的な現象から内在的な変化を推測したいと思うが、尺膚を診察する方法はどのようにすればよいか」。

岐伯がいう。「尺膚の緊張あるいは弛緩、脂肪がついているか痩せこけているか、滑潤であるか濇《しょく》滞であるかの状態、及び肉が堅実であるか脆弱《ぜいじゃく》であるかを診察すれば、どの疾病にかかっているかを確定することができます」。

視人之目窠上微癰、如新臥起状、其頸脈動、時欬、按其手足上、窅而不起者、風水膚脹也。

人の目窠《か》上に微癰①《よう》を視て、新たに臥より起くるが如き状にして、其の頸脈動じ、時に欬《せき》し、其の手足の上を按ずれば、窅《よう》として起きざる者は、風水膚脹なり。

【注釈】

① 癰――壅《よう》と通用する。腫の意味である。張介賓の説「癰とは、壅である。すなわち、できてまもない軽微な浮腫である」。

【現代語訳】

「病人の目の周りのくぼんだところを見て、軽微な浮腫があり、ちょうど眠りから醒めたばかりのときのようで、頸部の人迎部の脈が搏動し、いつも咳をしていて、手で患者の手足を抑えると、抑えたところが深く陥没してもとに戻らない場合は、風水膚脹の兆候です」。

【解説】

この段落の経文は風水膚脹病について述べている。尺膚の診察とは内容的に直接関係がないように思われる。『霊枢識』の中で多紀元簡が「この一節は、尺膚の診察と無関係である。おそらく他の篇の錯簡であろう」と指摘している。ここに掲載して参考に供する。

尺膚滑、其淖沢者、風也。尺肉弱者、解㑊。安臥脱肉者、寒熱、不治。尺膚滑而沢脂者、風也。尺膚濇者、風痺也。尺膚麤如枯魚之鱗者、水泆飲也。尺膚熱甚、脈盛躁者、病温也。其脈盛而滑者、病且出也。尺膚寒、其脈小者、泄、少気。尺膚炬然、先熱後寒者、寒

尺膚の滑にして、其の①淖《どう》沢なる者は、風なり。尺肉の弱なる者は、②解㑊《えき》なり。安臥して肉を脱《うしな》う者は、寒熱にして、治せず。尺膚の滑にして沢脂なる者は、風なり。③尺膚の濇《しょく》なる者は、風痺《ひ》なり。④尺膚の麤《そ》なること枯魚の鱗の如き者は、水の泆《いつ》飲なり。尺膚の熱甚だしく、脈の盛躁なる者は、温《うん》を病むなり。其の脈盛んにして滑なる者は、病且《まさ》に出でんとするなり。尺膚の寒にして、其の脈小なる者は、泄と少気なり。尺膚の⑤炬《きょ》然と

熱也。尺膚先寒、久持(一)之而熱者、
亦寒熱也。

して、先に熱し後に寒する者は、寒熱なり。尺膚の先に
寒し、久しくこれを持して熱する者は、亦た寒熱なり。

【注釈】

① 淖沢——楊上善の説「淖沢とは、光沢である」。

② 解㑊——身体がだるくて疲れ、四肢がだらけて無力な様子をいう。

③ 尺膚の濇なる者は、風痺なり——張介賓の説「尺部の皮膚が濇であると、血が少なく、血が営養することができない。それで風痺となる」。

④ 尺膚の麤なること枯魚の鱗の如き者は、水の泆飲なり——張介賓の説「枯魚の鱗のごとしとは、ひどく乾いていて潤いや光沢がないことである。脾土が衰えて脾土に養われる肌肉が消耗しているので、水が土に乗ずることができる。これが泆飲である。……泆は溢《いつ》と同じ」。

⑤ 炬然——手をやくような高熱を形容する。思うに、『甲乙経』は「焼炙人手」に作るが、その意味も同じである。

【現代語訳】

「尺の皮膚が滑らかでざらつかずかつ光沢があるのは、風病です。尺部の肌肉がふわふわして柔弱なのは、身体がだるくて疲れ、四肢がだらける解㑊《えき》の病です。睡眠を好み、肌肉が痩せこけているのは、寒熱が発し、簡単には治癒しません。尺の皮膚が滑らかで潤いがあり脂肪のようであるのは、風病です。尺の皮膚がざらざらして滑らかでないのは、血が少なく営が虚している風痺《ひ》病です。尺の皮膚がざらざらして潤いがなく、乾燥した魚の鱗のようなのは、脾土が衰弱して、水飲が変化しない溢《いつ》飲の病です。尺の皮膚が焼けつくように熱く、脈が盛大

でさわがしいのは、温病です。もし脈が盛大であるが、さわがしくはなく、滑利を呈しているならば、病邪が駆出され、正気がしだいに回復しようとしているのであり、病気が快方に向っているすがたです。尺の皮膚が冷たく脈が小なのは、泄瀉と気虚の病です。尺の皮膚が手を焼くような高熱で、先に発熱して後で冷たくなるのは、寒熱往来の一種です。尺の皮膚が先に冷たく、しばらく抑えていると発熱を感じるのも、寒熱往来の一種です」。

【訳注】

（一）持　明刊無名氏本・趙府居敬堂本・『類経』は「大」に作り、『甲乙経』『脈経』『太素』は「持」に作る。

肘所独熱者、腰以上熱、手所独熱者、腰以下熱。肘前独熱者、膺前熱。肘後独熱者、肩背熱。臂中独熱者、腰腹熱。肘後麤以下三四寸熱者、腸中有虫。掌中熱者、腹中熱。掌中寒者、腹中寒。魚上白肉有青血脈者、胃中有寒（二）。尺炬然熱、人迎大者、当奪血。尺堅大、脈小甚、少気、悗有加、立死。

①肘所の独り熱する者は、腰より以て上熱し、手所の独り熱する者は、腰より以て下熱す。②肘の前独り熱する者は、膺《よう》の前熱す。肘の後独り熱する者は、肩背熱す。③臂《ひ》の中独り熱する者は、腰腹熱す。④肘の後麤《そ》にして以下の三四寸熱する者は、腸中に虫あり。⑤掌中熱する者は、腹中熱す。掌中寒する者は、腹中寒す。⑥魚上の白肉に青き血脈ある者は、胃中に寒あり。尺の炬《きょ》然と熱し、人迎大なる者は、当に血を奪うべし。尺堅大にして、脈小なること甚だしきは、少気なり、悗《ばん》の加うることあらば、立ちどころに死す。

【注釈】

① 肘所の独り熱する者は、腰より以て上熱し、手所の独り熱する者は、腰より以て下熱す――張介賓の説「肘とは、前腕と上腕の間の関節である。一説に、曲池から上を肘とする。肘は上にあり、手は下にあるので、肘は腰より上に対応し、手は腰から下に対応する」。

② 肘の前独り熱する者は、膺の前熱す。肘の後独り熱する者は、肩背熱す――張介賓の説「肘前とは、内廉である。手の三陰脈がめぐるところなので、胸の前に対応する。肘後とは、外廉である。手の太陽脈がめぐるところなので、肩背に対応する」。

③ 臂の中独り熱する者は、腰腹熱す――張介賓の説「肘から下を臂という。臂は下にあるので、腰腹に対応する」。

④ 肘の後麤にして以下の三四寸熱する者は、腸中に虫あり――張介賓の説「肘後麤[二]以下三四寸とは、三里より下、内関より上の部位をいう。ここは陰の領域である。陰の領域に熱があるので、腸中に虫がいることと対応する」。

⑤ 掌中熱する者は、腹中熱す。掌中寒する者は、腹中寒す――張介賓の説「掌中は、三陰脈が聚まるところなので、その熱も寒もみな腹中に対応する」。

⑥ 魚上の白肉に青き血脈ある者は、胃中に寒あり――張介賓の説「魚の上の脈が青いときは、胃に寒邪がある」。『霊枢』経脈篇第十にも、「胃中に寒あれば、手の魚の脈に青多し」という。

【現代語訳】

「肘部の皮膚が単独に発熱しているのは、腰から上の部位の発熱の兆候です。手腕部の皮膚が単独に発熱しているのは、腰から下の部位の発熱の兆候です。肘の前部が単独に発熱しているのは、胸部の発熱の兆候です。肘の後部が単独に発熱しているのは、肩背部の発熱の兆候です。前腕の中部が単独に発熱しているのは、腰腹部の発熱の兆候です。肘の後廉から下三四寸の部位が発熱しているのは、腸中に虫がいる兆候です。手掌が発熱しているのは、腹中の発熱の兆候です。手掌が冷たいのは、腹中が冷えている兆候です。手の魚際の白肉に青色の血脈があるのは、胃中に寒があるのです。尺部の皮膚が焼けるような高熱で、頸部の人迎脈が大なのは、熱が盛んであって、血が失われているはずです。尺部の皮膚が堅く大であるのに、脈が甚だしく小であるのは、気虚を示しています。もし煩悶が加われば、たちどころに死亡するでしょう」。

【訳注】

(一) 趙府居敬堂本は、「血」字から「手足寒難已」までの二七二字がない。明刊無名氏本・『類経』にはある。

(二) 原書の『類経』の引用文には「麤」字が脱落している。また、経文の「麤」字を『甲乙経』は「廉」に作る。原書現代語訳は「廉」と解釈していると思われる。

目赤色者病在心。白在肺。青在肝。黄在脾。黒在腎。黄色不可名者、病在胸中。

診目痛、赤脈従上下者、太陽病。従下上者、陽明病。従外走内者、少陽病。

診寒熱、赤脈上下至瞳子、見一脈、一歳死。見一脈半、一歳半死。見二脈、二歳死。見二脈半、二歳

目の赤色なる者は、病 心に在り。白は肺に在り。青は肝に在り。黄は脾に在り。黒は腎にあり。黄色にして名づくべからざる者は、病 胸中に在り。

目痛を診《み》るに、赤脈の上より下る者は、太陽病なり。下より上る者は、陽明病なり。外より内に走る者は、少陽病なり。

寒熱を診るに、赤脈の上より下りて瞳子に至るは、一脈を見《あらわ》せば一歳にして死す。一脈半を見せば、一歳半にして死す。二脈を見せば、二歳にして死す。二脈半を見

半死。見三脈、三歳死。

せば、二歳半にして死す。三脈を見せば、三歳にして死す。

【現代語訳】

「目に赤色が現れると病気は心にあります。白色が現れると病気は肺にあります。青色が現れると病気は肝にあります。黄色が現れると病気は脾にあります。黒色が現れると病気は腎にあります。黄色にその他の色が雑じり、はっきり区別できないものは、主病は胸中にあります。

目痛を診察するとき、赤色の絡脈があり、上から下へ向うものは、太陽経の病気です。下から上向するものは、陽明経の病気です。目の外眦から内へ向って走行するものは、少陽経の病気です。

寒熱往来の病気を診察するとき、もし目中に赤脈があり、上から下へ向い瞳を貫いているばあい、一条の赤脈が現れていれば、一年で死にます。一条半の赤脈が現れていれば、一年半で死にます。二条の赤脈が現れていれば、二年で死にます。二条半の赤脈が現れていれば、二年半で死にます。三条の赤脈が現れていれば、三年で死にます」。

【解説】

「診寒熱」については、本書の寒熱篇第七十の内容を参照せよ。

診齲歯痛、按其陽之来、有過者独熱。在左左熱（一）、在右右熱（二）、在上上熱、在下下熱。

齲歯《うし》痛を診《み》るに、その陽の来たるを按ずれば、過ある者は独り熱す。左に在れば左熱し、右に在れば右熱し、上に在れば上熱し、下に在れば下熱す。

【現代語訳】

「齲歯痛を診察するとき、陽明の脈を（三）おさえると、病変のある部位が必ず単独で発熱しています。病気が左側にあるものは左側が発熱し、右側にあるものは右側が発熱し、上にあるものは上が発熱し、下にあるものは下が発熱します」。

【訳注】

（一）左　明刊無名氏本は「右」に誤る。『甲乙経』『脈経』『太素』『類経』は「左」に作る。

（二）右　明刊無名氏本は「左」に誤る。『甲乙経』『脈経』『太素』『類経』は「右」に作る。

（三）経文の「其陽之来」、『甲乙経』は「其陽明之来」に作り、『脈経』は「其陽明之脈来」に作る。原書訳文はこれによる。

診血脈者、多赤多熱、多青多痛、多黒為久痺。多赤多黒多青皆見者、寒熱身痛。而色微黄、歯垢黄、爪甲上黄、黄疸也。安臥、小便黄赤、脈小而濇者、不嗜食。

血脈を診《み》るに、赤多きは熱多く、青多きは痛み多く、黒多きは久痺《ひ》たり。赤多く黒多く青多く皆見《あらわ》る者は、寒熱し身痛む。而色（一）微《かす》かに黄に、歯垢黄に、爪甲の上黄なるは、黄疸なり。①安臥し、小便黄赤に、脈小にして濇《しょく》なる者は、食を嗜《この》まず。

【注釈】

① 安臥し……食を嗜まず――楊上善の説「横たわることを好み、小便の色が黄赤で、脈象が小かつ濇であれば、脾病である。それゆえ、食欲がないのである」。張介賓はこれを「陰疸《たん》」とする。張介賓の説「疸には陰陽の二種があ

る。脈象が小かつ濇であるものを陰疸という。陰疸のものは、脾土が虚弱である。それゆえ、食欲がないのである」。

【現代語訳】

「絡脈を診察するとき、皮膚に赤い絡脈が多いものは、多く熱証に属し、青いものが多いものは、多く痛証に属し、黒いものが多いものは、久痺《ひ》です。赤・黒・青がともに多くいっしょに現れているものは、寒熱病であり、身体に疼痛があります。顔面の色（一）が微かに黄色味を帯び、歯垢が黄色く、つめにも黄色が現れているものは、黄疸病です。横になることを好み、小便の色が黄赤で、脈象が小かつ濇であるのは、飲食したがりません」。

【訳注】

（一）　而色　『甲乙経』『脈経』『諸病源候論』はみな「面色」に作る。原訳文はこれに従っている。

人病、其寸口之脈与人迎之脈小大等、及其浮沈等者、病難已也。女子手少陰脈動甚者、姙子。嬰児病、其頭毛皆逆上者、必死。耳間青脈起者、掣痛。大便赤瓣、飧泄、脈小者、手足寒、難已。飧泄、脈小、手足温、泄易已。

人病みて、其の寸口の脈と人迎の脈と小大等しく、及び其の浮沈等しき者は、病已《い》え難きなり。女子の手の少陰脈動ずること甚だしき者は、子を姙《はら》む。嬰児病みて、其の頭毛皆逆上する者は、必ず死す。耳間に青脈の起こる者は、掣《せい》痛あり。①大便赤瓣《べん》し、飧《そん》泄し、脈小なる者は、手足寒なるは、已《い》え難し。飧泄し、脈小にして、手足温かなるは、泄已《い》え易し。

【注釈】

① 大便赤瓣——これは排泄物の形状が瓣状、つまり果肉の片状であることを形容している。消化不良による泄瀉である。『脈経』は「赤」を赤青に作り、『甲乙経』は青に作る。多紀元簡の説「赤は、青に作るのが正しい。思うに、小児の便に乳瓣がそのままでてくるものは、青瓣である。これは虚寒の兆候であり、それゆえ、手足が寒冷で、病気が治癒しがたいのである」。

【現代語訳】

「病人の、手の橈骨部にある寸口脈と頸部にある人迎脈との小大および浮沈が等しいものは、難治の病気です。女性の手の少陰心経脈の搏動が甚だしいのは、妊娠の兆候です。小児が病気になり、その頭髪がみな逆立っているときは、必ず死亡します。耳部の絡脈の色が青く隆起しているのは、ひきつけと腹痛(一)の兆候です。大便が青緑色で乳瓣《べん》が雑じり、未消化の穀を泄瀉し、加えて脈象が小弱で、手足が寒冷であれば、その病気は治癒しがたく、もし泄瀉し脈象が小であっても、手足が温暖であれば、治癒しやすいのです」。

【訳注】

(一) 経文の「掣痛」、『甲乙経』は「瘈腹痛」に作る。原訳文はこれによるか。

【解説】

この節に述べられている脈象・症状などは、婦人の妊娠の診断、小児の痟症・泄瀉の予後判定などについて、参考とすべき重要な価値をもっている。

四時之変、寒暑之勝、重陰必陽、重陽必陰。故陰主寒、陽主熱。故寒甚則熱、熱甚則寒。故曰寒生熱、熱生寒。此陰陽之変也。故曰、冬傷於寒、春生癉熱。春傷於風、夏生後泄腸澼。夏傷於暑、秋生痎瘧。秋傷於湿、冬生咳嗽。是謂四時之序也。

四時の変、寒暑の勝、重陰《ちょういん》は必ず陽、重陽《ちょうよう》は必ず陰。故に陰は寒を主《つかさど》り、陽は熱を主る。故に寒甚だしければ則ち熱し、熱甚だしければ則ち寒す。故に寒は熱を生じ、熱は寒を生ずと曰う。此れ陰陽の変なり。故に曰く、冬に寒に傷らるれば、春に癉《たん》熱を生ず。春に風に傷らるれば、夏に後泄・腸澼《へき》を生ず。夏に暑に傷らるれば、秋に痎瘧《かいぎゃく》を生ず。秋に湿に傷らるれば、冬に咳嗽を生ず、と。是れ四時の序を謂うなり。

【現代語訳】

「一年の四季の気候の変化、寒暑の往来には、法則があります。その法則とは、陰が盛んになり極点に達すると転変して陽となり、陽が盛んになり極点に達すると転変して陰になるというものです。陰の性質は寒を主《つかさど》り、陽の性質は熱を主ります。したがって、寒が一定程度に達すると熱に変化し、熱が一定程度に達すると寒に変化するのです。それで、寒は熱を生ずることができ、熱は寒を生ずることができる、というのです。これが陰陽の変化の道理です。したがって、冬に寒邪に感受してすぐに発病しなければ、春になると温熱病を生じ、春に風邪に感受してすぐに発病しなければ、夏になると泄瀉・痢疾の病を生じ、夏に暑邪に感受してすぐに発病しなければ、秋になると瘧疾を生じやすくなり、秋に湿邪に感受すれば、冬になると咳嗽の病を生ずるのです。これらは、四季の気候の違いに由来し、春夏秋冬の推移に従って発生する各種の疾病です」。

【本篇の要点】

一、尺膚を診断するときの範囲とその診断上の価値を述べている。尺膚の滑濇・大小・寒熱などのさまざまな変化に基づいて、「外より内を知る」という原理によって、疾病の虚実、寒熱の属性、表裏・上下の部位などを正確に知ることができるということを説明している。

二、目に現れる五色を観察して、病気がどの蔵にあるかを知り、目中の赤脈が伸びている方向から、目痛の病がどの経にあるかを知り、瞳に現れている赤脈の数から、寒熱病の死期を予測する。

三、齲歯・黄疸・妊娠などの診断方法、及び血脈の変化の診断上の価値を簡潔に述べる。

四、陰陽の消長と転化の法則を運用して、四時の寒暑の勝復の変化は、四季それぞれの異なる気候によること、したがって、邪に感受すると次の季節に、異なる病変を生じうることを説明する。

（白杉悦雄　訳）

刺節真邪篇　第七十五

【解題】

本篇は、刺法のうちの五節（振埃《しんあい》、発矇《はつもう》、去爪《きょそう》、徹衣《てつい》、解惑《かいわく》）を紹介し、あわせて五邪（持癰《よう》、容大、狭小、寒、熱）を刺鍼するときの作用と方法を説明し、同時にまた真気と邪気との関係について重点的に討論している。それゆえ、「刺節真邪」を篇名とする。

黄帝問于岐伯曰、余聞刺有五節。奈何。岐伯曰、固有五節。一曰振埃、二曰発矇、三曰去爪、四曰徹衣、五曰解惑。黄帝曰、夫子言五節。余未知其意。岐伯曰、振埃者、刺外経、去陽病也。発矇者、刺府輸、去府病也。去爪者、刺関節肢

黄帝　岐伯に問いて曰く、余　刺に五節ありと聞く。いかん。岐伯曰く、固《もと》より五節あり。①一に曰く振埃《しんあい》、二に曰く発矇《はつもう》、三に曰く去爪《きょそう》、四に曰く徹衣《てつい》、五に曰く解惑《かいわく》。黄帝曰く、夫子　五節を言う。余未だ其の意を知らず。岐伯曰く、振埃なる者は、②外経を刺し、陽病を去るなり。発矇なる者は、府輸を刺し、府病を去るなり。去爪なる者は、関節肢絡を刺すなり。徹衣なる者は、

絡也。徹衣者、尽刺諸陽之奇輸也。解惑者、尽知調陰陽、補写有余不足、相傾移也。

尽く諸陽の奇輸を刺すなり。解惑なる者は、尽く陰陽を調うるを知り、余りあると足らざるとを補写し、③相傾移せしむるなり。

【注釈】

① 一に曰く振埃、二に曰く発矇、三に曰く去爪、四に曰く徹衣、五に曰く解惑——以上は五節を刺すときの鍼法をいう。「埃」とは、細かいほこり。「振埃」とは、ほこりを振るい落とすようにするということ。「矇」とは、目が見えないこと。「発矇」とは、啓蒙の意味。「爪」とは、つめである。「去爪」とは、つめを切ること。「徹衣」とは、衣服を脱ぐこと。「解惑」とは、迷いを解くという意味。

② 外経——これは、四肢及び体表の近くをめぐる経脈をさす。楊上善の説「外経とは、十二経脈の蔵府に入るものを内経とし、四肢及び皮膚をめぐるものを外経とする」。

③ 相傾移す——互いに反復変化することをいう。「傾」は、反復の意味に解釈できる。『淮南子』原道訓に「盈を持すれども傾さず」。高誘の注「傾は、覆《くつがえ》す」。『詩経』小雅「雨無正」に「覆つて出でて悪を為す」と。毛伝「覆とは、反である」。「移」は、変化の意味に解釈できる。『文選』洛神賦に「是《ここ》に於いて精移り神駭く」。李善の注「移は、変る」。陰陽補瀉はとらわれてはならない。それゆえ、互いに反復変化するというのである。

【現代語訳】

黄帝が岐伯に問う。「わたしは刺法に五節の名称があると聞いているが、具体的な鍼法はどのようなものか」。

岐伯がいう。「刺法には確かに五節があります。一は振埃といい、二は発矇といい、三は去爪といい、四は徹衣といい、五は解惑といいます」。

黄帝がいう。「先生が述べられた五節の鍼法について、わたしはまだその意味を知らないのだが」。

岐伯がいう。「振埃の鍼法は、外経を刺して陽病を治療するものです。発矇の鍼法は、六府の兪穴を刺して府病を治療するものです。去爪の鍼法は、関節肢絡を刺すものです。徹衣の鍼法は、六府の別絡をくまなく刺すものです。解惑の鍼法は、陰陽の変化を知り、それに基づいて不足を補い、有余を瀉して、有余と不足とを相互に変化させ、調和させて、病気を治療するものです」。

黄帝曰、刺節言振埃、夫子乃言刺外経、去陽病。余不知其所謂也。願卒聞之。岐伯曰、振埃者、陽気大逆、上満於胸中、憤䐜肩息、大気逆上、喘喝坐伏、病悪埃煙、鋾不得息。請言振埃。尚疾於振埃。黄帝曰、善。取之何如。岐伯曰、取之天容。黄帝曰、其欬上気、窮詘胸痛者、取之奈何。岐伯曰、取之廉泉。黄帝曰、取之有数乎。岐伯曰、取天容者、無過一里。取廉泉者、血変而止。帝曰、善哉。

黄帝曰く、刺節に振埃《しんあい》と言い、夫子は乃ち外経を刺し、陽病を去ると言う。余其の謂《い》う所を知らざるなり。願わくは卒《ことごと》くこれを聞かん。岐伯曰く、振埃なる者は、陽気大いに逆し、上りて胸中に満ち、①憤䐜《しん》し肩息し、大気逆上し、喘喝《かつ》し坐伏し、病 埃《あい》煙を悪《にく》み、②鋾《えつ》して息するを得ず。請う振埃を言わん。尚《な》お埃を振るうより疾《はや》し。黄帝曰く、善し。これを取ることいかん。岐伯曰く、③これを天容に取る。黄帝曰く、其の欬《せき》し上気し、④窮《きゅう》詘《くっ》し胸痛する者、これを取ることいかん。岐伯曰く、これを廉泉に取る。黄帝曰く、これを取るに数あるか。岐伯曰く、天容に取る者は、⑤一里を過ぐるなかれ。廉泉に取る者は、⑥血変ずれば而《すなわ》ち止む。帝曰く、善きかな。

【注釈】

① 憤䐜し肩息す――胸部に気が満ちて脹を発し、肩をあげて呼吸することをいう臨床上の表現である。馬蒔の説「気が満ちて張り、肩をあげて息をする」。

② 鉤して息するを得ず――「鉤」の音は噎《えつ》、古の噎字である。「鉤して息するを得ず」とは、咽部が塞がれて呼吸困難な状態を形容する。

③ これを天容に取る――「天容」は、天突であるべきである。なぜなら、天突穴の主治は、咳嗽・哮喘であり、さらに、本書の衛気失常篇第五十九に「衛気が胸中に聚っているときは、身体の上部の穴を取る」、「上部に聚っているときは、大迎・天突・喉中を瀉す」という記載とも符合する。

④ 窮詘し胸痛す――気が伸展することができず、発語が困難で、胸部に疼痛がある状態を形容する。

⑤ 一里を過ぐるなかれ――「里」は、寸の意味。「一里を過ぐるなかれ」とは、一寸を超過してはならないという意味。楊上善の説「一里は、一寸である。それゆえ『明堂』には、天容穴は刺入すること一寸、とある」。劉衡如の説「穴位が天府の下五寸にあるものを五里といい、膝の下三寸にあるものを三里という。これらはみな里字を寸と解する明証とすることができる。明・清の注釈者は、人が約一里の道のりを歩く〔時間〕と解釈した。検討する余地がある」。文義を尽くしており、劉説が正しいと思われる。

⑥ 血変ず――血絡が通じるという意味。

【現代語訳】

黄帝がいう。「刺節中の振埃について、先生は外経を刺し、陽病を治療するといわれた。わたしはその道理がよく分からないので、事細かく説明していただきたい」。

岐伯がいう。「振埃の鍼法は、陽気が逆上して、胸中に充満し、胸部が䐜満し、肩呼吸するもの、あるいは胸中の大気が上逆して喘ぎ病声があり、坐伏するが平臥できず、埃《ほこり》と煙を恐れ、のどがつかえて、呼吸が困難なものに対して、治療を行ないます。治療効果は速やかで、いわゆる埃《ほこり》を振るい落とすことよりさらに速やかです」。

黄帝がいう。「よろしい。どの経穴を取るのか」。

岐伯がいう。「天容（天突）穴を取ります」。

黄帝がいう。「もし病人が咳嗽し気が逆して、気が伸びず、発語が困難で胸痛があるときは、どの経穴を取るのか」。

岐伯がいう。「廉泉穴を取ります」。

黄帝がいう。「取穴のとき、鍼の刺入の深さに決りがあるか」。

岐伯がいう。「天容（天突）穴を取るときは、鍼の刺入は一寸を超過してはいけません。廉泉穴を取るときは、血絡が通じたら鍼を止めます」。

黄帝がいう。「大変よろしい」。

黄帝曰、刺節言発矇。余不得其意。夫発矇者、耳無所聞、目無所見。夫子乃言刺府輸、去府病。何輸使然。願聞其故。岐伯曰、妙乎哉問也。此刺之大約、鍼之極也、神明之類也。口説書巻、猶不能及

黄帝曰く、刺節に発矇《はつもう》と言う。余　其の意を得ず。夫《そ》れ発矇なる者は、耳に聞く所なく、目に見る所なし。夫子は乃ち府輸を刺し、府病を去ると言う。何《いづ》れの輸か然らしむる。願わくは其の故を聞かん。岐伯曰く、妙なるかな問いや。此れ刺の大約、鍼の極みなり、神明の類なり。口説書巻、猶《な》お及ぶ能わざるなり。請《こ》う発矇を

也。請言発矇耳。尚疾於発矇也。黄帝曰、善。願卒聞之。岐伯曰、刺此者、必於日中、刺其聴宮、中其眸子、声聞於耳。此其輸也。黄帝曰、善。何謂声聞於耳。岐伯曰、刺邪以手堅按其両鼻竅而疾偃、其声必応於鍼也。黄帝曰、善。此所謂弗見為之、而無目視、見而取之、神明相得者也。

言わん。（一）尚《な》お発矇より疾《はや》きなり。黄帝曰く、善し。願わくは卒《ことごと》くこれを聞かん。岐伯曰く、此れを刺す者は、必ず日中に於《お》いてし、其の聴宮を刺し、①其の眸子《ぼうし》に中《あ》て、声 耳に聞えしむ。此れ其の輸なり。黄帝曰く、善し。何をか声 耳に聞ゆと謂う。岐伯曰く、②邪を刺すに手を以て堅く其の両鼻竅《びきょう》を按じて疾《と》く偃《えん》せしめば、其の声必ず鍼に応ずるなり。黄帝曰く、善し。此れいわゆる見ずしてこれを為して、目視るなく、見てこれを取り、神明相得る者なり。

【注釈】

① 其の眸子に中つ――「眸子」とは、目の瞳である。「其の眸子に中つ」とは、刺鍼の反応が瞳にまで達することをいう。これは、聴宮穴を刺鍼すると、気が瞳に通ずるためである。楊上善の説「手の太陽脈の支流は目の兌《えい》眥《し》に至り、耳中に入る。手足の少陽脈の支流は、耳の後ろから耳中に入り、耳の前に出て、目の兌眥に至る。この三脈は、みな耳・目・聴宮で合流し、ともに目中の瞳に連なる」。

② 邪を刺すに手を以て堅く其の両鼻竅を按じて疾く偃せしむ――「偃」は、口を閉じ腹を怒らすと解する。多紀元簡の説「思うに偃は郾に通じ、郾は、腹を怒らすことである。また躽に作る。『諸病源候論』に小児躽啼候の記載がある。『玉篇』に、躽体とは、腹を怒らすこと、とある」。これは聴宮穴に鍼をするとき、手で両鼻孔をかたくつまみ、しかる後に口を閉じ、腹を怒らし、気をふくらませて、気を耳目に上らせて、耳目の疾患を治療

する目的を達するのである。

【現代語訳】

黄帝がいう。「刺節中に説くところの発矇の鍼法について、わたしはまだどういう意味なのか理解できない。本来発矇の鍼法は、耳が聞えず、目が見えない病変を治療するものであるが、先生は府輸に刺鍼して府病を除去することだという。どの輸穴がよくこの耳目の病を治療することができるのか。その道理を先生にうかがいたいと思う」。

岐伯がいう。「すばらしい質問です。これは刺鍼中のかなめであり、また鍼法中の最高の技術です。必ず心底から理解しなければならず、口説や書物の記載では、それをはっきりと述べることはできません。わたしのいう発矇とは、その効きめの迅速なることが、無知を啓蒙することよりも甚だ速いということです」。

黄帝がいう。「よろしい。その内容を全てお聞かせ願いたい」。

岐伯がいう。「この種の病気に刺鍼するときは、必ず正午に、聴宮穴に刺し、刺鍼の感応が瞳に達するようにし、その鍼気の響きが耳中に伝わるようにしなければなりません。これが府輸の作用であり、またその輸を刺すことの意味であります」。

黄帝がいう。「よろしい。響きが耳に聞えるとはどういうことか」。

岐伯がいう。「聴宮穴を刺鍼するとき、手で両鼻孔をきつくつまみ、そうしてから口をかたく閉じ、腹を怒らし、気をふくらませて、気を耳目に上らせれば、耳内に刺鍼と同時に響きが相応して出現するでしょう」。

黄帝がいう。「よろしい。これは真《まこと》に、目で形跡を見ることができなくても、刺鍼の感応を伝達させることができ、目で見る必要はなく、ふくろの中を手探りして物を取り出すことと同じように、はっきりした効果を上げることができ、確かに思いどおりの結果が得られ、まさに神わざというべきである」。

【訳注】

(一)「請言発矇耳」の「耳」『太素』にはこの字がなく、衍文と考えられるので、書き下し文では読まなかった。

黄帝曰、刺節言去爪(二)、夫子乃言刺関節肢絡。願卒聞之。岐伯曰、腰脊者、身之大関節也。肢脛者、人之管以趨翔也。茎垂者、身中之機、陰精之候、津液之道也。故飲食不節、喜怒不時。津液内溢、乃下留於睾、血道不通、日大不休、俛仰不便、趨翔不能。此病滎然有水、不上不下。鈹石所取。形不可匿、常不得蔽。故命曰去爪。帝曰、善。

黄帝曰く、刺節に去爪と言い、夫子は乃ち関節肢絡を刺すと言う。願わくは卒《ことごと》くこれを聞かん。岐伯曰く、腰脊なる者は、身の大関節なり。①肢脛なる者は、人の管にして以て趨翔《すうしょう》するなり。②茎垂なる者は、身中の機、陰精の候、津液の道なり。故に飲食節ならず、喜怒時ならざれば、津液内に溢れ、乃ち下りて睾に留まり、③血道通ぜず、日び大にして休《や》まず、俛仰《ふぎょう》便ならず、趨翔すること能わず。此れ病④滎《けい》然として水あり、上らず下らず。鈹《ひ》石の取る所なり。形匿《かく》すべからず、常に蔽《おお》うを得ず。故に命《な》づけて去爪と曰う。帝曰く、善し。

【注釈】

① 肢脛なる者は、人の管にして以て趨翔するなり——「管」を、張介賓は「鍵」と注釈する。あるものは「枢要」と注釈する。枢要と解釈する例は、多紀元簡の引用する『荀子』儒效篇の注にみえる。[三]「趨翔」とは、人が歩くときの肢脛の動きが、鳥が飛翔するときの翼の動きと似ていることを形容している。『大戴礼記』曾子事父母篇に「趨翔周旋す」。王聘珍の『大戴礼記解詁』に「趨とは、速足で歩くことである」。孔広森の補注に「行って腕を組みあわせて礼をすることを翔という」。肢脛が人体の走行や活動の主要な器官と支柱であることを説明している。

② 茎垂なる者は、身中の機——「茎垂」とは陰茎・陰嚢である。それが性殖能力を具えているので、「身中の機」と称するのである。楊上善の説「陰茎は腰にあるので、中身すなわち身体の中心という。垂動する陰茎には造物の働きがある、ゆえに機というのである」。張介賓の説「茎垂とは、前陰の宗筋である。命門の元気の盛衰は、もれなくここに現れる。それゆえ、身中の機とするのである」。

③ 血道通ぜず——「血道」、『甲乙経』と『太素』は水道に作る。おもうに、水道が正しい。訳文では水道に従った。

④ 榮然として水あり、上らず下らず——「榮然」は、水が聚まること。水が内に蓄積するので、上焦が通ぜず、下焦が排泄しなくなるのである。楊上善の説「榮然とは、水が聚まること。不上とは、上気が通じないこと。不下とは、小便と気とが排泄されないことである」。

【現代語訳】

黄帝がいう。「刺節中に説くところの去爪の鍼法について、先生は関節と肢絡を刺すものだといわれた。あますところなく私に説き聴かせてほしい」。

岐伯がいう。「腰脊は人体の最大の関節です。手足は人体の活動と移動のための枢要な部分です。陰茎と睾丸は身中の機であり、精液と尿はここから出ます。それゆえ、陰精・津液の通道といいます。もし、飲食に節度がなく、喜怒の情が度を過ぎれば、津液の正常な運行が阻害され、流溢して、睾丸に集まり、そのために水道が通じなくなり、陰嚢が日ごとにしだいに腫れあがり、身体の屈伸や行動が制限されるようになります。この病気は、水が内部に蓄積されて、上下の水道がうまく流れなくなることによって起こりますので、鈹《ひ》鍼を用いてその水を放出することによって治療します。外形的に明らかであって、衣服でも覆い隠すことのできないこの陰嚢水種病を治療するのは、ちょうどのびた指の爪を切りととのえることと同じなので、それで去爪というのです」。

黄帝がいう。「よろしい」。

【訳注】

（一）言　趙府居敬堂本・明刊無名氏本は「善」に誤る。『太素』は「言」に作る。

（二）『荀子』儒效篇に「神もとこれ聖人と謂う。聖人は、道の管なり」。楊倞の注「管は、枢要なり」。

黄帝曰、刺節言徹衣、夫子乃言尽刺諸陽之奇輸、未有常処也。願卒聞之。岐伯曰、是陽気有余而陰気不足。陰気不足則内熱、陽気有余則外熱。内熱相搏、熱於懐炭。外畏綿帛近、不可近身。又不可近席。腠理閉塞則汗不出。舌焦唇槁、

黄帝曰く、刺節に徹衣《てつい》と言い、夫子は乃ち尽く諸陽の奇輸を刺し、未だ常の処あらずと言う。願わくは卒《ことごと》くこれを聞かん。岐伯曰く、是れ陽気に余りありて陰気足らざるなり。陰気足らざれば則ち内熱し、陽気に余りあれば則ち外熱す。内①（両）熱相搏《う》てば、炭を懐くよりも熱し。外　綿帛《はく》の近づくを畏れ、身に近づくべからず。又た席に近づくべからず。腠理閉塞すれば則ち汗出でず。

腊乾嗌燥、飲食不譲美悪。(二)黄帝曰、善。取之奈何。岐伯曰、取之於其天府大杼三痏。又刺中膂以去其熱、補足手太陰以去其汗。熱去汗稀、疾於徹衣。黄帝曰、善。

舌焦げ唇槁《か》れ、②腊《せき》乾き嗌燥《のどかわ》き、飲食　美悪を譲らず。黄帝曰く、善し。これを取ることいかん。岐伯曰く、これを其の天府・大杼に取りて三痏《い》す。又た中膂《ちゅうりょ》に刺して以て其の熱を去り、足と手の太陰を補いて以て其の汗を去る。熱去り汗稀なること、衣を徹《と》るよりも疾《はや》し。黄帝曰く、善し。

【注釈】

① 内熱相搏つ――「内」、『甲乙経』は両に作る。上文とのつながりから、両とするのが正しい。「両熱相搏つ」とは、内熱と外熱とが組み合い結びつくこと。

② 腊乾く――「腊」は、塩漬けした魚肉。「腊乾く」とは、ここでは肌肉が乾燥し潤いがなくなること。

【現代語訳】

黄帝がいう。「刺節中でいわれた徹衣の鍼法について、先生は、もろもろの陽経の奇穴をあまねく刺し、固定した部位はないのだ、といわれた。あますところなくお聞かせ願いたい」。

岐伯がいう。「この刺法は陽気に余りがあり陰気が足りない病気に用います。陰気が不足すると内熱を生じ、陽気が有余すると外熱を生じます。内熱と外熱の両熱が戦いあって結びつくので、炭火を懐に抱いているような高熱を発します。熱勢が熾烈でありますので、綿や絹などの衣服が近づくことさえ畏れますし、さらに衣服を身に近づけさせません。ひどくなると自分の座席にも近づけさせません。腠理が閉塞しますので、汗を出して熱邪を外に発散させることができません。そのために舌が焦げ、唇が干からび、肌肉も干からびて痩せ、咽喉が乾燥します。こうなりますと、水を摂取することだけを想い、飲食の味はわからなくなります」。

黄帝がいう。「よろしい。どのように治療するのか」。

岐伯がいう。「天府穴と大杼穴にそれぞれ三度刺し、さらに中膂穴に刺して熱を瀉し、その後手の太陰経と足の太陰経を補って発汗させます。熱が下がり発汗量が減少すれば、病気は治癒しますが、その効きめの現れは衣服を脱ぎ捨てることよりも速やかです」。

黄帝がいう。「よろしい」。


【訳注】

(一) 取　趙府居敬堂本・明刊無名氏本は「或」に作る。『甲乙経』『太素』『類経』は「取」に作る。

黄帝曰、刺節言解惑、夫子乃言尽知調陰陽、補写有余不足、相傾移也。惑何以解之。岐伯曰、大風在身、血脈偏虚。虚者不足、実者有余。軽重不得、傾側宛伏。不知東西、不知南北。乍上乍下、乍反乍覆、顛倒無常、甚於迷惑。黄帝

黄帝曰く、刺節に解惑と言い、夫子は乃ち言えらく、尽く陰陽を調うるを知り、余りあると足らざるとを補写し、相傾移せしむるなり、と。惑は何を以てこれを解くか。岐伯曰く、①大風身に在れば、血脈偏《かたよ》り虚す。虚する者は足らず、実する者は余りあり。軽重ありて傾側②宛伏《えんふく》するを得ず。東西を知らず、南北を知らず。乍《たちま》ち上り乍《たちま》ち下り、乍ち反し乍ち覆《ふく》し、③顛倒《てんとう》常なく、迷惑よ

曰、善。取之奈何。岐伯曰、写其有余、補其不足、陰陽平復。用鍼若此、疾於解惑。黄帝曰、善。請蔵之霊蘭之室、不敢妄出也。

りも甚だし。黄帝曰く、善し。これを取ることいかん。岐伯曰く、其の余りあるを写し、其の足らざるを補えば、陰陽平復す。鍼を用いること此の若《ごと》ければ、惑いを解くよりも疾《はや》し。黄帝曰く、善し。請う、これを霊蘭の室に蔵《おさ》め、敢えて妄りに出ださざらん。

【注釈】

① 大風——中風による半身不随の一種をいう。楊上善の説「大風とは、痱風[一]などの病気をいう」。

② 傾側宛伏す——半身不随の病人を形容する。身体を傾けたり寝返りをうつことができず、屈曲させることができない。

③ 顛倒常なし——「顛倒」とは、起止をいう。「顛倒常なし」とは、始めと終わりが定まらないことをいう。

【現代語訳】

黄帝がいう。「刺節中でいわれた解惑の鍼法について、先生は陰陽を調整することと補瀉の技法を運用する道理を完全に理解して、虚実を相互に移し変化させるといわれた。どのようにすれば迷いを解くことができるだろうか」。

岐伯がいう。「人が中風によって半身不随の病になりますと、かならず血気が[二]偏り虚の部分が生じます。虚とは正気の不足をいい、実とは邪気の有余をいいます。このように身体の左右のバランスがくずれますと、体を傾けたり寝返りをうつことができなくなり、また体を屈曲させたり俯くことができなくなります。症状の重いものは、精神が混乱し、意識がはっきりしなくなり、東西南北を区別することもできません。その症状は上下に移動し反復変化して、起止が定まりません。一般の精神錯乱の病よりも重症です」。

黄帝がいう。「よろしい。どのように治療するのか」。

岐伯がいう。「その邪気の有余を瀉して、正気の不足を補い、陰陽のバランスを回復させます。このように鍼を用いて治療すれば、その効きめは、突然迷いが解けて、急に目の前が開けて明るくなったときのように速やかです」。

黄帝がいう。「よろしい。私はかならずこれらの理論と知識を書物に著して、霊蘭の室に収め、しっかりと保存することにしましょう」。

【訳注】

（一）『霊枢』熱病篇第二十三に、「痱の病たるや、身に痛み無きものにして、四肢収らず、智乱甚だしからず。其の言微かに知らるるは、治すべし。甚だしきは則ち言うあたわず、治すべからざるなり」とある。

（二）経文は各テキストみな「血脈」に作るが、原書の現代語訳は「血気」と解釈している。『諸病源候論』巻一の「風偏枯候」「風半身不随候」などに依拠したものと考えられる。

黄帝曰、余聞刺有五邪。何謂五邪。岐伯曰、病有持癰者。有容大者。有狭小者。有熱者。有寒者。是謂五邪。黄帝曰、刺五邪奈何。岐伯曰、凡刺五邪之方、不過五章。

黄帝曰く、余刺に五邪ありと聞く。何をか五邪と謂う。岐伯曰く、病に持癰《よう》なる者あり。①容大なる者あり。②狭小なる者あり。熱する者あり。寒する者あり。是れ五邪と謂う。黄帝曰く、五邪を刺すこといかん。岐伯曰く、凡そ五邪を刺すの方、③五章を過ぎず。癉《たん》熱は消滅せし

癉熱消滅、腫聚散亡、寒痺益温、小者益陽、大者必去。請道其方。

め、腫聚《しゅう》は散亡せしめ、寒痺《ひ》は温を益さしめ、小なる者は陽を益さしめ、大なる者は必ず去らしむ。請う其の方を道《い》わん。

【注釈】

①容大――邪気が盛大であることをいう。すなわち実邪である。

②狭小――邪気が弱小であることをいう。すなわち虚邪である。

③五章――「章」とは、条という意味である。『周髀算経』下に、「十九年を一章とする」。趙爽の注に、「章は、条である」。張介賓の説「五章とは、五条である」。

【現代語訳】

黄帝がいう。「私は五邪を刺す方法があると聞いているが、なにを五邪というのか」。

岐伯がいう。「癰邪、実邪、虚邪、熱邪、寒邪をあわせて五邪といいます」。

黄帝がいう。「五邪による病は、どのような鍼治療をするか」。

岐伯がいう。「およそ五邪にたいする鍼治療の方法は、五条にすぎません。癉熱《たん》の病にたいしてはその癉熱を消滅させ、腫聚はそれを消散させ、寒痺《ひ》の病はその陽熱を助長してその血気を温め、虚弱なものは補益して強壮にさせ、邪気が盛んなものは必ずその邪気を駆除します。具体的な刺鍼の方法を述べることをお許しください」。

凡刺癰邪、無迎隴、易俗移性、不得膿、脆道更行、去其郷、不安処所乃散亡。諸陰陽過癰者、取之其輸写之。

凡そ癰邪を刺すに、①隴《さか》んなるを迎うることなく、②俗を易《か》え性を移せば、膿を得ず。③脆（詭《き》）道更《あらた》め行ない、其の郷を去り、処所に安んぜざれば乃ち散亡す。諸もろの陰陽の癰を過《よ》ぎる者は、これを其の輸に取りてこれを写す。

【注釈】

① 隴んなるを迎うることなし——「隴」は、隆に通じ、旺盛という意味。「隴んなるを迎うることなし」とは、癰邪の旺盛な気を迎えてその激しい勢を瀉してはならないということ。馬蒔の説「隴は、隆と同じ。……これは上文を承けて、腫聚を散亡せしむる法を述べている。およそ癰邪を刺すときは、その気の盛んな勢を迎えてはならない。いわゆる其の来鋭を避けるとは、このことである」。

② 俗を易え性を移す——ここでは治療方法を改めて、しんぼう強くゆっくりと治療することをさす。楊上善の説「通常の手順を改めて、先在する寒温の性を変化させる」。馬蒔の説「風俗を改め、性情を変化させるように、ゆっくりと待つべきである」。

③ 脆道更め行う——「脆」は、『太素』に基づいて「詭」に改めるべきである。「詭道更め行う」とは、別の治療方法を採用して治療を行なうことをいう。

【現代語訳】

「およそ癰邪を刺すときの方法は、癰邪の盛んな勢を腫癰部に迎えて、妄りに鍼を刺したりあるいは排膿するべきではありません。しんぼう強く治療を行なわなければなりません。そうすれば、化膿することなく治癒するでしょう。もし、すでに化膿しているならば、別の方法で治療を行なう必要があります。膿の所在にもとづいて、その膿を刺して排除し、膿毒が集まらないようにします。膿液が排出されれば、邪毒は自然に消失するでしょう。それゆえ、陽経あるいは陰経をとわず、癰を生ずる病はみな、経脈に従って穴を取り癰邪を瀉すことが大切です」。

凡刺大邪、日以小、泄奪其有余、乃益虚。剽其通、鍼其邪肌肉親。視之毋有、反其真。刺諸陽分肉間。

凡そ大邪を刺すに、日び以て小にし、泄らして其の有余を奪えば、乃ち益ます虚す。其の通りを剽《さ》し[①]、其の邪に鍼すれば肌肉親しむ[②]。これを視れどもあることなければ、其の真に反る。諸もろの陽の分肉の間に刺す[③]。

【注釈】

① 其の通りを剽す——「剽」とは、すばやい、はやいという意味である。「其の通りを剽す」とは、病邪の所在に刺鍼するときは、急いで行ない気血を流通させるのがよいことをいう。張介賓の説「剽とは、砭《へん》刺である。通とは、病気の経由する道である」。

② 肌肉親しむ——邪気が取り除かれれば、肌肉の間に停滞して障害する邪気がないので、肌肉がくっついて密になることをいう。楊上善の説「鍼で邪を攻めて、邪気を除けば、肌肉はくっつきあう。親は、つくことである」。

③ 諸もろの陽の分肉の間に刺す——実大の邪は三陽にあることが多いので、三陽経の分肉の間を刺すべきことをいう。

【現代語訳】

「およそ大邪による病を刺す方法は、泄法を用いるべきで、だんだんにその有余の邪気を泄らして除けば、邪気は日々次第に虚衰してゆきます。砭《へん》刺を用いて正気の運行する道路を開通させ、刺鍼によってその邪気を取り除けば、邪気の障害がないので自然に肌肉がくっついて密になります。邪気が除かれると、肌肉や腠理はその真気を流通する機能を回復します。盛大な実邪は、多くは三陽にありますので、陽経の分肉の間にある穴位に刺鍼するべきであります」。

凡刺小邪、日以大、補其不足、乃無害。視其所在、迎之界、遠近尽至。其不得外侵而行之、乃自費。刺分肉間。

凡そ小邪を刺すに、日び以て大にし、其の足らざるを補えば、乃ち害なからん。其の在る所を視、これを界①に迎うれば、遠近尽く至らん。其れ外より侵すを得ずしてこれを行《めぐ》らせば、乃ち自ら費《へ》②らん。分肉の間に刺す。

【注釈】

① 界——限界・境界の意味。楊上善の説「界とは、境界である」。

② 費——減ってなくなるという意味。楊上善の説「費は、損《へ》る」。

【現代語訳】

「およそ小邪による病を刺す方法は、かならず真気を次第に盛大にさせなければなりませんので、補法を用いるべきです。その正気の不足を補えば、邪気は害をなすに至らないでしょう。同時に邪気の所在を詳しく観察して、邪気がまだ深く侵入していないときに、迎えて邪気を瀉します。そうすれば遠近の真気がことごとくその部に至り、真気が充満しますので、外邪も侵入できず、正常な気の運行が回復され、体内の邪気もまた自然に散逸するでしょう。小邪を刺す法は、分肉の間の穴位を用いるべきです」。

　凡刺熱邪、越而蒼(二)、出遊不帰、乃無病。為開道乎辟門戸、使邪得出、病乃已。凡刺寒邪、日以温、徐往徐来、致其神。門戸已閉、気不分、虚実得調、其気存也。

　黄帝曰、官鍼奈何。岐伯曰、刺癰者、用鈹鍼、刺大者、用鋒鍼、刺小者、用員利鍼、刺熱者、用鑱鍼、刺寒者、用毫鍼也。

　凡そ熱邪を刺すに、①越《ち》らして蒼（滄《そう》）にし、②出遊して帰らざれば、乃ち病なからん。為《も》し道を開き門戸を辟《ひら》き、邪をして出づることを得しむれば、病乃ち已《い》えん。凡そ寒邪を刺すに、日び以て温め、③徐《おもむろ》に往き徐に来たり（疾《と》く去り）て、其の神を致す。門戸已《すで》に閉づれば、気分れず、虚実調うることを得、其の気存するなり。

　黄帝曰く、鍼を官《もち》いることいかん。岐伯曰く、癰を刺す者は、鈹《ひ》鍼を用い、大を刺す者は、鋒鍼を用い、小を刺す者は、員《えん》利鍼を用い、熱を刺す者は、鑱《ざん》鍼を用い、寒を刺す者は、毫《ごう》鍼を用いるなり。

【注釈】

① 越らして蒼にす——「越」は、発散する。「蒼」は、滄とするべきであり、寒涼の意味。(二)「越らして滄にす」とは、

熱邪に刺鍼して、邪気を外に発散させ、身体を熱の状態から寒涼の状態へ変転させるという意味。

② 出遊して帰らず――病邪が排出された後、二度と回帰して害をなさないことをいう。ここでは、熱が下がった後、二度と発熱しないという意味。張介賓の説「出遊とは、行きて散ずる。帰とは、還る。およそ熱邪を刺すときは、速やかに発散させることが大事である。発散させれば二度とは発熱しないので、病は治癒する」。

③ 徐に往き徐に来たりて其の神を致す――「徐来」、『甲乙経』・『太素』はともに「疾去」に作る。徐々に鍼を刺入し速やかに出すという補法を用いて、神気を導いて回復させ、旺盛にし、血をめぐらし寒邪を消散させる目的を達成することをいう。

【現代語訳】

「およそ熱邪を刺すときは、邪気を外に発散させ寒涼の状態に転化させるべきであり、熱邪が外に出て二度とかえってこなければ、身体の発熱もおさまり、病気は治癒するでしょう。したがって、鍼を刺すときには、邪気のために道路を疎通し、門戸を開いてやらなければなりません。およそ寒邪を刺すときは、毎日温めて正気を養い、徐々に鍼を刺入し速やかに出すという補法を用いて、神気を導いて正常に回復させ、これによって血をめぐらし寒邪を散逸させるという目的を達成します。したがって、鍼を抜いた後は、鍼孔を揉み抑えて、閉合させ、正気が分散しないようにしなければなりません。虚実を調和することができれば、真気もすきまなく内に存するでしょう」。

黄帝がいう。「五邪を刺すときは、どんな鍼を用いるのが適当か」。

岐伯がいう。「癰瘍を刺すときは鈹《ひ》鍼を用いるべきであり、大邪を刺すときは鋒鍼を用いるべきであり、小邪を刺すときは員《えん》利鍼を用いるべきであり、熱邪を刺すときは鑱《ざん》鍼を用いるべきであり、寒邪を刺すときは毫鍼を用いるべきです」。

【訳注】

（一）道乎　趙府居敬堂本・明刊無名氏本は「通」に作る。『甲乙経』『太素』は「道乎」に作る。

（二）『太素』は「滄」に作る。『説文』水部に、「滄とは寒である」。

請言解論。与天地相応、与四時相副。人参天地、故可為解。下有漸洳、上生葦蒲。此所以知形気之多少也。陰陽者、寒暑也。熱則滋雨而在上、根荄少汁。人気在外、皮膚緩、腠理開、血気減、汗（一）大泄、肉（二）淖沢。寒則地凍水冰、人気在中、皮膚緻、腠理閉、汗不出、血気強、肉堅濇。当是之時、善行水者、不能往冰。善穿地者、不能鑿凍。善用鍼者、亦不能取四厥。血脈凝結、堅搏不往来者、亦未可即柔。故行水者、必待天温、冰釈凍解、而水可行、地可穿也。人脈猶是也。治

解論を言わんことを請う。天地と相応じ、四時と相副《そ》う。人 天地に参ず、故に解を為すべし。下に漸洳《じょ》①あれば、上に葦蒲《いほ》を生ず。此れ形気の多少を知るゆえんなり。陰陽なる者は、寒暑なり。熱ければ則ち滋雨而《すなわ》ち上に在り、根荄《がい》②汁少なし。人気外に在れば、皮膚緩み、腠理開き、血気減り、汗大いに泄れ、肉淖《どう》沢たり。寒ければ則ち地凍《こお》り水冰《こお》り、人気中に在れば、皮膚緻《こま》かく、腠理閉ぢ、汗出でず、血気強く、肉堅濇《しょく》なり。是の時に当たりては、善く水を行く者も、冰を往く能わず。善く地を穿《うが》つ者も、凍を鑿《うが》つ能わず。善く鍼を用いる者も、亦た四厥を取る能わず。血脈凝結し、堅く搏《う》ちて往来せざる者は、亦た未だ即ち柔らかくすべからず。故に水を行く者は、必ず天の温まるを待ち、冰釈《と》け凍解けて、而して水行くべく、地穿つべきなり。人の脈も猶お

厥者、必先熨、調和其経、掌与腋、肘与脚、項与脊、以調之、火気已通、血脈乃行。然後視其病、脈淖沢者、刺而平之、堅緊者、破而散之、気下乃止。此所謂以解結者也。

是のごときなり。厥を治する者は、必ず先に熨《い》し、其の経を調和し、掌と腋と、肘と脚と、項と脊と、以てこれを調え、火気已《すで》に通れば、血脈乃ち行く。然る後に其の病を視、脈の淖《どう》沢なる者は、刺してこれを平らかにし、堅緊なる者は、破りてこれを散じ、気下れば乃ち止む。此れいわゆる以て結を解く者なり。

【注釈】

① 漸洳――「漸」は、湿の意味。「洳」は、下湿の地。「漸洳」とは、水にぬれた場所あるいは低湿地帯をいう。

② 根荄――草根のこと。

【現代語訳】

「私に結ぼれを解く論を述べさせてください。人は自然界と互いに感応しあい、四季の変化と互いに呼応しあっています。人と天地とが参与しあっているという道理に依拠して、解結について述べることができます。たとえば、下が湿った場所では、上にガマやアシが成育できます。この道理に基づけば、人体の外形の強弱から、気血の多少を推し量ることができます。陰陽の変化は、寒暑の変化によって説明できます。炎熱の時期には、地上の水分が蒸発して雲雨となり、草木の根茎の水分が減少します。人体が熱気の薫蒸を受けると、陽気も外表に浮いてきます。したがって、皮膚が弛緩し、腠理が開放し、血気が減衰し、大量に発汗し、肌肉は潤い滑らかです。

寒冷の時期には、地面が凍り、水が結氷し、人の陽気も内に収蔵されます。したがって、皮膚が緻密になり、腠理が閉じあわされ、汗が出ず、血気が強壮になり、肌肉は堅く緊密で滑らかさを失います。このときには、水を渡ることに巧みな人も、氷上を往来することができず、地を掘ることの上手な人も、凍土を掘ることができません。鍼を用いることの巧みな人も、同様に四肢の厥逆の病証を治療することはできません。もし血脈が寒さのために凝結して、凍ったように堅く凝聚し、往来がスムーズでなければ、すぐには柔らかくすることはできません。したがって、水を渡る人は、かならず気候が温暖になるのを待ち、氷が解けてから水上を舟で渡ります。地を掘る人も、かならず大地が解凍するのを待って、それから地面を掘ります。人体の血脈にも同じことがいえます。かならず陽気がめぐるのを待ってそれから鍼を用いるべきなのです。したがって、厥逆の病を治療するときは、かならず先に温熨《おんい》を用いて、その経脈を調和させ、両掌、両腋、両肘、両脚、及び項、脊などの関節部分に熨《い》灸して、温熱の気が各所に通達するのを待てば、血脈も正常な運行を回復するのです。その後で、再び病状を観察し、脈気が潤滑に流れているものは、衛気が体表に浮いてきているので、刺鍼の方法を用いてそれを平復することができます。脈象が堅緊であるものは、邪気が盛んで実の脈象なので、その堅実なるものを破りその結聚するものを散らす治療法を用いることができます。厥逆の気が下行すれば、刺鍼を止めます。このような邪の聚るところに鍼を刺しその邪気を除去するという治療原則が、いわゆる解結というものです」。

【訳注】

（一）　汗　趙府居敬堂本は「汁」に作る。明刊無名氏本・『甲乙経』『太素』は「汗」に作る。

（二）　肉　趙府居敬堂本・明刊無名氏本は「皮」に作る。『太素』は「肉」に作る。

用鍼之類、在於調気。気積於胃、以通営衛、各行其道。宗気留於海、其下者、注於気街、其上者、走於息道。故厥在於足、宗気不下、脈中之血、凝而留止。弗之火調、弗能取之。用鍼者、必先察其経絡之実虚、切而循之、按而弾之、視其応動者、乃後取之而下之。六経調者、謂之不病。雖病、謂之自已也。一経上実下虚而不通者、此必有横絡盛、加於大経、令之不通。視而写之。此所謂解結也。

鍼を用いるの類、気を調うるに在り。気 胃に積み、以て営衛に通じ、各おの其の道を行《めぐ》る。宗気 海に留まり、其の下る者は、気街に注ぎ、其の上る者は、息道に走る。故に厥 足に在れば、宗気下らず、脈中の血、凝《こ》りて留止す。火もてこれを調えざれば、これを取る能わず。鍼を用いる者は、必ず先に其の経絡の実虚を察《み》、切してこれを循り、按じてこれを弾《はじ》き、其の応じて動く者を視て、乃ち後にこれを取りてこれを下す。六経の調う者は、これを病まずと謂う。病むと雖も、これを自ら已《い》ゆと謂うなり。一経の上実し下虚して通ぜざる者は、此れ必ず横絡の盛んなるあり、大経に加わり、これをして通ぜざらしむ。視てこれを写す。此れいわゆる解結なり。

【現代語訳】

「鍼を用いて病を治療する要点は、主として気を調えることにあります。人は穀物から気を受けます。穀気ははじめ胃に蓄積され、変化して営気と衛気を生じ、営衛の気はそれぞれの循行路へ送られます。宗気は胸中に留積して気の海となり、そこから下行するものは気街穴へ注ぎ、上行するものは呼吸の道へと向かいます。それゆえ、足部に厥逆が発生すれば、宗気は気街から足の陽明経をめぐって下行することができず、脈中の気もそれにつれて凝滞し留止します。したがって、まず火灸温熨の方法を用いて気血を通じ調えなければ、取穴し刺鍼を行なうに適しません。鍼で病を治療するときは、かならず先に経絡の虚実を観察し、手で経脈に沿って触診し、おさえたり弾いたりして、指に反応して動く部位を確かめ、その後で穴を定め鍼を刺入します。手足の六経の経脈が調和しているものは、無病の兆候です。たとえ軽微の病があっても、自然治癒するでしょう。もし一経に上実下虚が現れて経脈が通じない場合は、かならず横絡の盛んな気が正経に影響して、正経を通じなくさせているのです。これを治療するには、疾病の所在をさがしだして瀉法を行ないます。これもいわゆる解結の方法であります」。

上寒下熱、先刺其項太陽、久留之。已刺則熨項与肩胛、令熱下合乃止。此所謂推而上之者也。上熱下寒、視其虚脈而陥之於経絡者取之、気下乃止。此所謂引而下之者也。

上寒し下熱するは[①]、先に其の項の太陽を刺し、久しくこれを留む。已《すで》に刺せば則ち項と肩胛とを熨《い》し、熱をして下らしめ合すれば乃ち止む。此れいわゆる推してこれを上ぐる者なり。上熱し下寒するは、其の虚脈にしてこれを経絡に陥《かん》する者を視てこれを取り、気下れば乃ち止む。此れいわゆる引きてこれを下す者なり。

【注釈】

① 上寒し下熱するは、先に其の項の太陽を刺す——上下というのは、腰を境として二分し、腰から頭までを「上」とし、腰から足までを「下」とする。楊上善の説「上寒とは、腰から上に寒があり、下熱とは、腰から下に熱があること」。「項の太陽」とは、項をめぐる足の太陽膀胱経をさす。「上寒し下熱するは、先に其の項の太陽を

刺す」とは、腰から上に寒があり、腰から下に熱があるとき、治療にさいして先に足の太陽経の大杼と天柱などの穴に刺鍼することをいう。

【現代語訳】

「腰から上が寒え、腰から下が熱するものは、先に項の足の太陽経の穴位を刺し、やや長く鍼を留置します。鍼を刺した後、さらに項部と肩胛部とを温熨し、上下の熱気が合すれば、刺鍼をやめます。これがいわゆる推して上げるという方法です。腰から上が発熱し、腰から下が寒えるものは、下部の経絡上の陥下する虚脈を見つけて、鍼を刺し、補法治療を行なうべきです。陽気が下行すれば刺鍼を止めます。これがいわゆる引いて下げるという方法です」。

大熱偏身、狂而妄見妄聞妄言、視足陽明及大絡取之、虚者補之、血而実者写之。因其偃臥、居其頭前、以両手四指挾按頸動脈、久持之、巻而切推、下至缺盆中、而復止如前、熱去乃止、此所謂推而散之者也。

大熱身に偏《あまね》く、狂いて妄りに見、妄りに聞き、妄りに言うは、足の陽明及《と》大絡を視てこれに取り、①虚する者はこれを補い、血ありて実する者はこれを写す。其の偃《えん》臥《が》するに因りて、其の頭の前に居り、②両手の四指を以て頸動脈を挾み按じ、久しくこれを持し、巻きて切し推し、下りて缺盆中に至りて、復《ま》た止めて前の如くし、熱去れば乃ち止む。此れいわゆる推してこれを散らす者なり。

【注釈】

① 虚する者はこれを補い、血ありて実する者はこれを写す——楊上善の説「足の陽明経が上実下虚して　狂などの病を発するときは、下の虚している部分を補う。上の血絡が盛んで実するものは、刺して血を出して瀉すべきである」。

② 両手の四指を以て頸動脈を挾み按ず——馬蒔の説「両手のそれぞれの親指と人差し指で、頸動脈を挟んでおさえる。すなわち人迎穴と大迎穴の部位である」。

【現代語訳】

「全身に高熱を発し、熱が極まって発狂しかつ妄見・妄聞・妄言などの症状のあるものは、足の陽明経と絡脈とが虚しているか実しているかを観察し、しかるのちに穴位を定めて刺鍼します。虚しているものには補法を用い、血鬱があり実に属するものには瀉法を用います。同時に病人を仰向けに寝かせ、医者は病人の頭部に位置し、両手の親指と人差し指で患者の頸部の動脈を挟んでおさえ、やや長い時間おさえておいて、さらに巻いておさえるという手法を使って、下方へ缺盆までおさえたまま推してゆき、再び上述の動作を繰り返して行ない、身熱が下がるを待って中止します。これがいわゆる推して散らすという方法です」。

黄帝曰、有一脈生数十病者。或痛、或癰、或熱、或寒、或痒、或痺、或不仁、変化無窮。其故何也。岐伯曰、此皆邪気之所生也。黄帝

黄帝曰く、一脈の数十の病を生ずる者あり。或いは痛み、或いは癰《よう》あり、或いは熱し、或いは寒し、或いは痒く、或いは痺れ、或いは不仁し、変化して窮《きわ》まりなし。其の故はなんぞや。岐伯曰く、此れ皆邪気の生ずる

曰、余聞気者、有真気、有正気、有邪気。何謂真気。岐伯曰、真気者、所受於天与穀気并而充身者(一)也。正気者、正風也。従一方来、非実風、又非虚風也。邪気者、虚風之賊傷人也。其中人也深、不能自去。正風者、其中人也浅、合而自去。其気来柔弱、不能勝真気。故自去。

所なり。黄帝曰く、余聞く、気なる者に、①真気あり、正気あり、邪気あり、と。何をか真気と謂う。岐伯曰く、真気なる者は、天より受くる所と穀気と并《あ》わさりて身を充《み》たす者なり。②正気なる者は、正風なり。一方より来たり、実風に非ず、又た③虚風に非ざるなり。④邪気なる者は、虚風の人を賊《そこな》い傷つくるものなり。其の人に中《あ》たるや深く、自ら去る能わず。正風なる者は、其の人に中たるや浅く、合して自ら去る。其の気の来たるや柔弱にして、真気に勝つ能わず。故に自ら去る。

【注釈】

① 真気——また正気ともいう。先天の元気と後天の穀気とが合してできたもので、全身を満たし養うからである。経文の「真気なる者は、天より受くる所と穀気と并わさりて身を充たす者なり」とは、この意味である。

② 正気なる者は、正風なり——ここでの「正気」とは、四季の正常な気候をいう。「正風」も、季節にふさわしい方角から吹いてくる風、たとえば春の東風、夏の南風などのことである。

③ 虚風——季節にふさわしい方角から吹く風ではないものをいう。すなわち季節外れの風、たとえば、春の南風、夏の東風などである。

④ 邪気——ひろく四季の不正の気をさす。すなわち人体を傷害し、傷つけ損う性質をもった虚風である。

【現代語訳】

黄帝がいう。「一脈が邪気を受けて数十種の病症を発生するものがある。あるいは疼痛し、あるいは癰《よう》となり、あるいは発熱し、あるいは悪寒し、あるいは痒くなり、あるいは痺《しび》れ痛み、あるいは感覚がなくなり、変化に窮《きわ》まりがない。それはなにが原因であるか」。

岐伯がいう。「それらはみな異なる邪気の傷害によって生じるものです」。

黄帝がいう。「私は、気に真気、正気、邪気などの異なる名称があると聞いている。なにを真気というのか」。

岐伯がいう。「いわゆる真気は、また正気ともいいます。先天の元気と後天の穀気とが合併してでき、全身を充して養うからです。いわゆる正気は、また正風ともいい、季節にふさわしい正常な気候をさしています。正風は季節の時令に符合する一つの方角から吹いてきて、実風でもなく、また虚風でもありません。いわゆる邪気は、傷つけ損う性質をもち人体を傷害する虚邪賊風であります。邪気が人体を襲い傷《やぶ》ると、人体の深部を侵し、自然に消散することはありません。正風の場合は、もし人体を傷《やぶ》ったとしても、浅い部分に侵入するだけで、体内の真気と接触したあと、風気は自然に出てゆきます。これは正風の来勢が柔弱であって、体内の真気と戦って勝つことができないからです。それで、治療しなくても自然に出てゆくのです」。

【訳注】

（一）　者　趙府居敬堂本・明刊無名氏本にはない。『甲乙経』には「者」の字がある。

虚邪之中人也、洒淅動形、起毫

虚邪の人に中《あ》たるや、洒淅《そんせき》して形を動かし、毫毛を

毛而発腠理。其入深、内搏於骨、則為骨痺。搏於筋、則為筋攣。搏於脈中、則為血閉不通、則為癰。搏於肉、与衛気相搏、陽勝者則為熱、陰勝者則為寒。寒則真気去、去則虚、虚則寒。搏於皮膚之間、其気外発、腠理開、毫毛揺、気往来行、則為痒。留而不去、則痺。衛気不行、則為不仁。

起こして腠理を発《ひら》く。其の入るや深く、内《い》りて骨を搏《う》てば、則ち骨痺《ひ》と為る。筋を搏てば、則ち筋攣と為る。脈中を搏てば、則ち血閉ぢて通ぜざると為り、則ち癰《よう》と為る。肉を搏てば、衛気と相搏ち、陽勝つ者は則ち熱と為り、陰勝つ者は則ち寒と為る。寒すれば則ち真気去り、去れば則ち虚し、虚すれば則ち寒すればなり。皮膚の間を搏てば、其の気外に発し、腠理開き、毫毛揺らぎ、気往来して行けば、則ち痒と為る。留まりて去らざれば、則ち痺す。衛気行かざれば、則ち不仁と為る。

【現代語訳】

「虚邪賊風が人体にあたると、身震いし寒さを恐れ、体毛が逆立ち、腠理が開くという症候が現れます。もし邪気が次第に深く侵入して骨を迫害しますと、骨痺を発します。筋を迫害しますと、筋攣を発します。脈中を迫害しますと、血脈が閉塞して通じなくなり、あるいは癰になります。肌肉を迫害しますと、体表の衛気と戦い、もし陽邪が一方的に勝ちますと熱証が現れ、陰邪が一方的に勝ちますと寒証が現れます。寒邪が一方的に盛んになり、真気を迫害して追い出すので、真気が衰退して身体が虚寒になるからです。邪気が皮膚の間を迫害しますと、外に排泄させ、腠理を開いて粗くさせ、体毛は動揺して抜け落ち、邪気が皮膚と腠理の間をわずかに往来流行しますので、皮膚が痒くなるのです。もし邪気が留滞して去らなければ、痺証になります。もし衛気が渋滞して通じなければ、感覚麻痺になります」。

虚邪偏客（一）於身半、其入深、内居栄衛、栄衛稍衰、則真気去、邪気独留、発為偏枯。其邪気浅者、脈偏痛。

虚邪偏《かたよ》りて身半に客し、其の入るや深く、内 栄衛に居り、栄衛稍《ようや》く衰うれば、則ち真気去り、邪気独り留まり、発して偏枯と為る。其の邪気の浅き者は、脈偏り痛む。

【現代語訳】

「虚邪賊風が半身の深部に侵入し、体内の営衛の分に居留すると、営衛の機能が減弱しますので、真気が離脱して邪気だけが在留し、半身不随になります。もし邪気が体表の浅い部分に留りますと、血脈が調和せず、半身の痛みを生じます」。

【訳注】

（一）偏客　趙府居敬堂本・明刊無名氏本は「偏容」に作り、『類経』は「偏容」に作り、医部全録本及び張志聡注は「偏客」に作る。

虚邪之入於身也深、寒与熱相搏、久留而内著。寒勝其熱、則骨疼肉

虚邪の身に入るや深く、寒と熱と相搏《う》ち、久しく留まりて内に著《つ》く。寒其の熱に勝てば、則ち骨疼《いた》み肉枯る。

枯。熱勝其寒、則爛肉腐肌為膿、内傷骨。内傷骨為骨触。有所疾前筋、筋屈不得伸、邪気居其間而不反、発於筋瘤（一）。有所結、気帰之、衛気留之、不得反、津液久留、合而為腸瘤（二）。久者数歳乃成、以手按之柔。已有所結、気帰之、津液留之、邪気中之、凝結日以易甚、連以聚居、為昔瘤、以手按之堅。有所結、深中骨、気因於骨、骨与気并、日以益大、則為骨疽。有所結、中於肉、宗気帰之、邪留而不去、有熱則化而為膿、無熱則為肉疽。凡此数気者、其発無常処、而有常名也。

熱其の寒に勝てば、則ち肉を爛《ただ》らし肌を腐らせ膿と為り、内《い》りて骨を傷る。①内《い》りて骨を傷れば骨触と為る。疾《や》む所の前筋あれば、筋屈して伸ぶるを得ず、邪気其の間に居りて反らざれば、筋瘤《りゅう》を発す。結する所ありて、気これに帰し、衛気これに留まり、反るを得ざれば、津液久しく留まり、合して腸瘤と為る。久しき者は数歳にして乃ち成り、手を以てこれを按ずれば柔らかし。已《すで》に結する所ありて、気これに帰し、津液これに留まり、邪気これに中たり、凝結し日び以て易（益ます）（三）甚だしく、連なるに聚居を以てすれば、②昔瘤《せきりゅう》と為り、手を以てこれを按ずれば堅し。結する所ありて、深く骨に中たり、気 骨に因り、骨と気と并《あ》わさり、日び以て益ます大なれば、則ち骨疽《そ》と為る。結する所ありて、肉に中たり、宗気これに帰し、邪留まりて去らず、熱あれば則ち化して膿と為り、熱なければ則ち肉疽と為る。凡そ此の数気なる者は、其の発するに常の処なけれども、而れども常の名あるなり。

【注釈】

① 内りて骨を傷れば骨蝕と為る——骨が侵蝕されること。張介賓の説「邪気が最も深く侵入すると、骨を傷害する。これを骨蝕という。侵蝕が骨に及ぶことである」。

② 昔瘤——すなわち宿瘤である。張介賓の説「昔瘤とは、短い時日のものではないこと」。

【現代語訳】

「虚邪が人体の深部に侵入すると、寒と熱とが互いに戦い、久しく留まって去らず、内部に定着します。もし寒が熱に勝ちますと、骨節の疼痛を引き起こし、肌肉が枯れて萎縮します。もし熱が寒に勝ちますと、肌肉が腐爛して化膿し、さらに深く侵入して骨を傷害します。さらに深く侵入して骨を傷害しますと、骨蝕を起こします。邪気が筋に集結しますと、筋が屈曲したまま伸びなくなります。邪気が筋の間に長く留まって退かなければ、筋瘤を生じます。邪気が内に集結し、真気が内に向かってゆき、局部の衛気も停留して出ることができなくなりますと、津液が外へ輸送されなくなり、腸胃に滞留して邪気と結合して腸瘤になります。その成長は比較的緩慢で数年をかけて形成され、手でおさえると柔らかく触知されます。すでに邪気が集結して気が内部に向かい、津液が停留してめぐらず、そのうえ邪気にあたり、凝結して散ぜず、日々ますます重くなり、積聚に接触しますと、昔瘤になります。手でおさえると堅く触知されます。邪気が集結して身体の深部である骨部に停留し、骨と邪気とが合併し、その集結する部分が、日々ますます増大すると、骨疽になります。邪気が集結して肌肉にあり、宗気が内部に向かい、邪気が留着して去らないとき、もし内熱があれば化膿し、もし熱がなければ肉疽になります。以上に述べた数種の邪気による病は、その発病に固定した部位はありません。ただみな一定の名称があるだけです」。

【訳注】

(一) 瘤　趙府居敬堂本・明刊無名氏本は「溜」に作る。『甲乙経』は「瘤」に作る。

(二) 瘤　趙府居敬堂本・明刊無名氏本は「溜」に作る。『甲乙経』は「疽」に作る。

(三) 原書現代語訳は、経文の「易」を「益」に読みかえている。下文に「日以益大」とあるに倣うものと考えられる。

【本篇の要点】

一、鍼法中の五節を刺すときの取穴とその治療作用について述べる。

二、五節を刺して治療する病候と主要な穴位を具体的に説明する。

三、五邪を刺すときの作用と刺法を紹介する。

四、鈹鍼・鋒鍼・員利鍼・鑱鍼などの各種の鍼の使用の適応証を説明する。

五、真気の来源と働きを詳しく述べ、正気・邪気と疾病との関係について分析を行ない、正気が邪気に勝てず、経脈が病を受けて生ずる、疼痛・癰・骨疽・肉疽など十五の病証とその病因とを列挙する。

(白杉悦雄　訳)

衛気行篇　第七十六

【解題】

本篇は、衛気が人体を循環する概況及び刺鍼との関係を主に紹介している。それゆえ「衛気行」を篇名としたのである。

黄帝問於岐伯曰、願聞衛気之行、出入之合何如。岐伯曰、歳有十二月、日有十二辰、子午為経、卯酉為緯。天周二十八宿、而一面七星、四七二十八星。房昴為緯、虚張為経。是故房至畢為陽、昴至心為陰、陽主昼、陰主夜。故衛気之行、一日一夜五十周於身、昼日行於陽二

黄帝　岐伯に問いて曰く、願わくは聞かん、衛気の行《こう》、出入の合はいかん。岐伯曰く、歳に十二月あり、日に十二辰あり、①子午を経と為し、卯酉《ぼうゆう》を緯と為す。天周二十八宿《しゅう》、而して一面七星、四七二十八星。②房昴《ぼう》を緯と為し、虚張を経と為す。是の故に③房より畢《ひつ》に至るを陽と為し、昴《ぼう》より心に至るを陰と為し、陽は昼を主《つかさど》り、陰は夜を主る。故に衛気の行、一日一夜に身を五十周し、昼日は陽を行くこと二十五周、夜は陰を行く

十五周、夜行於陰二十五周、周於　こと二十五周、五蔵を周《めぐ》る。
五蔵(二)。

【注釈】

① 子午を経と為し、卯酉を緯と為す――十二支を方位に分配すると、「子」は北にあり、「午」は南にあり、「卯」は東にあり、「酉」は西にある。「経」は縦線、「緯」は横線、子午を南北の縦線とし、卯酉を東西の横線とする。それゆえ、「子午を経とし、卯酉を緯とする」という。張介賓の説「天体の現象のうち、固定しているものを経とし、動くものを緯とする。子午は南北の二極にあたり、その位置を動かないので、経とする。卯酉はつねに東から昇り西へ沈む。つまり星座はつねに回転しているので、緯とする」。

② 房昴を緯と為し、虚張を経と為す――周天の二十八宿（二十八宿の意味については、本書五十営篇第十五を参照せよ）のうち、房宿は東にあり、昴宿は西にあり、東西を横線とするので、「房昴を緯とする」という。虚宿は北にあり、張宿は南にあり、南北を縦線とするので、「虚張を経とする」という。

③ 房より畢に至るを陽と為し、昴より心に至るを陰と為す――これは、二十八宿を陰に属するものと陽に属するものに二分し、それぞれが十四宿を包括するということ。房宿は東方にあり、房宿からはじめて、南方を経過し西方の畢宿にいたるまでの、合計十四宿は、十二支の卯・辰・巳・午・未・申の六辰に位置している。すなわち日の出から日没までであり昼に属している。昼を陽とするので、「房から畢までを陽とする」という。昴宿は西方にあり、昴宿からはじめて、北方を経過し東方の心宿にいたるまでの、合計十四宿は、十二支の酉・戌・亥・子・丑・寅の六辰に位置している。すなわち日没から日の出の前までであり夜に属している。夜を陰とするので、「昴から心までを陰とする」という。

【現代語訳】

黄帝が岐伯に問う。「衛気の運行は、どのように陰陽表裏に出入りし、どのように会合するのかをお聞かせ願いたい」。

岐伯がいう。「一年は十二月、一日は十二時辰、子午はそれぞれ南北に位置し、縦線をなして経とします。卯酉はそれぞれ東西に位置し、横線をなして緯とします。天周には二十八の星座があり、東南西北の四方に分布して、一方ごとにそれぞれ七つの星座があり、四方を合計すると二十八の星座になります。房宿は東方にあり、昴宿は西方にありますので、房昴を緯とします。虚宿は北方にあり、張宿は南方にありますので、虚張を経とします。東方の房宿から、南方を経過して西方の畢宿へ向かいますと、それらの位置は十二支の卯・辰・巳・午・未・申にあり、この六つの時辰は昼であり、陽に属しますので、房から畢までを陽とします。西方の昴宿から、北方を経過して東方の心宿へ向かいますと、それらの位置は十二支の酉・戌・亥・子・丑・寅にあり、この六つの時辰は夜であり、陰に属しますので、昴から心までを陰とします。衛気の運行は、一昼夜のうちに、全身を五十周し、昼間は陽分を二十五周し、夜間は陰分を二十五周し、ならびに五蔵の間を周行します」。

【訳注】

(一)　蔵　趙府居敬堂本・明刊無名氏本は「歳」に作る。『甲乙経』『太素』は「蔵」に作る。

是故平旦陰尽、陽気出於目、目張則気上行於頭、循項下足太陽、

是の故に平旦に陰尽き、陽気目に出で[①]、目張れば則ち気上りて頭に行き、項を循り足の太陽に下り、背を循り

循背下至小指之端。其散者別於目鋭眥、下手太陽、下至手小指之端[一]外側。其散者別於目鋭眥、下足少陽、注小指次指之間、以上循手少陽之分[二]、下至小指次指[三]之間。別者以上至耳前、合於頷脈、注足陽明、以下行至跗上、入五指之間。其散者従耳下、下手陽明、入大指之間、入掌中。其至於足也、入足心、出内踝下、行陰分、復合於目、故為一周。

下りて小指の端に至る。[②]其の散ずる者は、目の鋭眥《し》より別れて、手の太陽に下り、下りて手の小指の端の外側に至る。其の散ずる者は、目の鋭眥より別れ、足の少陽に下り、小指と次指の間に注ぎ、以て上り手の少陽の分を循り、下りて小指と次指の間に至る。別るる者は、以て上り耳前に至り、頷《がん》脈に合し、足の陽明に注ぎ、以て下行して跗《ふ》上に至り、五指の間に入る。其の散ずる者は耳下より、手の陽明に下り、大指の間に入り、掌中に入る。其の足に至るや、足心に入り、内踝の下に出で、陰分を行《めぐ》り、復《ま》た目に合す、故に一周と為す。

【注釈】

① 陽気目に出づ——「陽気」は、衛気をさす。「目」とは、目の内眥《ないし》の睛明穴をさす。「陽気目に出づ」とは、衛気が夜明けに陰分を周行し終わり、足の太陽経の起点である睛明穴から始めて、手足の三陽経を周行することをいう。張介賓の説「足の太陽経は睛明から始まる。それゆえ、目に出るのである」。

② 其の散ずる者——「散」とは、散行の意味。衛気の運行は、十二経脈の接続の順序に従って伝えられるのではなく、頭部からはじまり、別れて各経脈へ向かって散行するからである。たとえば、衛気は、足の太陽経の目の内眥から下行して足にゆくが、散行する手の太陽経は、目の鋭眥からはじまり、下行して手の小指の外側端にいたる。

【現代語訳】

「衛気は昼間陽をめぐり、夜間陰をめぐり、夜明けの平旦の時になりますと、衛気は陰分を二十五周しおわり、目に出ます。目が開きますと、衛気は目の内眥（睛明穴）から頭部へ上行し、項の後の足の太陽経の経路に沿って下行し、さらに背部に沿って下へ向かい、足の小指の外側端（至陰穴）にいたります。その散行するものは、目の鋭眥から別れ出て、手の太陽経に沿って下り、下行して手の小指の外側端（少沢穴）にいたります。別の散行するものは、また目の鋭眥から別れ出て、足の少陽経に沿って下行して、足の小指と第四指の間（竅陰《きょういん》穴）にいたります。再び上に向い、手の少陽の領分をめぐり、下行して小指と無名指の間（関衝穴）にいたります。手の少陽から別れ出るものは、上行して耳前にいたり、頷部の経脈に合流し、足の陽明経に注ぎ、下行して足背にいたり、五指の間（厲兌《れいだ》穴）にはいります。また別の散行するものは、耳の下から下へ向かい、手の陽明経に沿って、手の親指と次指の間（商陽穴）にはいり、さらに掌中へはいります。衛気が足の陽明経から足部に到達しますと、足心に進入し、内踝に出て、足の少陰経にはいります。足の少陰経から陰の領分をゆき、少陰の別脈である蹻《きょう》脈を循り、上行してまた目に合し、足の太陽経（睛明穴）に交わります。これが衛気が一周する順序です」。

【訳注】

（一）端　趙府居敬堂本・明刊無名氏本は「間」に作る。『太素』は「端」に作る。

（二）分　趙府居敬堂本・明刊無名氏本・『甲乙経』には「分」の下に「側」字がある。『太素』にはない。

（三）次指　趙府居敬堂本・明刊無名氏本・『甲乙経』にはこの二字がなく、『太素』にはある。

是故日行一舎、人気行一周与十分身之八。日行二舎、人気行三周（一）於身（二）与十分身之六。日行三舎、人気行於身五周与十分身之四。日行四舎、人気行於身七周与十分身之二。日行五舎、人気行於身九周。日行六舎、人気行於身十周与十分身之八。日行七舎、人気行於身十二周在身（三）与十分身之六。日行十四舎、人気二十五周於身有奇分与（四）十分身之二（五）、陽尽於陰、陰受気矣。其始入於陰、常従足少陰注於腎、腎注於心、心注於肺、肺注于肝、肝注于脾、脾復注于腎為周。是故夜行一舎、人気行於陰蔵一周与十分蔵之八、亦如陽行之二十五周而復合於目。陰陽一日一夜、合有奇分十分身之二（六）与十分蔵之二。是故

是の故に日①一舎を行《めぐ》れば、人気《じんき》行ること一周と十分身の八。日　二舎を行れば、人気　身を行ること三周と十分身の六。日　三舎を行れば、人気　身を行ること五周と十分身の四。日　四舎を行れば、人気　身を行ること七周と十分身の二。日　五舎を行れば、人気　身を行ること九周。日　六舎を行れば、人気　身を行ること十周と十分身の八。日　七舎を行れば、人気　身を行ること十二周と十分身の六。日②　十四舎を行れば、人気　身を二十五周して奇分の十分身の二あり、③陽　陰に尽き、陰　気を受く。其の始めて陰に入るや、常に足の少陰より腎に注ぎ、腎　心に注ぎ、心　肺に注ぎ、肺　肝に注ぎ、肝　脾に注ぎ、脾復た腎に注ぎて周を為す。是の故に夜一舎を行れば、人気　陰蔵を行ること一周と十分蔵の八、亦た陽これを行ること二十五周して復た目に合するが如し。陰陽一日一夜、合して奇分の十分身の二と十分蔵の二あり。是の故に人の臥起の時に早晏《あん》あるゆえんの者は、奇分尽きざるが故なり。

人之所以臥起之時有早晏者、奇分不尽故也。

【注釈】

① 日　一舎を行る——古代人は、地球の上空に二十八の星宿があり、一様に地球を取り巻くように分布していると考え、地球を中心にして二十八宿の運行を観察していた。「一舎」は、一宿のこと、また一つの星宿をまわること。「日一舎を行る」とは、太陽が一つの星宿をまわること。古代人は、昼夜ごとに太陽は二十八宿を一回りして天を一周し、同時に衛気は全身を五十周すると考えていたので、したがって一星宿（一舎）をまわるごとに、衛気は二十八分の五十周、全身を周回することになる。これを計算すると一・七八五七周余りとなる。古代人は四捨五入して一・八周とし、日行二舎の場合は、さらに一・八周を加えて三・六周とした。以下同様。

② 日　十四舎を行れば、人気　身を二十五周して奇分の十分身の二あり——「十四舎」は一周天の半分であるから、衛気は全身を二十五周するはずである。しかし、一舎ごとに実際の周回数一・七八五七余りの概数である一・八を用いているので増加分がでてくる。一舎ごとに一・八周で計算すると、十四舎では二十五周を超過して二五・二周となる。それで、ここでは「日　十四舎を行れば、人気　身を二十五周して奇分の十分身の二あり」といっているのである。「奇分」は、余りの数。この余りの十分の二周は、もともとは四捨五入して概算した結果の誤差である。だが、古代人はこれを実際の運行の周回数としている。厳密にいえば、合理的ではない。

③ 陽　陰に尽き、陰　気を受く——衛気は昼間陽の領分を二十五周し、つづいて陰の領分を二十五周する。したがって、十四舎の後、陽分をめぐり終わって、陰分が気を受ける。ここでいう「陽」と「陰」は、人体の陽分と陰分をさす。

【現代語訳】

「昼間太陽が一舎を運行するとき、衛気は身体を一周と十分の八周します。二舎を運行するとき、衛気は身体を三周と十分の六周します。三舎を運行するとき、衛気は身体を五周と十分の四周します。四舎を運行するとき、衛気は身体を七周と十分の二周します。五舎を運行するとき、衛気は身体を九周します。六舎を運行するとき、衛気は身体を十周と十分の八周します。七舎を運行するとき、衛気は身体を十二周と十分の六周します。十四舎を運行するとき、衛気は身体を二十五周と十分の二周します。このとき衛気は陽の部分をめぐることを終えて、陰の部分に進入し、陰の部分がはじめて衛気を受けます。最初に陰分に進入したとき、通常は足の少陰腎経から腎蔵へ注ぎ、腎蔵から心蔵へ注ぎ、心蔵から肺蔵へ注ぎ、肺蔵から肝蔵へ注ぎ、肝蔵から脾蔵へ注ぎ、脾蔵からは再び腎蔵へ伝えられて、一周します。夜間に一舎を運行する時間に、衛気が陰分をめぐるのもまた一周と十分の八周であり、陽分を二十五周して目部に会合するのと同じであります。陰分と陽分とを一日一夜に、五十周するはずですが、一宿ごとに衛気が一周と十分の八周するとして計算しますと、陰分と陽分とでそれぞれ十分の二周づつ多くなります。したがって、人の睡眠と覚醒に、早い遅いの違いがあるのは、この余りによるものということになります」。

【訳注】

(一) 三　趙府居敬堂本・明刊無名氏本は「三」を「二」に誤る。

(二) 「三周於身」は、「於身三周」の誤倒と思われる。『甲乙経』及び『素問』八正神明論篇第二十六の王冰注に引用する『霊枢』の文は、「於身三周」に作る。

(三) 「在身」の二字は衍文と思われる。訓読では削除した。

(四) 与　『太素』にはない。衍文とみなして訓読では削除した。

（五）　二　趙府居敬堂本・明刊無名氏本は「三」を「四」に誤る。
（六）　二　趙府居敬堂本・明刊無名氏本は「三」を「四」に誤る。

【解説】

昼と夜とをそれぞれ覚醒と睡眠と同一視するのは、実情にあわない。一年のうち、特定の時期を除けば、けっして昼夜はそれぞれが一日の半分を占めていることはない。同様に、覚醒と睡眠の時間もまたそれぞれが一日の半分を占めていることはない。したがって衛気が陽分と陰分をめぐることに、覚醒と睡眠の時間を機械的に対応させることはできない。

黄帝曰、衛気之在於身也、上下往来不以期。候気而刺之、奈何。伯高曰、分有多少、日有長短。春秋冬夏、各有分理。然後常以平旦為紀、以夜尽為始。是故一日一夜、水下百刻、二十五刻者、半日之度也。常如是毋已、日入而止。随日之長短、各以為紀而刺之。謹候其時、病可与期、失時反候者、百病

黄帝曰く、衛気の身に在るや、上下往来するに期を以てせず。気を候《うかが》いてこれを刺すこと、いかん。伯高曰く、①分に多少あり、日に長短あり。②春秋冬夏、各おの分理あり。然る後に常に平旦を以て紀と為し、夜尽くるを以て始めと為す。是の故に一日一夜、水下ること百刻、二十五刻は、半日の度なり。常に是の如く已《や》むことなく、日入りて止む。日の長短に随い、各おの以て紀と為してこれを刺す。謹みて其の時を候えば、病　期に与《くみ》すべく、時を失い候に反すれば、百病治せず。故に曰く、実を刺

不治。故曰、刺実者刺其来也。刺虚者刺其去也。此言気存亡之時、以候虚実而刺之。是故謹候気之所在而刺之、是謂逢時。在於三陽、必候其気在於陽而刺之。病在於三陰、必候其気在陰分而刺之。

す者は其の来たるを刺すなり。虚を刺す者は其の去るを刺すなり、と。此れ③気の存亡の時、以て虚実を候いてこれを刺すを言う。是の故に謹みて気の在る所を候いてこれを刺す、是れ時に逢うと謂う。三陽に在れば、必ず其の気の陽に在るを候いてこれを刺す。病　三陰に在れば、必ず其の気の陰分に在るを候いてこれを刺す。

【注釈】

① 分に多少あり――「分」とは、天の陰分と陽分とをさす。またすなわち昼夜の分である。「多少」とは、昼夜と陰陽の多少が等しくないことをいう。

② 春秋冬夏、各おの分理あり――四季にはそれぞれ一定の節気に応じて、昼夜の長短の変化の規則がある。たとえば、春分と秋分の日は昼夜の長さが等しく、夏至の日は昼が最も長く、冬至の日は昼が最も短い。「分理」とは、節気を区分する規則をさす。

③ 気の存亡の時、以て虚実を候いてこれを刺す――邪気が退去しあるいは存留する情況をいう。本書の小鍼解篇第三に、「後と先とを観察したとき、存在するようでもあり存在しないようでもあるとは、気の虚実と補瀉の先後のことである。その気がすでに下ったか相変わらず存在しているかを観察するのである」とある。邪気の去留を知って、補瀉の手法のどちらを施すかを決定するのである。

【現代語訳】

黄帝がいう。「体内を循環する衛気の、上下往来する時間は定まっていない。どのように気をうかがい、そして鍼を刺せばよいか」。

伯高がいう。「昼夜と陰陽の多少は一様ではありません。ある時は昼が長く、ある時は昼が短くなります。春夏秋冬の四季は、それぞれ異なる節気をもっています。それで、昼夜の長短には一定の規則があります。太陽が始めて出る時刻を基準にしますと、この時刻が夜の終わり、昼の始まりを示していますので、衛気が陽分をめぐり始めるときとみなすことができます。一昼夜のうちに、水時計〔漏刻・水漏〕の水は百刻漏れて下ります。したがって、二十五刻はちょうど昼の半分の度数になります。衛気は時間の推移に従って循環してやまず、日没に至って、昼の時間が終わります。日の出と日没に基づいて昼と夜の領分を定め、さらに昼夜の長短に基づいて衛気の出入りの情況を判断して、刺鍼と候気の基準といたします。刺鍼するときには、必ずその気が至るのをうかがってから鍼を下します。そうすれば期日どおりに治癒するでしょう。もし時機を失い、候気の原則に違反しますと、どんな病気も治癒することはできません。それゆえ、実証に対しては、その気の来るのを迎えて刺して瀉し、虚証に対しては、その気の去るのに随って刺して補う、というのです。これは、邪気の盛衰留去に対して、疾病の虚実を診断して刺鍼を行なうということです。それゆえ、謹んで気の所在を観察して刺鍼を行なうことを、逢時と呼びます。病が三陽経にあるときは、必ず気が陽分にあるときをうかがって鍼を刺します。病が三陰経にあるときは、必ず気が陰分にあるときをうかがって鍼を刺すのです」。

水下一刻、人気在太陽。水下二

水下[①]ること一刻、人気は太陽に在り。水下ること二刻、

刻、人気在少陽。水下三刻、人気在陽明。水下四刻、人気在陰分。水下五刻、人気在太陽。水下六刻、人気在少陽。水下七刻、人気在陽明。水下八刻、人気在陰分。水下九刻、人気在太陽。水下十刻、人気在少陽。水下十一刻、人気在陽明。水下十二刻、人気在陰分。水下十三刻、人気在太陽。水下十四刻、人気在少陽。水下十五刻、人気在陽明。水下十六刻、人気在陰分。水下十七刻、人気在太陽。水下十八刻、人気在少陽。水下十九刻、人気在陽明。水下二十刻、人気在陰分。水下二十一刻、人気在太陽。水下二十二刻、人気在少陽。水下二十三刻、人気在陽明。水下二十四刻、人気在陰分。水下二十

人気は少陽に在り。水下ること三刻、人気は陽明に在り。水下ること四刻、②人気は陰分に在り。水下ること五刻、人気は太陽に在り。水下ること六刻、人気は少陽に在り。水下ること七刻、人気は陽明に在り。水下ること八刻、人気は陰分に在り。水下ること九刻、人気は太陽に在り。水下ること十刻、人気は少陽に在り。水下ること十一刻、人気は陽明に在り。水下ること十二刻、人気は陰分に在り。水下ること十三刻、人気は太陽に在り。水下ること十四刻、人気は少陽に在り。水下ること十五刻、人気は陽明に在り。水下ること十六刻、人気は陰分に在り。水下ること十七刻、人気は太陽に在り。水下ること十八刻、人気は少陽に在り。水下ること十九刻、人気は陽明に在り。水下ること二十刻、人気は陰分に在り。水下ること二十一刻、人気は太陽に在り。水下ること二十二刻、人気は少陽に在り。水下ること二十三刻、人気は陽明に在り。水下ること二十四刻、人気は陰分に在り。水下ること二十五刻、人気は太陽に在り。此れ半日の度なり。房より畢《ひつ》に至るまで、一十四舎、水下ること五十刻、日

五刻、人気在太陽。此半日(一)之度也。従房至畢、一十四舎、水下五十刻、日行半度、廻行一舎、水下三刻与七分刻之四。大要曰、常以日之加於宿上也、人気在太陽。是故日行一舎、人気行三陽行(二)与陰分、常如是無已、天与地(三)同紀、紛紛昐昐、終而復始、一日一夜、水下百刻而尽矣。

行《めぐ》ること半度、③一舎を廻行《かいこう》すれば、水下ること三刻と七分刻の四。大要に曰く、常に日の宿上に加うるを以てするや、人気 太陽に在り、と。是の故に日 一舎を行れば、人気 三陽と陰分を行り、常に是の如く已《や》むことなく、天地と紀を同じくし、④紛《は》紛昐昐として、終わりて復た始まり、一日一夜、水下ること百刻にして尽《つ》く。

【注釈】

① 水下ること一刻、人気は太陽に在り――「刻」は、古代の時を計る単位である。古代には時計がなく、銅壺から水を滴らせ、漏れでた水面の刻度を計時の標準とした。一昼夜に漏れ出る水百刻が、二十四時間に相当し、「一刻」は十四分二十四秒である。「人気」は、衛気である。「太陽」は、手足の太陽経である。

② 人気は陰分に在り――「陰分」とは、足の少陰腎経をさす。

③ 一舎を廻行すれば、水下ること三刻と七分刻の四――天体の運行は一昼夜ごとに二十八舎、一舎ごとの運行時間は百刻割る二十八となる。すなわち三刻と七分の四刻である。

④ 紛紛昐昐――「紛」は、乱れる。「昐」は、整い、条理のあること。「紛紛昐昐」とは、入り乱れているなかにも、なお条理があること。張介賓の説「紛紛昐昐とは、入り乱れ雑然としているなかでも条理が乱れないことをい

う。それゆえ、終わってもまた始まり、昼夜が循環して、窮まり尽きることがないのである」。

【現代語訳】

「平旦から始まり、水が一刻下る間に、衛気は手足の太陽経をめぐります。水が二刻下ると、衛気は手足の少陽経をめぐります。水が三刻下ると、衛気は手足の陽明経をめぐります。水が四刻下ると、衛気は足の少陰腎経をめぐります。水が五刻下ると、衛気は手足の太陽経をめぐります。水が六刻下ると、衛気は手足の少陽経をめぐります。水が七刻下ると、衛気は手足の陽明経をめぐります。水が八刻下ると、衛気は足の少陰腎経をめぐります。水が九刻下ると、衛気は手足の太陽経をめぐります。水が十刻下ると、衛気は手足の少陽経をめぐります。水が十一刻下ると、衛気は手足の陽明経をめぐります。水が十二刻下ると、衛気は足の少陰腎経をめぐります。水が十三刻下ると、衛気は手足の太陽経をめぐります。水が十四刻下ると、衛気は手足の少陽経をめぐります。水が十五刻下ると、衛気は手足の陽明経をめぐります。水が十六刻下ると、衛気は足の少陰腎経をめぐります。水が十七刻下ると、衛気は手足の太陽経をめぐります。水が十八刻下ると、衛気は手足の少陽経をめぐります。水が十九刻下ると、衛気は手足の陽明経をめぐります。水が二十刻下ると、衛気は足の少陰腎経をめぐります。水が二十一刻下ると、衛気は手足の太陽経をめぐります。水が二十二刻下ると、衛気は手足の少陽経をめぐります。水が二十三刻下ると、衛気は手足の陽明経をめぐります。水が二十四刻下ると、衛気は足の少陰腎経をめぐります。水が二十五刻下ると、衛気は手足の太陽経をめぐります。これが半日における衛気の運行の度数です。房宿から畢宿まで十四舎をめぐり、昼の時間が経過しますと、水は五十刻下り、太陽は天を半周します。したがって、太陽が一宿を周回するごとに、水は三刻と七分の四刻だけ下ることになります。『大要』に、通常は太陽が二十八宿のうちの一宿を周回するとき、衛気もちょうど手足の太陽経をめぐっているのだ、とあります。したがって、太陽が一宿をめぐっている間に、衛気もちょうど三陽分と三陰分とを運行しています。つねにこのように休止することなく周行しており、自然界の変化の規則と一致しております。衛気の人体内における運行は、複雑ではありますけれども、条理整然として乱れず、終わればまた始まり、一昼夜に水が百刻下る間に、衛気は体内を五十周し終えるのです」。

【訳注】

（一）日　趙府居敬堂本は「日」を「月」に誤る。明刊無名氏本・『甲乙経』及び『太素』は「日」に作る。

（二）行　「行与陰分」の「行」、『甲乙経』及び『太素』にはこの字がない。原書訳文もないものとして、解釈しているると思われるので、訓読では省いた。

（三）天与地　『甲乙経』『太素』は「与天地」に作る。原書訳文もこれにしたがっていると思われるので、訓読では読み換えた。

【本篇の要点】

一、体内の衛気の昼夜の運行の概況と経脈を循環する順序を説明する。

二、鍼治療における衛気の運行規則を掌握することの重要性を指摘し、「必ず気が至るのをうかがってから鍼すれば、病気は期日どおりに治癒し、逆に時機を失い、候気の原則に違反すれば、どんな病気も治癒しない」という考え方を提出している。

三、一昼夜に水が百刻下る間の、衛気が人体の三陽経と三陰経にある時刻を具体的に説明する。

（白杉悦雄　訳）

九宮八風篇　第七十七

【解題】

本篇は、人と自然とは密接に対応しているという観念から出発して、天体の運行規則に基づいて、九宮図説を提出している。その方法は、中央と四正・四隅の九方位を定めて、四立・二分・二至の八つの節気の循環交替の日期を測定するために用い、これによって、八節の気候の変化や正常と異常及びその人体に対する影響を推測して、疾病の予防にはある程度の依拠すべき準則があることを人々に示そうとするものである。九宮を立てて、しかるのちに八方の風向を知るので、「九宮八風」を篇名とする。

【説明】

以下は、九宮を図示したものである。図の上の「合八風虚実邪正」は、この九宮の方位と下文で言及される「八風の虚実邪正」とが合致していることをいう。各宮位に示されている方向と節気とによって、四季の風向きの差異が推測でき、それによってまた、八風の来路を図解することができる。

九宮図の中央の宮（中宮）は、周囲の八宮を導く中心である。古代人は、天体現象を観察して、北極星（古代

立夏 四 陰洛 東南方	夏至 九 上天 南方	立秋 二 玄委 西南方
春分 三 倉門 東方	招揺 五 中央	秋分 七 倉果 西方
立春 八 天留 東北方	冬至 一 叶蟄 北方	立冬 六 新洛 西北方

合八風虚実邪正

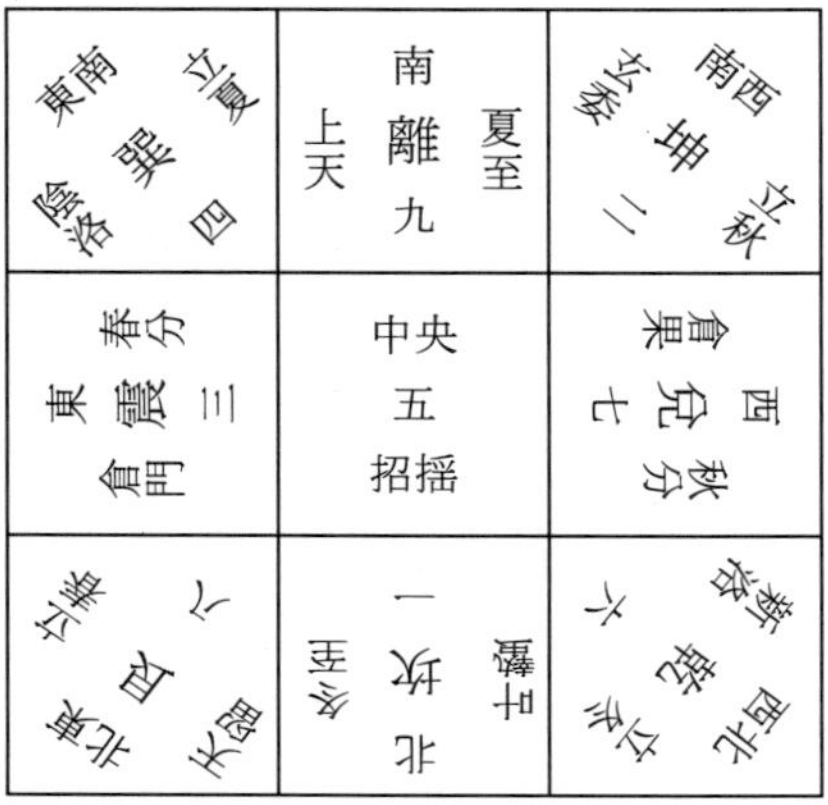

には、「太一《たいいつ》」と称した）は常に北方に位置しているので、方位を測定するときの唯一の標準とすることができる、と考えた。北方を確認すれば、その対立面は南方であり、その後で左東、右西、および四隅を定めれば、自然に四面と八方が定まる。それで、九宮図は北極星を中宮としているのである。たとえば、『管窺《かんき》輯要《しゅうよう》』(一)に、「北極は中宮と呼ばれるけれども、実は子《し》（北）に居て、午《ご》（南）に対している」という。このほかに、中宮は、北斗星が北極星を中心として回転していることから、方向を測定する指針ともされる。北斗七星の斗柄《とへい》が指し示す八宮方位によって、四季の節気の推移と、八方から吹いてくる風がもたらす気象の変化を推測することができる。それゆえ、いにしえから「斗柄が東を指せば、春がくる」(二)と諺にいわれるのである。要するに、北極星の位置を定向の標準とし、北斗星（斗柄）を指向の方針とし、両者は「体」と「用」として、中宮を主宰するのである（「太一」の注釈のところで詳述する）。

図中の中央を除く八方位に配列されている、乾《けん》・

坎《かん》・艮《ごん》・震《しん》・巽《そん》・離《り》・坤《こん》・兌《だ》は、『周易』の八卦の名称である。ここでは、八方位の特徴を表すものとされ、一年の陰陽の消長・昇降・進退の異なる段階を示して、四季の気候の推移を説明している。八卦の位置は、その五行の属性に基づいて、八方位に分配されている。坎卦は水に属しているので、北方に位置する。離卦は火に属するので、南方に位置する。震卦は木に属するので、東方に位置する。巽卦もまた木に属するので、東南方に位置する。兌卦は金に属するので、西方に位置する。乾卦もまた金に属するので、西北方に位置する。坤卦は土に属するので、西南方に位置する。艮卦もまた土に属するので、東北方に位置する。図中のそれぞれの方格内の右側には節気の名称が示されている。これもまた、八卦の陰陽五行の属性と関係している。震卦は東方にあって、春分と対応している。離卦は南方にあって、夏至と対応している。兌卦は西方にあって、秋分と対応している。坎卦は北方にあって、冬至と対応している。艮卦は東北方にあって、立春と対応している。巽卦は東南方にあって、立夏と対応している。坤卦は西南方にあって、立秋と対応している。乾卦は西北方にあって、立冬と対応している（図の方向は、上が南、下が北、左が東、右が西で、ちょうど現代の地図と反対である）。

方格内の左側の「陰洛」「倉門」などの文字は、それぞれ九宮の名称であり、その意味するものは、各宮が代表している時序と関係がある。倪《げい》仲玉の説「坎宮を叶蟄《きょうちつ》というのは、冬の気は蟄《かく》れ封蔵することを主り、一陽が初めて動きだすとき（冬至をさす）になると、土の中に冬ごもりしている虫が始めて動きだすので、叶蟄と名づける。艮宮を天留というのは、艮は山であり、止まっていて動かないので、それで名とする。震宮を倉門というのは、倉は蔵《くら》である。天地万物の気が収蔵されていて、東方春の気が、めぐってくると始めて震動して開くので、倉門と名づける。巽宮を陰洛というのは、『洛書』は二と四を肩とし、巽宮は東南に位置して四月を主るので、それで名とする。離宮を天宮というのは、日月は天に麗《つ》き、離明〔日月の明らかさ〕が天上にあるさまを主るので、それで名とする。坤宮を玄委というのは、坤は地であり、玄は幽遠であり、委は随順である。地道は幽遠にして柔順なので、それで名とする。兌宮を倉果というのは、果は実《み》である。万物は秋になると収蔵して実をつける。それで名とする。乾宮を新洛というのは、新は始めである。『洛書』に、九を戴《いただ》き一を履《ふ》む、と。一はすなわち乾の始めである。九宮の位は、八方四時に対応していて、それぞれは季節にしたがって命名されている」(『古今図書集成医部全録』所収の『霊枢経』九宮八風篇の注にみえる)。

図の各宮の下にはそれぞれ数字が表示されている。その配列の方式は、「上九下一、左三右七、二四を肩とし、六八を足とし、五は中央に居る」。(三) これを「洛書九宮数」と呼ぶ。『尚書』洪範に始まるものである。これらの数字のうち、一、三、五、七、九の奇数を陽数といい、二、四、六、八の偶数を陰数という。陽数を主とし、四正(東、南、西、北)に位置して、天気を代表する。陰数を補とし、四隅(東南方、西南方、西北方、東北方)に位置して、地気を代表する。五は一、三、七、九の中間にあって、土気に属し、五行の生数の主であり、中宮に位置し、四隅に寄居して盛んになる。『運気論奥諺解《げんかい》』論生成数第十に、「土は中央に居りて四維に寄位す」、「四維は、四隅なり」。これらの数字の多寡は、四季の気候の寒暖の変化と一日の昼夜の光熱の強弱を示している。それで、八方から吹いてくる風の風向とその性質の剛柔・寒熱・燥湿などの違いについても、推測が法にかなうのである。

【訳注】

(一) 『管窺輯要《かんきしゅうよう》』八十巻、清、黄鼎撰。

(二) 原書に引用されている諺の「斗柄指東、天下皆春」であるが、『鶡冠子《かつかんし》』環流第五に、「斗柄東指、天下皆春。斗柄南指、天下皆夏。斗柄西指、天下皆秋。斗柄北指、天下皆冬」という。

(三) 『五行大義』巻一第五「論九宮数」に引く『黄帝九宮経』に、「九を戴き一を履み、左三右七、二四を角と為し、六八を足と為し、五は中宮に居る」。

太一常以冬至之日、居叶蟄之宮四十六日、明日居天留四十六日、明日居倉門四十六日、明日居陰洛四十五日、明日居天宮四十六日、明日居玄委四十六日、明日居倉果四十六日、明日居新洛四十五日、明日復居叶蟄之宮、曰冬至矣。

①太一《たいいつ》は常に冬至の日を以て、叶蟄《きょうちつ》の宮に居ること四十六日、明日 ②天留に居ること四十六日、明日 ③倉門に居ること四十六日、明日 ④陰洛に居ること四十五日、明日 ⑤天宮に居ること四十六日、明日 ⑥玄委に居ること四十六日、明日 ⑦倉果に居ること四十六日、明日 ⑧新洛に居ること四十五日、明日復た叶蟄の宮に居り、冬至と曰う。

【注釈】

① 太一は常に冬至の日を以て、叶蟄の宮に居ること四十六日――張介賓の説「太一は、北辰である。『漢書』天文志に、中宮の天極星、その最も明るく輝く星は、太一神の常の座席である、と。思うに、太とは、このうえなく尊いものの尊称である。一とは、すべての数の始めであり、天の元気の運行の主宰者である。それゆえ、太一という。すなわち北極星である。北極星は中央にいて不動であり、その周りを北斗が回転する。北斗には七つの星があり、一星が付属している。第一から第四までが魁《かい》であり、第五から第七までが杓《ひょう》である。斗杓《とひょう》は回転しながら十二の時辰を指し示して、時節を定め、北極星がこれを統治している。それゆえ、北辰という。…斗杓の指し示す時辰を月建という。すなわち時候の気が盛んになる方角である。たとえば、冬至の節気には月建はま北にある。それゆえ、太一は叶蟄宮に居る、というのである。叶蟄は、坎宮である。一年の日数を八宮に配分すると、一宮ごとに四十六日になる。ただし、乾と巽の天門・地戸の両宮は四十五日である。合計すると三百六十六日となり、一年の日数となる。ほかはこれに倣《なら》う。坎宮の四十六日は、冬至・小寒・大寒の三

節気を主宰する」。

② 明日 天留に居ること四十六日――張介賓の説「明日とは、上文の四十六日のつぎの日で、四十七日目から始まることをいう。後の文もこれに倣《なら》う。天留は、艮宮であり、立春・雨水・驚蟄の三節を主宰する。……前と合わせて九十二日で終わる」。

③ 明日 倉門に居ること四十六日――張介賓の説「倉門は、震宮であり、九十三日目から始まり、春分・清明・穀雨の三節、合計四十六日を主宰し、一百三十八日目に至って終わる」。

④ 明日 陰洛に居ること四十五日――張介賓の説「陰洛は、巽宮であり、一百三十九日目から始まり、立夏・小満・芒種《ぼうしゅ》の三節、合計四十五日を主宰し、一百八十三日目に至って終わる」。

⑤ 明日 天宮に居ること四十六日――天宮とは、上天である。張介賓の説「天宮は、離宮であり、夏至・小暑・大暑の三節、合計四十六日を主宰し、二百二十九日目に至って終わる」。

⑥ 明日 玄委に居ること四十六日――張介賓の説「玄委は、坤宮であり、立秋・処暑・白露の三節、合計四十六日を主宰し、二百七十五日目に至って終わる」。

⑦ 明日 倉果に居ること四十六日――張介賓の説「倉果は、兌宮であり、秋分・寒露・霜降《そうこう》の三節、合計四十六日を主宰し、三百二十一日目に至って終わる」。

⑧ 明日 新洛に居ること四十五日――張介賓の説「新洛は、乾宮であり、立冬・小雪・大雪の三節、合計四十五日を主宰し、三百六十六日目に至って、一年の全日数をめぐり終える」。

【現代語訳】

太一（北極星）は方位を測定する中心であり、そのまわりを回転する北斗星を指針とする。一年を通じて北斗星の指す方角は一定の割合で移行してゆく。常に冬至の日を起点とし、そのとき指針は北方の叶蟄宮（冬至・小寒・大寒の三節気を主宰する）を指し示しており、その主宰する期間は四十六日である。期間が満ちたつぎの日、立春になり、指針は東北方の天留宮（立春・雨水・驚蟄の三節気を主宰する）に移り、その主宰する期間は四十六日である。期間が満ちたつぎの日、春分になり、指針は東方の倉門宮（春分・清明・穀雨の三節気を主宰する）に移り、その主宰する期間は四十六日である。期間が満ちたつぎの日、立夏になり、指針は東南方の陰洛宮（立夏・小満・芒種の三節気を主宰する）に移り、その主宰する期間は四十五日である。期間が満ちたつぎの日、夏至になり、指針は南方の上天宮（夏至・小暑・大暑の三節気を主宰する）に移り、その主宰する期間は四十六日である。期間が満ちたつぎの日、立秋になり、指針は西南方の玄委宮（立秋・処暑・白露の三節気を主宰する）に移り、その主宰する期間は四十六日である。期間が満ちたつぎの日、秋分になり、指針は西方の倉果宮（秋分・寒露・霜降の三節気を主宰する）に移り、その主宰する期間は四十六日である。期間が満ちたつぎの日、立冬になり、指針は西北方の新洛宮（立冬・小雪・大雪の三節気を主宰する）に移り、その主宰する期間は四十五日である。期間が満ちたつぎの日、指針は一回りして再び叶蟄宮に移り、冬至の日となる。

【解説】

多紀元簡の説「上文の太一が移動する日では、八宮だけがいわれ中央の招揺宮に留まる日がないのは、疑問が残る。しかし、鄭玄《じょうげん》は、四季ごとに中央に入る、といっているから、四季のそれぞれ終わりの十八日間は中宮に留まるのである」。参考にすべきである。（二）

本節に叙述されている太一の時計まわりの移動を、「太一遊宮」という術語で呼ぶ。実際には、それは北斗が太一（北極星）のまわりを回転しながら十二の方角を指し示し、同時に二十四節気の推移を示しているものと理解される。その指し示している方位（すなわちいわゆる「太一遊宮」）は、各節気が盛んになるときでもある。たとえば、張介賓の説「一年の四季の気候は、みな十二辰によって統括

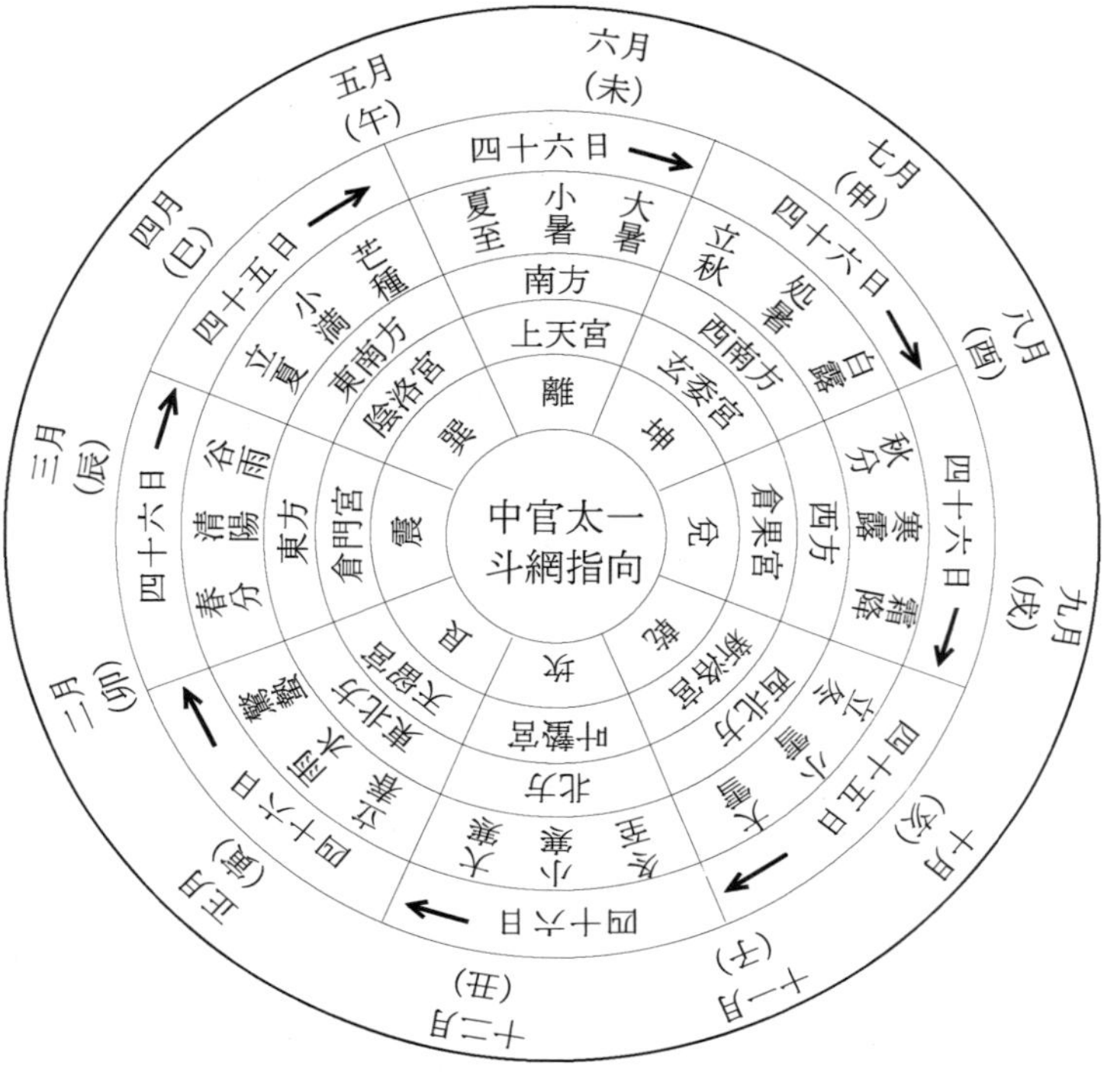

太一遊宮図

されている。十二辰とは、斗綱の指し示す方角、すなわち節気の所在するところである。正月には寅を、二月には卯を、三月には辰を、四月には巳を、五月には午を、六月には未を、七月には申を、八月には酉を、九月には戌を、十月には亥を、十一月には子を、十二月には丑をそれぞれ指し、これを月建という。天の元気は、無形であるが観察することができる。斗建の指す方角を観察すれば、知ることができるのである。北斗には七つの星がある。第一の星を魁《かい》といい、第五を衡《こう》といい、第七を杓《ひょう》といい、この三つの星を斗綱と呼ぶ。正月の建寅《けんいん》の月を例にとると、日暮れには杓が寅を指し、夜半には衡が寅を指し、夜明けには魁が寅を指し示す。その他の月もこれに倣う」（『類経図翼』斗綱解に見える）。

【付一】　太一遊宮図（圏外に十二辰月建を補充し、参考に供した）

【付二】　『類経図翼』二十四気斗綱図説

「五日を一候とし、三候の十五日ちょうどを一（節）気とする。六（節）気の九十日ちょうどを一時とする。四時の三百六十五日と二十五刻を一歳とする」。

【又解説】

経文にいう太一が各宮を移動する日数に基づいて、三百六十五日と二十五刻〔四分の一日〕を標準としているが、現代の暦法計算からみるとやや誤差がある。太陽暦の一回帰年は、三百六十五日五時間四十八分四十六秒である。その連年の積差を調整する方法としては、太陽暦では閏年、太陰暦では閏月を用いていた。

【訳注】

（一）『易緯乾鑿度《えきいけんさくど》』巻下の鄭玄の注は、「太一　下りて八卦の宮を行《めぐ》り、四毎に乃ち中央に還《かえ》る」。四宮をめぐるごとに中央宮にかえるという。

太一日遊、以冬至之日、居叶蟄之宮、数所在日、従一処、至九日、復反於一、常如是無已、終而復始。

太一の日遊、冬至の日を以て、叶蟄《きょうちつ》の宮に居り、数の在る所の日、一処より、①九日に至り、復た一に反《かえ》り、常に是の如く已《や》むことなく、終りて復た始む。

【注釈】

① 九日に至り、復た一に反る――張介賓の説「これは、上文を結論してその意味を総括している。太一が坎《かん》から始めて乾《けん》に終わるのは、八宮の日である。八が終わり九に行けば、また一にかえり、循環して終わることがない」。

【現代語訳】

太一遊宮の規則は、節気についていえば、冬至の日に始まり、方位についていえば、北方の叶蟄（坎《かん》）宮から始まる。これを第一日目の起点として、その日ごとの移動と所在を推測し、第九日目にいたる。太一はすでに八宮を周遊し終わると、再び坎位に回帰する。つねにこのように循環して休《や》むことがなく、終わればまた始まり、つねに回転し続けるのである。

【解説】

太一の遊宮は、冬至の日、北方の位置を起点とする。その意味はまさに張介賓の説のごとくである。すなわち「天地の気は、子中から始まる。子は正北にあり、その名を朔《さく》方という。……朔とは、尽きるであり、初まりである。陰気が極まり尽きて、陽気が始まることをいう。邵雍《しょうよう》は、陽気は北方より生じて、北方に至って極まり尽きる、という。それゆえ、『尚書』堯《ぎょう》典に、北方を朔易《さくえき》というのである。朔易とは、古いものを除き新しいものに取り替えるという意味である。思うに、子から始まり亥に至って、一周してまた始まり、東西南北、春夏秋冬の位を完成するからである」（『類経付翼』卦気方隅論に見える）。

また、太一が八宮を周遊するときには、それぞれ時と位とがあるが、中宮には主宰する時も位もない。それゆえ、九日目にはまた北方の坎宮に返るのである。たとえば、張介賓の説「土は充気であり、その位は君主になぞらえられる。ゆえに、主宰する時をもたない」（『類経図翼』気数統論に見える）。また、『運気論奥諺解』日刻之図に、「土は中宮に居ながら、四隅に寄寓して盛んになり、特定の一方の主となることはない」という。

太一移日、天必応之以風雨。以其日風雨、則吉、歳美民安少病矣。先之則多雨、後之則多旱。

①太一の移る日、天必ずこれに応ずるに風雨を以てす。其の日を以て風雨あれば、則ち吉、歳美《よ》く民安んじ病少なし。②これに先んずれば則ち雨多く、これに後るれば則ち旱《ひでり》多し。

【注釈】

① 太一の移る日――これは太一がある宮からつぎの宮へ移動する第一日目を指す。すなわち節気が交替する日である。張介賓の説「移る日とは、節気が替わり宮を移る日である」。

② これに先んずれば則ち雨多く、これに後るれば則ち旱多し――張介賓の説「風雨が期日に先立って至るときには、その気が有余であるので、雨が多い。風雨が期日に遅れて至るときには、その気が不足しているので、旱ばつが多い」。

【現代語訳】

太一がある宮からつぎの宮へ移動する第一日目は、また節気が交替する日でもある。もし当日に風雨の調和がとれていれば、それは吉兆である。このような年の景気は、必ず作物が豊作であり、民衆の生活も安らかで、病気にかかることも少ない。かりに、節気が替わる前に風雨があるときは、気候が有余なのであって、雨が多くなるだろう。節気が替わった後に風雨があるときは、気候が不足しているので、日照りが多くなるだろう。

【訳注】

（一）旱　趙府居敬堂本・明刊無名氏本は「汗」に作る。『太素』は「旱」に作る。

太一在冬至之日有変、占在君。太一在春分之日有変、占在相。太一在中宮之日有変、占在吏。太一在秋分之日有変、占在将。太一在夏至之日有変、占在百姓。所謂有変者、太一居五宮之日、病風折樹木、揚沙石。各以其所主占貴賤。

太一　冬至に在るの日に①変あれば、②占は君に在り。太一　春分に在るの日に変あれば、占は相《しょう》に在り。③太一　中宮に在るの日に変あれば、占は吏に在り。太一　秋分に在るの日に変あれば、占は将に在り。太一　夏至に在るの日に変あれば、占は百姓《ひゃくせい》に在り。いわゆる変ありとは、④太一　五宮に居るの日、病風　樹木を折り、沙石を揚ぐ。各おの其の主る所を以て貴賤を占う。

【注釈】

① 変あり――気候に急激な変化があることをいう。

② 占――予測の意味。

③ 太一　中宮に在るの日――中宮は土気に属し、四隅に寄居する。ゆえに四隅が時節を主宰するときが、すなわち「太一　中宮に在るの日」である。張介賓の説「中宮は土に属し、その盛んなときは四維にある」。

④ 太一　五宮に居るの日――張介賓の説「太一五宮に居るの日とは、重要なのは子・午・卯・酉の四正の節気及び中宮の応であることをいう。〔中宮の応とは〕すなわち四季のうちの土が盛んになり支配する日がそれである」。

【現代語訳】

太一が冬至にあるその日に、気候に急激な変化があれば、君について占う。春分にあるその日に、気候に急激な変化があれば、相《しょう》について占う。中宮の土が盛んになり時節を主宰するその日に、気候に急激な変化があれば、吏について占う。秋分にあるその日に、気候に急激な変化があれば、将について占う。夏至にあるその日に、気候に急激な変化があれば、百姓《ひゃくせい》について占う。いわゆる気候に急激な変化があるとは、太一が四正の節（二分・二至）と土が盛んになり支配するときの時節の変わり目の日に、気候が突然変化し、樹木を折り、砂を飛ばし石を動かすような強風が出現することをいう。このような気候は、異なる節気に現れ、その傷害する対象にそれぞれ主とするものがあり、したがって、病気にかかる者を占う場合の身分にも、それぞれ差異があるのである。

【解説】

本節に述べられている気候の変化がもたらす災害、および異なる階層にたいする占いは、かなり唯心論に関係しており、取り上げる価値のないものである。(一)

【訳注】

（一）この解説は原書の歴史的限界によるものである。唯心論だから取り上げる価値がないというのは偏見にすぎない。

因視風所従来而占之。風従其所居之郷来為実風。主生、長養万物。

因りて風のよりて来たる所を視てこれを占う。風の其の居る所の郷《きょう》①より来たるを実風と為す。生を主り、万物

従其衝後来為虚風。傷人者也、主殺主害者。謹候虚風而避之。故聖人日避虚邪之道、如避矢石然、邪弗能害、此之謂也。

を長《そだ》て養う。②其の衝後より来たるを虚風と為す。人を傷《やぶ》る者なり、殺を主り害を主る者なり。謹みて虚風を候《うかが》いてこれを避けよ。故に聖人の日び虚邪を避くるの道は、矢《し》石を避くるが如く然れば、邪 害する能わずとは、此れをこれ謂うなり。

【注釈】

① 居る所の郷より来たるを実風と為す――「居る所の郷」とは、太一がいる方位をさす。これは、各季節ごとに吹くその時節にふさわしい風向をいっている。たとえば、春には東風が多く、夏には南風が多いということ。「実風」とは、万物の成長に有利な正常な気候をいう。張介賓の説「居る所とは、太一が居る地である。たとえば、月建が子を指すとき、風が北から吹いてくるのは、冬の気の正常な姿である。月建が卯を指すとき、風が東から吹いてくるのは、春の気の正常な姿である。月建が午を指すとき、風が南から吹いてくるのは、夏の気の正常な姿である。月建が酉を指すとき、風が西から吹いてくるのは、秋の気の正常な姿である。四隅と十二建の気の場合もみな同じである。気がその正常な状態にあれば、正気が盛んであるので、実風というのである」。

② 其の衝後より来たるを虚風と為す――「衝」とは、時節と風向とが互いに衝突するという意味である。たとえば、十一月（太一は北方の子の位に居る）に、南風（南は午の位）が吹けば、子と午とが衝突する。二月（東方の卯の位に居る）に、西風（西は酉の位）が吹けば、卯と酉とが衝突する。「虚風」とは、万物に有害な異常気候をいう。張介賓の説「衝とは、対衝である。後とは、遠くから来ることをいう。遠ければ気は盛んになる。たとえば、太一が子に居るとき、風が南から吹けば、火は〔水に〕勝てない。太一が卯に居るとき、風が西から吹けば、金は木に勝つ。太一が午に居るとき、風が北から吹けば、水は火に勝つ。太一が酉に居るとき、風が東か

ら吹けば、木は〔金に〕勝てない。気がその正常な状態を失えば、正気が不足するので、虚風というのである」。

【現代語訳】

風向の来路を観察して、気象を予測する拠り所とするべきである。およそ風がその時節の方位から吹いてきて、季節にふさわしい気候であるときに、実風と呼ぶ。実風は成長をつかさどり、万物を養育する風である。もし風がその時節と反対の方位から吹いてきて、季節にそぐわない気候であるときに、虚風と呼ぶ。虚風は人を傷害して病気をもたらし、そこなう働きをもつ、万物を害するものである。このような気候を観測して、必ず予防に注意しなければならない。それゆえ、養生の道について平素から高度な修養を積んだ人は、適時に虚邪賊風を避けることを、矢や石をかわすのとおなじように、十分にわきまえているので、外邪も侵害することができない、といわれるのは、このことをいうのである。

是故太一入徙、立於中宮、乃朝八風、以占吉凶也。

是の故に太一①入り徙《うつ》り、中宮に立ちて、乃ち八風に朝《ちょう》し、以て吉凶を占うなり。

【注釈】

① 太一入り徙り、中宮に立つ――張介賓の説「これはまさしく太一が北極であることを明らかにするものである。思うに、中心が定まらなければ、四方と四隅の気候はみな正常であることができない。それゆえ、太一が中宮に立ち、斗建がその外にあって、そうしてはじめて八風の風向を見定め、吉凶を占うことができるのである」。

【現代語訳】
それゆえに、北極星が中宮に移り、方位を定める標準となったそのときに、回転する北斗星が指し示す方向に基づいて、八風の方位を定めて、気象の吉凶を推測するのである。

風従南方来、名曰大弱風。其傷人也、内舎於心、外在於脈、気主熱。

風の南方より来たる、名づけて大弱風と曰う。其の人を傷《やぶ》るや、内は心に舎《やど》り、外は脈に在り、気は熱を主る。

【現代語訳】
南方から吹いてくる風を、大弱風と名づける。それが人体を傷害するとき、内部では心に侵入し、外部では血脈に停滞し、その気は熱性病を引き起こす。

風従西南方来、名曰謀風。其傷人也、内舎於脾、外在於肌、其気主為弱。

風の西南方より来たる、名づけて謀風と曰う。其の人を傷るや、内は脾に舎《やど》り、外は肌に在り、其の気は弱を為すを主る。

【現代語訳】
西南方から吹いてくる風を、謀風と名づける。それが人体を傷害するとき、内部では脾に侵入し、外部では肌肉に停滞し、その気は衰弱する病を引き起こす。

風従西方来、名曰剛風。其傷人也、内舎於肺、外在於皮膚、其気主為燥。

風の西方より来たる、名づけて剛風と曰う。其の人を傷るや、内は肺に舎り、外は皮膚に在り、其の気は燥を為すを主る。

【現代語訳】

西方から吹いてくる風を、剛風と名づける。それが人体を傷害するとき、内部では肺に侵入し、外部では皮膚の間に留滞し、その気は燥病を引き起こす。

風従西北方来、名曰折風。其傷人也、内舎於小腸、外在於手太陽脈、脈絶則溢、脈閉則結不通、善暴死。

風の西北方より来たる、名づけて折風と曰う。其の人を傷るや、内は小腸に舎り、外は手の太陽脈に在り、脈絶すれば則ち溢れ、脈閉づれば則ち結ぼれて通ぜず、善く暴《にわ》かに死す。

【現代語訳】

西北方から吹いてくる風を、折風と名づける。それが人体を傷害するとき、内部では小腸に侵入し、外部では手の太陽脈に留まる。もしその脈気が竭《けつ》絶すると、陰寒の気が充満して溢れて流れだし、もしその脈気が閉塞すると、結聚して不通となり、しばしば突然に死亡する。

風従北方来、名曰大剛風。其傷人也、内舎於腎、外在於骨与肩背之膂筋、其気主為寒也。

風の北方より来たる、名づけて大剛風と曰う。其の人を傷るや、内は腎に舎り、外は骨と肩背の膂《りょ》筋に在り、其の気は寒を為すを主るなり。

【現代語訳】

北方から吹いてくる風を、大剛風と名づける。それが人体を傷害するとき、内部では腎に侵入し、外部では骨格と肩背部の膂筋に停滞し、その気は寒性病を引き起こす。

風従東北方来、名曰凶風。其傷人也、内舎於大腸、外在於両脇腋骨下及肢節。

風の東北方より来たる、名づけて凶風と曰う。其の人を傷るや、内は大腸に舎り、外は両脇腋骨下及び肢節に在り。

【現代語訳】

東北方から吹いてくる風を、凶風と名づける。それが人体を傷害するとき、内部では大腸に侵入し、外部では両脇と両腋の骨下及び上肢の関節部に停滞する。

風従東方来、名曰嬰児風。其傷人也、内舎於肝、外在於筋紐、其気主為身湿。

風の東方より来たる、名づけて嬰児風と曰う。其の人を傷るや、内は肝に舎り、外は筋①紐《ちゅう》に在り、其の気は身湿を為すを主る。

【注釈】

① 筋紐――筋の連結するところ。多紀元簡の説「筋紐とは、筋が束ねられるところである」。

【現代語訳】

東方から吹いてくる風を、嬰児風と名づける。それが人体を傷害するとき、内部では肝に侵入し、外部では筋の連結するところに停滞し、その気は身体が湿に苦しむ病を引き起こす。

風従東南方来、名曰弱風。其傷人也、内舎於胃、外在肌肉、其気主体重。

風の東南方より来たる、名づけて弱風と曰う。其の人を傷るや、内は胃に舎り、外は肌肉に在り、其の気は体の重きを主る。

【現代語訳】

東南方から吹いてくる風を、弱風と名づける。それが人体を傷害するとき、内部では胃に侵入し、外部では肌肉に停滞し、その気は身体が重苦しい病症を引き起こす。

此八風皆従其虚之郷来、乃能病人。三虚相搏、則為暴病卒死。両実一虚、病則為淋露寒熱。犯其雨湿之地、則為痿。故聖人避風如避矢石焉。其有三虚而偏中於邪風、則為撃仆偏枯矣。

此の八風は皆其の虚の郷より来たり、乃ち能く人を病ましむ。①三虚相搏《う》てば、則ち暴《にわ》かに病み卒《にわ》かに死すと為す。両実一虚、病めば則ち②淋露寒熱と為る。其の雨湿の地を犯せば、則ち痿と為る。故に聖人は風を避くること矢石を避くるが如し。③其《も》し三虚ありて偏《ひとえ》に邪風に中《あ》たれば、則ち④撃仆《ふ》偏枯と為る。

【注釈】

① 三虚――楊上善の説「三虚とは、年虚・月虚・時虚をいう」。詳しくは後の歳露論篇第七十九に見える。

② 淋露――疲困のこと。(二)『研経言』釈露に「淋露とは、すなわち羸《るい》露である。古は、これを疲困の称としていた」。

③ 其――若〔もし〕と同じ。

④ 撃仆――仆撃と同じである（『素問』通評虚実論篇第二十八に見える）。すなわち不意に倒れること。

【現代語訳】

上述した八風は、みなその季節にふさわしい方角とは反対の方向から吹いてきたもので、みな虚邪に属している。それゆえ、人を病気にさせることができるのである。人と自然界とは関連しあっているから、もし人体が虚衰していて、そのうえに天気の三虚（年の衰に乗じ、月の空に逢い、時の和を失うこと）に逢えば、内外が呼応し、正気が邪気に勝てず、急に発病したり、突然死亡したりするだろう。もし三虚のうちのただ一虚のみであれば、疲困や寒熱の往来する病証を発するだろう。また雨湿の地にいれば、邪気が筋肉を傷害して、痿病を発するだろう。それゆえ、深く養生の道をわきまえている人は、ちょうど矢や石の射撃を避けるように、虚邪賊風の侵襲を避けるのである。そうせずして、もし三虚に逢い、しかも折あしく邪風に中《あ》たることがあると、突然気を失って倒れたり、あるいは半身不随の病証を引き起こしたりするだろう。

【訳注】

(一) 楊上善は「若」と解釈している。すなわち、「若し先に三虚して邪に逢わば、遂に撃仆偏枯の病を致すなり」。

【解説】

本節では、八風が引き起こす病にはそれぞれ主たる情況があることを論じており、主に陰陽五行を理論の基礎として、人と自然界の密接な相互関係を説明している。以下に、張介賓の『類経』に見える本節と関連する論述を摘録して、参考に供する。

南方は、離《り》、火宮である。およそ熱の盛んな方角では、風が吹いてもかならず微風である。それゆえ大弱風という。人体においては、火蔵がこれに応ずるので、内部では心にとどまり、外部では脈にとどまり、その病は熱病である。心が病むときは心包絡もそれに含まれている。

西南方は、坤《こん》、土宮である。陰気がまさに生じようとしているが、陽気もまだ盛んであり、陰陽の去就に議論があるようなので、謀風という。人体においては、土蔵がこれに応ずるので、内部では脾にとどまり、外部では肌にとどまる。脾は陰湿を嫌うので、その気は人を衰弱させるのである。

西方は、兌《だ》、金宮である。金気は剛勁《ごうけい》なので、剛風という。人体においては、金蔵がこれに応ずるので、内部では肺にとどまり、外部では皮膚にとどまり、その病は燥病である。

西北方は、乾《けん》、金宮である。金には折傷の作用があるので、折風という。一般に風気が人を傷害するとき、南の応候は上に現れ、北の応候は下に現れる。したがって、この手の太陽小腸経が病邪におかされるのは、小腸が丙に属し、下焦の火府であり、しかも乾亥《けんがい》の虚風の衝《しょう》が巳《み》にあるからである。しかし、西方の金の気は、粛殺の気であり、北方の水の気は、惨冽《さんれつ》の気である。西と北の気が合したものは、最も生陽を伐《う》つものである。それゆえ、人をしばしば急死させるのである。

北方は、坎《かん》、水宮である。気が寒であれば風は猛烈である。それゆえ、大剛風という。人体においては、水蔵がこれに応ずるので、内部では腎にとどまり、外部では骨と肩背の膂筋及び足の太陽経にとどまる。腎といえば膀胱もまたそのうちに含まれている。病気はみな寒の症状を主とする。

東北方は、艮《ごん》、土宮である。陰気がいまだ退かず、陽気もまだ盛んではないので、凶風という。人体においては、大腸を傷害する。大腸が庚《こう》に属し、下焦の金府であり、しかも艮寅《いん》の虚風の衝が申にあるからである。両脇腋の骨下は大腸に近く、肢節は手の陽明脈の気が及ぶところである。

東方は、震《しん》、木宮である。風は東に生ずるので、嬰児風という。人体においては、木蔵がこれに応ずるので、病邪は肝にとどまり、外部では筋紐にとどまる。肝が病むときは胆もそのうちに含まれる。風は本来湿に勝つけれども、その気が反対に身湿を引き起こすのは、東南が水郷であり、湿気のあるところだからである。それゆえ、東風は雨を降らせることが多く、湿の徴候が見られるのである。

東南方は、巽《そん》、木宮である。気が温暖であれば風も柔和である。それゆえ弱風という。東南は湿が勝るが、木の性質をおびて土を侮《あなど》る。それゆえ人を傷害するときは、内部では胃にとどまり、外部では肌肉にとどまり、その病気は体を重だるくさせるのである。

【本篇の要点】

一、太一（北斗）が一年のうちに、中央と八方の九宮の方位を順に移動すること、各方位にはそれぞれ三つの節気が配当され、合わせて約四十六日であること、八方を合計すると二十四節気、三百六十五日余りであることを論述する。

二、節気の替わり目の日、もし当日と前後の数日に気象の変化があれば、風雨が調和するか否か、水旱《かん》などの災害が発生するか否か、及びなんらかの疾病が流行するかもしれないことを予測できる、ということを述べる。

三、八風には、その季節にふさわしく万物を長《そだ》て養う実風と、その季節と相反し万物を粛殺する虚風とがあることを説明する。

四、虚している人が虚年に逢い、虚風に中《あ》たるとき、三虚が結合して害をなすことの重大性を指摘し、虚風の侵襲を避けるべきことを強調し、「聖人は矢石《し》を避けるように風を避ける」という考え方を提出している。

（白杉悦雄　訳）

九鍼論篇　第七十八

【解題】

本篇は、主に九鍼の起源・名称・形状及び九鍼の適応症と禁忌などを明らかにしている。それゆえ、「九鍼論」を篇名としたのである。

黄帝曰、余聞九鍼於夫子、衆多博大矣。余猶不能寤。敢問九鍼焉生、何因而有名。岐伯曰、九鍼者、天地之大数也、始於一而終於九。故曰、一以法天、二以法地、三以法人、四以法時、五以法音、六以法律、七以法星、八以法風、九以法野。

黄帝曰く、余　九鍼を夫子に聞けり、衆多博大なり。余　猶お寤《さと》[1]る能わず。敢えて問う、九鍼焉《いづ》くんぞ生じ、何に因りて名ある。岐伯曰く、九鍼なる者は、[2]天地の大数なり、一に始まりて九に終わる。故に曰く、一は以て天に法《のっと》り、二は以て地に法り、三は以て人に法り、四は以て時に法り、五は以て音に法り、六は以て律に法り、七は以て星に法り、八は以て風に法り、[3]九は以て野に法る、と。

【注釈】

① 瘖——悟と同じ。

② 天地の大数なり、一に始まりて九に終わる——「大数」は、自然法則を指す。「大」は、普遍性があるという意味。「一」は数字の起始、「九」は数字の終止であり、一に九を加えると十になり、また数の新たな起点となる。したがって、「一に始まり九に終わる」という数理は、一切の事物が少から多にいたるという自然の発展法則である、ということを説いているのである。

③ 九は以て野に法る——「野」は、分野のこと。古代、中国全土を九つの州に分けて、九野と呼んだ。

【現代語訳】

黄帝がいう。「私は九鍼のことをあなたに聞いたが、まことに学識は博く、内容も豊富多彩であった。しかし、私にはまだいささか悟りきれないところがある。九鍼はどのようにして生まれ、何を根拠にして名を定められたのか、うかがいたい」。

岐伯がいう。「九鍼は天地の大数を法則として生まれました。天地の数理は、一から始まり、九にいたって終わります。それゆえ、第一鍼は天を模範とし、第二鍼は地を模範とし、第三鍼は人を模範とし、第四鍼は四時を模範とし、第五鍼は五音を模範とし、第六鍼は六律を模範とし、第七鍼は七星を模範とし、第八鍼は八風を模範とし、第九鍼は九野を模範とする、と言うのです」。

【解説】

本節の冒頭に「余九鍼を夫子に聞けり」と言っているのは、前出の九鍼十二原篇第一などのことを指している。

したがって、本篇で以下に述べられる、九鍼に関連する内容については、前出の九鍼十二原篇第一・官鍼篇第七及び『素問』鍼解篇第五十四などを相互に参照することが望ましい。

黄帝曰、以鍼応九之数奈何。岐伯曰、夫聖人之起天地之数也、一而九之、故以立九野。九而九之、九九八十一、以起黄鍾数焉。以鍼応数也。

黄帝曰く、鍼を以て九の数に応ずるはいかん。岐伯曰く、夫れ聖人の天地の数を起《た》つるや、一にしてこれを九にす、故に以て九野を立つ。九にしてこれを九にし、九九八十一、以て①黄鍾《こうしょう》の数を起つ。鍼を以て数に応ずるなり。

【注釈】

① 黄鍾――六律の一つで、古代の音律を調整するための楽器の一種である。竹製で長さは九寸。一寸はちょうど九粒の縦黍《じゅうしょ》の長さで、九寸では合計八十一縦黍になる。九鍼をこの数に対応させたのは、その変化が多様であり、多くの種類の疾病に適用できることを言おうとしたのである。縦黍は、黍粒《きびつぶ》の長度のこと。古代は、黒黍で分寸を定め、度量衡《こう》の標準とし、さらにそれで音律をも制定した。一粒の縦黍の長さを一分とし、九粒を一寸とする。

【現代語訳】

黄帝がいう。「どうして鍼と九数とが対応するのか」。

岐伯がいう。「聖人が天地の数理を創立いたしましたが、それは一から九にいたるものでした。これによって大地を九つの分野に分かちました。九九を掛け算しますと、八十一となります。これによって黄鍾《こうしょう》の数を作りましたが、九鍼はちょうどこの数と対応しているのです。

一者天也。天者陽也。五蔵之応天者肺。肺者五蔵六府之蓋也。皮者肺之合也、人之陽也。故為之治鍼、必以大其頭而鋭其末、令無得深入、而陽気出。

一なる者は天なり。天なる者は陽なり。五蔵の天に応ずる者は肺なり。①肺なる者は五蔵六府の蓋《がい》なり。皮なる者は肺の合なり、人の陽なり。故にこれが治鍼を為すに、必ず以て其の頭を大にして其の末を鋭くし、深く入るを得ることなからしめば、而《すなわ》ち陽気出づ。

【注釈】

① 肺なる者は五蔵六府の蓋なり――「蓋」は、また華蓋ともいい、封建時代の帝王専用の車蓋あるいは傘のこと。肺は、五蔵六府の中で最も高い位置にあり、傘が覆うように他の蔵府を覆っている。それゆえ孫思邈《そんしばく》も「肺は五蔵六府の華蓋である」と言ったのである。

【現代語訳】

一の数は、天になぞらえ象《かたど》っています。天は陽に属します。人体五蔵においては、肺が呼吸を主り、外は天気と相応じています。肺は最も高い位置にあり、五蔵六府の華蓋《かがい》です。肺の外合は皮毛であり、皮毛は体表にあり、陽分に属します。したがって、鑱《ざん》鍼を制作するとき、鍼の形状は、必ず鍼頭を大きくし、鍼尖を鋭利にして、浅刺に適して深刺を抑えるようにします。邪気が皮膚にある病証の治療に用いて、陽気を排出して、表熱を解消します。

二者地也。人之所以応土者肉也。故為之治鍼、必筩其身而員其末、令無得傷肉分。傷則気得竭。

二なる者は地なり。人の土に応ずるゆえんの者は肉なり。故にこれが治鍼を為すに、必ず①其の身を筩《とう》にして其の末を員《まる》くし、肉分を傷つくるを得ることなからしむ。傷つくれば則ち気竭《つ》くるを得ん。

【注釈】

① 其の身を筩にして其の末を員くす――「筩《とう》」は、筒《とう》の異体字。『一切経音義』引く『三蒼』の郭璞《かくはく》の注「筩は、竹管である」。「其の身を筩にす」とは、鍼の身幹を竹管のように円く真っ直ぐにすることを言う。「其の末を員《まる》くす」とは、鍼の尖端を卵円状にすることを言う。張介賓の説「卵形の員鍼で分肉の間〔筋肉の境目〕を利導〔通利〕するのは、肌肉を過度に傷つけて脾気を尽きさせてしまうことを恐れるためであろう。したがって、この鍼の効用は鋭利さにあるのではなく、分間の邪気を治療することを主とする」。

【現代語訳】

二の数は、地になぞらえ象《かたど》っています。人体においては脾に応じ、脾は土に属し、肌肉を主ります。したがって、員《えん》鍼を制作するとき、鍼の形状は、鍼身の形状を竹管のように円く真っ直ぐにし、鍼の尖端を卵円形にし、邪気が肌肉にある病証の治療に適用します。刺したとき肌肉を損傷してはいけません。もし過度に肌肉を損傷しますと、脾気を衰弱させ尽きさせてしまうでしょう。

三者人也。人之所以成生者血脈也。故為之治鍼、必大其身而員其末。令可以按脈勿陥、以致其気、令邪気独出。

三なる者は人なり。人の成生するゆえんの者は血脈なり。故にこれが治鍼を為すに、必ず其の身を大にして其の末を員《まる》くす。令《も》し以て脈を按じ陥ることなく、以て其の気を致すべくんば、邪気をして独り出でしめん。

【現代語訳】

三の数は、人になぞらえ象《かたど》っています。人の生命の形成は、血脈の供給する栄養に頼っています。したがって、血脈の病証を治療する目的に適応するために、鍉《てい》鍼を採用します。その鍼身を大きくし、鍼尖を円くします。そうすれば、穴位を按摩して、血脈を疎通させることができます。正気を導いて充実させることができれば、邪気は独りでに外に出ていきます。深く刺入しすぎて、却って邪気を内に引き入れる事態にはなりません。

四者時也。時者、四時八風之客於経絡之中、為痼(一)病者也。故為之治鍼、必箭其身而鋒其末。令可以写熱出血、而痼病竭。

四なる者は時なり。時なる者は、四時八風の経絡の中に客して、痼病を為す者なり。故にこれが治鍼を為すに、必ず其の身を箭《とう》にして其の末を鋒にす。令《も》し以て熱を写し血を出だすべくんば、而《すなわ》ち痼病竭《つ》きん。

【現代語訳】

四の数は、四時になぞらえ象《かたど》っています。四時八方の風邪が、人体の経絡中に侵入しますと、血脈を滞らせて、しだいに頑固で長びく病証を形成します。したがって、これを治療するときは、必ず鋒《ほう》鍼（三稜鍼）を用います。その形状は、鍼身が円く真っ直ぐで、鍼尖は鋒《ほこ》のように鋭《するど》くします。これを用いて刺絡して放血し、瘀《お》血と熱を瀉せば、痼疾の病根を除くことができます。

【訳注】

（一）痼　趙府居敬堂本・明刊無名氏本・『類経』は瘤に作る。『甲乙経』『太素』は痼に作る。原書も痼としており、これに従った。

五者音也。音者、冬夏之分、分於子午、陰与陽別、寒与熱争、両気相搏、合為癰膿者也。故為之治鍼、必令其末如剣鋒、可以取大膿。

五なる者は音なり。①音なる者は、冬夏の分、子午に分かれ、陰と陽と別れ、寒と熱と争い、両気相搏《う》ち、合して癰《よう》膿を為す者なり。故にこれが治鍼を為すに、必ず其の末をして剣鋒の如からしめ、以て大膿を取るべし。

【注釈】

① 音なる者は、冬夏の分、子午に分かる——音は、五音のこと。冬至には陰が極まって陽が生じ、月建〔陰暦で毎月初昏に斗柄の指すところの十二辰〕は子にある。夏至は陽が極まって陰が生じ、月建は午にある。それゆえ、「冬夏の分、子午に分る」と言う。五音は五の数になぞらえられ、一から九までの数の中間に位置する。九宮数の位置に基づいて言えば、一は坎《かん》宮であり、北方に位置し、その時令は冬至であり、地支は子にある。九は離宮であり、南方に位置し、その時令は夏至であり、地支は午にある。五の数は中宮に位置し、ちょうど坎・離

二宮の間に当たり、陰陽はここで分かれるのである。前出の九宮八風篇第七十七を参照せよ。

【現代語訳】

五の数は、五音になぞらえ象《かたど》っています。音は五であり、一と九両数の中間に位置しています。一の数は、冬至に一陽が初めて生ずる時を表し、月建は子にあります。九の数は、夏至に一陰が初めて生ずる時を表し、月建は午にあります。そして、五の数は、ちょうど一と九の中央に当たり、暑さが去り寒さが来るように、陰陽の消長はここで分かれます。人体において、寒熱が調わず、両気が闘い結合しますと、癰《よう》腫を形成し化膿しますので、鈹《ひ》鍼を適用いたします。その形状は、鍼尖を剣のきっさきのように鋭くし、癰疽《ようそ》を刺し破って、膿血を排出できるようにいたします。

六者律也。律者、調陰陽四時而合十二経脈。虚邪客於経絡而為暴痺者也。故為之治鍼、必令尖如氂、且員且鋭、中身微大、以取暴気。

六なる者は律なり。律なる者は、陰陽四時を調えて十二経脈を合わす。虚邪は経絡に客して暴痺を為す者なり。故にこれが治鍼を為すに、必ず尖をして①氂《ぼう》の如く、且《か》つ員《まる》く且つ鋭く、中身をして微《や》や大ならしめ、以て暴気を取る。

【注釈】

① 氂——馬の尾を「氂」と言う。ここでは鍼が細くて性質が強靭であり、やや深く刺入できることを形容している。張介賓の説「毛の強いものを氂と言う。氂を模範にするとは、その細く強靭な性質で、やや深く刺入できるか

らである」。

【現代語訳】

六の数は、六律になぞらえ象《かたど》っています。六律は音声を調節し、陰陽を分け、四時十二辰に対応し、人体の十二経脈を統合しています。もし虚邪賊風が人体の経絡に侵入して、陰陽の調和を失わせ、気血が閉塞しますと、痺証を暴発いたします。したがって圓利鍼《えんり》を採用し、その鍼尖は馬尾のように、円くかつ鋭利にし、鍼身はやや大きくして、急性病の鍼治療に適用いたします。

七者星也。星者、人之七竅。邪之所客於経、而為痛痺、舎於経絡者也。故為之治鍼、令尖如蚊虻喙。静以徐往、微以久留、正気因之、真邪倶往。出鍼而養者也。

七なる者は星なり。①星なる者は、人の七竅《きょう》なり。邪の経に客する所にして、而して痛痺を為し、経絡に舎《やど》る者なり。故にこれが治鍼を為すに、尖をして蚊虻《ぶんぼう》の喙《くちばし》の如からしむ。静かに以て徐《おもむろ》に往き、微《かす》かに以て久しく留むれば、正気これに因り、真邪倶に往かん。鍼を出だして養う者なり。

【注釈】

① 星なる者は、人の七竅なり——北斗に七星があることとは、古代から多くの経典に例がある。天に七星があることは、人に七竅があることに擬せられ、その意味が引き伸ばされて、天空に星辰が密に分布していることから、人の全身の孔竅《あな》の数も多いという意味に拡大された。張介賓の説「七は星を模範とし、人の七竅と合致してい

る。大きな七竅だけを挙げて言うのは、全身の空竅の全てを主宰しているからである」。

【現代語訳】

七の数は、七星になぞらえ象《かたど》っています。七星は、人体においては七竅《きょう》に対応しております。もし邪が孔竅《あな》から経絡に侵入し、久しく留まって去りませんと、痛痺を発生させます。それゆえ、毫《ごう》鍼を適用し、その鍼尖は蚊《か》や虻《あぶ》のくちばしのように微細にいたします。治療時には、静かにその気を候《うかが》いゆっくりと鍼を進め、軽微に刺入しなければなりません。置鍼時間を長くし、それによって正気を導き充実させます。邪気が消散しさえすれば、真気もまたすぐに回復いたします。抜鍼後もさらに療養を継続しなければなりません。

八者風也。風者、人之股肱八節也。八正之虚風、八風傷人、内舎於骨解腰脊節腠理之間、為深痺也。故為之治鍼、必長其身、鋒其末、可以取深邪遠痺。

八なる者は風なり。風なる者は、人の股肱《ここう》八節①なり。八②正の虚風、八風 人を傷《やぶ》り、内《い》りて骨解・腰脊の節・腠理の間に舎《やど》り、深痺を為すなり。故にこれが治鍼を為すに、必ず其の身を長くし、其の末を鋒《ほう》にし、以て深邪遠痺を取るべし。

【注釈】

① 八節——馬蒔の説「人の手足には、腿と肘があり、合計八つの大関節があるので、八節と言う」。ここで言う八節には、全身の関節を概括する意味も含まれている。

② 八正の虚風——「八正」とは、立春・立夏・立秋・立冬・春分・秋分・夏至・冬至を言う。「虚風」とは、季節

はずれの気候のことである。

【現代語訳】

八の数は、八風になぞらえ象《かたど》っています。八風は、人体では八つの大関節に対応しています。もし四季の気候が異常になりますと、八方の虚邪賊風が人体を侵襲し、深部に侵入して骨の隙間・腰部脊椎関節と腠理の間に留滞して、邪が深部にあるための痺証になります。したがって、長鍼を適用し、鍼身を長くし、鍼尖をきっさきのように鋭くして、邪気が深部にある慢性の痺証を治療できるようにいたします。

九者野也。野者、人之節解、皮膚之間也。淫邪流溢於身、如風水之状、而溜不能過於機関大節者也。故為之治鍼、令尖如挺、其鋒微員、以取大気之不能過於関節者也。

九なる者は野なり。野なる者は、人の節解、皮膚の間なり。①淫邪の身に流溢すること、風水の状の如くして、而して②溜《りゅう》の機関大節を過《よ》ぎる能わざる者なり。故にこれが治鍼を為すに、尖をして③挺《てい》の如く、其の鋒をして微《や》や員《まる》からしめ、以て大気の関節を過ぎる能わざるを取る者なり。

【注釈】

① 淫邪――盛んになりすぎて蔓延して害をなす邪気を、「淫邪」と言う。

② 溜の機関大節を過ぎる能わず――「溜」は、流注。「機関大節を過ぎる能わず」とは、水気の流注が大関節を通過できないために、水腫を形成することを言う。官鍼篇第七に「関節の水腫の病は、大鍼を用いる」とある。

③　挺——杖と解釈する。九鍼十二原篇第一の大鍼の条に見える。

【現代語訳】

九の数は、九野になぞらえ象《かたど》っています。九野は、人体においては全身の関節空隙と皮膚の間に対応しています。邪気が盛んになりすぎて全身に蔓延しますと、浮腫が現れ、風水のような状態になります。これは、水気の流注が関節を通過できないために、皮下に水がたまって腫れるのです。したがって、大鍼を採用し、その形状は鍼尖を杖のようにし、きっさきを少し円くし、鍼身を大きくします。瀉法に適用して、関節を通利させ、大気をめぐらします。気がめぐれば、たまっていた水も自然に排除されます」。

黄帝曰、鍼之長短有数乎。岐伯曰、一曰鑱鍼者、取法於巾鍼、去末寸半、卒鋭之、長一寸六分、主熱在頭身也。二曰員鍼、取法於絮鍼、筩其身而卵(一)其鋒、長一寸六分、主治分間気。三曰鍉鍼、取法於黍粟之鋭、長三寸半、主按脈取気、令邪出。四曰鋒鍼、取法於絮鍼、筩其身、鋒其末、長一寸六分、主

黄帝曰く、鍼の長短に数あるか。岐伯曰く、一に鑱《ざん》鍼と曰う者は、法を巾《きん》鍼に取り、末を去ること寸半、①卒《にわ》かにこれを鋭くし、長さ一寸六分、熱の頭身に在るを主《つかさど》るなり。二に員《えん》鍼と曰うは、法を②絮《じょ》鍼に取り、其の身を筩《とう》にして其の鋒を卵にし、長さ一寸六分、分間の気を治するを主る。三に鍉《てい》鍼と曰うは、法を黍粟《しょぞく》の鋭さに取り、長さ三寸半、脈を按じて気を取り、邪をして出でしむるを主る。四に鋒《ほう》鍼と曰うは、法を絮鍼に取り、其の身を筩にし、其の末を鋒にし、長さ一寸六分、癰《よう》

癰熱出血。五曰鈹鍼、取法於剣鋒、広二分半、長四寸、主大癰膿、両熱争者也。六曰員利鍼、取法於氂鍼、微大其末、反小其身、令可深内也。長一寸六分、主取癰痺者也。七曰毫鍼、取法於毫毛、長一寸六分、主寒熱痛痺在絡(二)者也。八曰長鍼、取法於綦鍼、長七寸、主取深邪遠痺者也。九曰大鍼、取法於鋒鍼、其鋒微員、長四寸、主取大気不出関節者也。鍼形畢矣。此九鍼大小長短法也。

熱を主り血を出だす。五に鈹《ひ》鍼と曰うは、法を剣鋒に取り、広さ二分半、長さ四寸、大癰膿の両熱争うを主る者なり。六に員利《えんり》鍼と曰うは、法を氂《ぼう》鍼に取り、微《や》や其の末を大にし、反つて其の身を小さくし、深く内《い》るべからしむるなり。長さ一寸六分、癰痺を取るを主る者なり。七に毫《ごう》鍼と曰うは、法を毫毛に取り、長さ一寸六分、寒熱痛痺の絡に在るを主る者なり。八に長鍼と曰うは、法を③綦《き》鍼に取り、長さ七寸、深邪の遠痺を取るを主る者なり。九に大鍼と曰うは、法を鋒鍼に取り、其の鋒は微や員《まる》く、長さ四寸、大気の関節を出でざるを取るを主る者なり。鍼形畢《お》われり。此れ九鍼の大小長短の法なり。

【注釈】

① 卒かにこれを鋭くす——鑱鍼は、末端から半寸ばかりのところから、急に鋭い尖端を突出させていて、形状が矢の先のようであることを言う。多紀元簡の説「卒は、暴である。この鍼のこしらえは、長さが一寸六分、その尖端から五分のところから急に鋭くなっている。浅く刺して体表の陽気を瀉するためである」。

② 絮鍼——孫鼎宜の説「絮《じょ》鍼は、古《いにしえ》の絮《わた》を縫う鍼である」。

③ 綦鍼——綦は、裁縫用の長鍼である。『説文解字』金部「鉥《しゅつ》は、綦《き》鍼である」。『管子』軽重乙篇「一女に必ず一

刀・一錐・一鍼・一鈚あり」。房玄齢の注「鈚は、長鍼である」。

【現代語訳】

黄帝がいう。「鍼の長短には一定の決まりがあるか」。

岐伯がいう。「第一を鑱《ざん》鍼と言います。巾《ぬのばり》鍼の様式に倣《なら》って制作します。その鍼頭は大きく、末端から約半寸ばかりのところから、やじりのように鋭く突出させます。鍼の長さは一寸六分、浅刺に適用して、表皮の陽気を瀉します。熱が頭身にある病証を主に治療します。第二を員《えん》鍼と言います。絮《じょ》鍼の様式に倣って制作し、その鍼身は竹管のように円く真っ直ぐで、鍼尖は卵円形にします。鍼の長さは一寸六分、邪気が分肉の間にある疾病を主に治療します。第三を鍉《てい》鍼と言います。黍《きび》や粟《あわ》の形状に倣って、円くてやや尖った形にし、長さは三寸半とします。この鍼で経脈を按摩して、気をめぐらし血を活性化させ、邪気を体外へ排出します。第四を鋒鍼と言います。絮鍼の様式に倣って制作します。鍼身は円筒形に、鍼尖は鋭利にします。長さは一寸六分、癰瘍《ようよう》の熱毒の証を主に治療し、絡脈を刺して放血いたします。第五を鈹《ひ》鍼と言います。その鍼尖が剣のように鋭利であることからそう呼ばれます。幅は二分半、長さは四寸とします。寒気と熱気が争って結合し、癰腫を形成し、さらに化膿する病証に主に用い、切刺して膿を出し、熱毒を解消します。第六を員利《えんり》鍼と言います。その形状は馬尾のように細長く、鍼尖をやや大きく、鍼身を反対に小さくし、深く刺入できるようにします。長さは一寸六分、癰腫と急性の痺証を主に治療します。第七を毫《ごう》鍼と言います。その形状は毫毛のように極めて細く、長さは一寸六分、絡に邪があるときの寒熱痛痺を主に治療します。第八を長鍼と言います。綦《き》鍼（裁縫用の長鍼）の様式に倣って制作します。長さは七寸、邪が深部にある慢性の痺証を主に治療します。第九を大鍼と言います。その形状は鋒鍼に倣って制作します。鍼は長くほぼ円形で杖のように粗大です。長さは四寸、大気が関節を通過できず、水が溜まって腫れる病証を主に治療します。九鍼の形式は、以上に述べたところに尽くされています。これが九鍼の大小長短と製法です」。

【解説】

張介賓の説「以上の九鍼の適用を見ると、取るものは、すべて有余の実邪であるので、鍼は虚証の治療に適していない、ということが知られる」。傾聴すべき一説である。

【訳注】

（一）卯　趙府居敬堂本は「卯」に作る。明刊無名氏本は「卯」に作る。

（二）絡　趙府居敬堂本は「終」に作る。明刊無名氏本は「絡」に作る。

黄帝曰、願聞身形応九野奈何。岐伯曰、請言身形之応九野也。左足応立春、其日戊寅己丑（一）。左脇応春分、其日乙卯。左手応立夏、其日戊辰己巳。膺喉首頭応夏至、其日丙午。右手応立秋、其日戊申己未。右脇応秋分、其日辛酉。右足

黄帝曰く、願わくは聞かん、身形《しんけい》の九野①に応ずるはいかん。岐伯曰く、身形の九野に応ずるを言わんことを請う。左足は立春に応じ、其の日は戊寅《ぼいん》・己丑《きちゅう》なり。左脇は春分に応じ、其の日は乙卯《おつぼう》なり。左手は立夏に応じ、其の日は戊辰《ぼしん》・己巳《きし》なり。膺《よう》②・喉・首頭は夏至に応じ、其の日は丙午《へいご》なり。右手は立秋に応じ、其の日は戊申《ぼしん》・己未《きみ》なり。右脇は秋分に応じ、其の日は辛酉《しんゆう》

応立冬、其日戊戌己亥。腰尻下竅応冬至、其日壬子。六府膈下三蔵応中州、其大禁。大禁太一所在之日及諸戊己。凡此九者、善候八正所在之処。所主左右上下身体有癰腫者、欲治之、無以其所直之日潰治之。是謂天忌日也。

なり。右足は立冬に応じ、其の日は戊戌《ぼじゅつ》・己亥《きがい》なり。腰・尻・下竅《きょう》は冬至に応じ、其の日は壬子《じんし》なり。③六府・膈下の三蔵は中州に応じ、其れ④大禁なり。大禁は⑤太一の在る所の日及び諸もろの戊己《ぼき》なり。凡そ此の九者は、善く⑥八正の在る所の処を候《うかが》う。主る所の左右上下の身体に癰腫ある者は、これを治さんと欲すれば、其の直《あ》たる所の日を以てこれを潰治するなかれ。是れ⑦天の忌日を謂うなり。

【注釈】

① 九野――九宮の位置を指す。その意味は、九宮八風篇第七十七に見える。
② 膺――前胸部両側の肌肉が隆起している部位。
③ 六府・膈下の三蔵は中州に応ず――張介賓の説「この膈下は中宮に応じている。膈下は腹中である。三蔵は肝・脾・腎である。六府とこの三蔵は、みな膈膜下の腹中にあるので、九州に応ずという」。
④ 大禁――「大」は、普遍的な、重要な、という意味。「禁」は、刺鍼してはいけない日どりをいう。
⑤ 太一の在る所の日及び諸もろの戊己――四季の替わり目にあたる八節の日は、太一が居所を移す日でもある（詳しくは九宮八風篇第七十七を見よ）。十干の中の戊と己は、五行の土に属し、土は中央なので、戊の日と己の日は、中宮を代表する土が盛んになる時であり、太一が中宮に居る時である。張介賓の説「戊己は土に属し、土は四季の最後の土用に寄居して王ずるけれども、戊己は中宮の辰であるから、土気は太一が中宮に居るときにも王ずるのである。……本節で、中宮太一所在の日と言っているが、その意味は、八宮を太一が巡るとき、四

季の土用の期間が、中宮太一の日に当たるということである」。

⑥ 八正の在る所の処――「八正」とは、ここでは八方の正位を指し、それで四立・二分・二至の八つの節気を代表させている。「八正の在る所の処」は、八風が吹いてくる方位である。張介賓の説「八正は、八方の盛んな気が在る所で、太一の居る所である。九宮が定まれば、八正の気も候うことができる」。

⑦ 天の忌日――時令と節気に基づいて定められた刺鍼してはいけない日を「天の忌日」という。注④及び⑤を参照せよ。

【現代語訳】

黄帝がいう。「人の身体は九野とどのように対応しているか」。

岐伯がいう。「身体と九野の対応関係を述べさせて下さい。春と夏は陽に属し、陽気は左から昇り、下から上へ行きますので、人の左足が艮宮《ごん》（東北方）に対応し、節気では立春に対応し、日辰では戊寅《ぼいん》と己丑《きちゅう》に当たっています。左脇は震宮（東方）に対応し、節気では春分に対応し、日辰では乙卯《おつぼう》に当たっています。左手は巽宮《そん》（東南方）に対応し、節気では立夏に対応し、日辰では戊辰《ぼしん》と己巳《きし》に当たっています。前胸と咽喉と頭面は離宮（南方）に対応し、節気では夏至に対応し、日辰では丙午《へいご》に当たっています。秋と冬は陰に属し、陰気は右から降り、上から下へ行きますので、右手は坤宮《こん》（西南方）に対応し、節気では立秋に対応し、日辰では戊申《ぼしん》と己未《きみ》に当たっています。右脇は兌宮《だ》（西方）に対応し、節気では秋分に対応し、日辰では辛酉《しんゆう》に当たっています。右足は乾宮《けん》（西北方）に対応し、節気では立冬に対応し、日辰では戊戌《ぼじゅつ》と己亥《きがい》に当たっています。腰と尻と下竅は坎宮《かん》（北方）に対応し、節気では冬至に対応し、日辰では壬子《じんし》に当たっています。六府と肝脾腎の三蔵は、みな膈膜下の腹中にあり、中宮に対応し、大禁に属しています。いわゆる大禁とは、八節（四立と二分と二至）の太一が所在する日と、戊の日と己の日のことです。人体の九つの部位と九つの方位との相応関係を理解すれば、八方に対応する節気の所在、及び身体の左右上下各部位との相応を知ることができ、したがって、刺法上の禁忌の日も明らかになります。身体のある部位にできた癰《よう》腫に対して、もし太一所在の日または戊己《ぼき》の日に当たっていれば、切開して治療することはできません。その日は土気が盛んな日か或いは節気の当日であり、人体の正気を助けて充実させる時でありますから、大禁を犯して癰腫を破潰すると、かえって正気を損傷してしまうのです。それゆえ、刺鍼に宜しくない日を天の忌日と言うのです」。

【解説】

上述の「身形応九野」は、前篇の九宮八風篇と相互に参照して考えるべきである。これは、古代人が身体と節気との相応関係に基づいて、鍼治療の禁忌の日を提起したものであり、意図するところは、邪気を攻めるときには切に正気の損傷を避けるべきことを示すことにある。臨床において、果たしてその通りであるか、さらに検証するに値しよう。

【訳注】

（一）手　趙府居敬堂本・明刊無名氏本はともに「毛」に作る。『類経』は「手」に作る。『太素』巻二十八九宮八風図では、「左手」は立夏に応ずる。

形楽志苦、病生於脈、治之以灸刺。形苦志楽、病生於筋、治之以熨引。形楽志楽、病生於肉、治之

形《けい》楽しみ志《し》苦しむは、病　脈に生じ、これを治するに灸・刺を以てす。形苦しみ志楽しむは、病　筋に生じ、これを治するに熨《い》①・引を以てす。形楽しみ志楽しむは、

以鍼石。形苦志苦、病生於咽喝、治之以甘薬。形数驚恐、筋脈不通、病生於不仁、治之以按摩醪薬。是謂形。

病　肉に生じ、これを治するに鍼・石②を以てす。形苦しみ志苦しむは、病　咽喝③《あい》に生じ、これを治するに甘薬を以てす。形数《しば》しば驚恐するは、筋脈通ぜず、病　不仁を生じ、これを治するに按摩・醪《ろう》④薬を以てす。⑤是れ形と謂う。

【注釈】

① 熨引――薬で温め、導引すること。

② 石――石鍼、すなわち砭《へん》のこと。

③ 咽喝――声がかすれて咽がつまることを咽喝《あい》という。また喘ぎ声の粗大なことを喘喝《かつ》という。以上の二義は、みな肺の症状である。肺は気を主り、上は咽喉に通じており、からだが苦しみ過労すれば気を傷り、こころが苦しみ憂い多ければ気がむすぼれるので、咽喝が生じるのである。楊上善の説「からだとこころがともに苦しみ、気を疲労させれば、客邪が気を傷り、咽喝になる。これは肺の病証である。喝は肺の喘声である」。『素問』血気形志篇第二十四は「咽嗌《えき》」に作る。咽嗌は、咽喉のこと。これに従うべきである。

④ 醪薬――薬酒のこと。

⑤ 是れ形と謂う――『素問』血気形志篇第二十四は「是謂五形志也」に作る。従うべきである。

【現代語訳】

からだは安逸であるが、こころに苦悶のある人は、脈に病を生じることが多い。治法は鍼灸がよろしい。からだは過労であるが、こころの愉快な人は、筋に病を生じることが多い。治法は温罨《あん》法と導引がよろしい。からだもこころも快適で、安逸を好み労苦を嫌う人は、肌肉に病を生じることが多い。鍼と砭《へん》石で治療するのがよろしい。からだは労苦し、こころにも苦悶のある人は、咽噎《えつ》に病を生じることが多い。甘薬で治療するのがよろしい。もし、しばしば驚きと恐れを感受し、こころもからだも安らかでない人は、筋脈の気血が通じなくなり、肢体の感覚麻痺になりやすい。按摩と薬酒で治療するのがよろしい。これが五形志の生ずる病である。治法はそれぞれ異なる。

【解説】

五形志の生ずる病にそれぞれ所在があるのは、五蔵の所属と関係がある。例えば、心は神を蔵し、血脈を主るから、志に苦悶があれば神を疲労させ血を消耗して、脈に病が生じる。肝は筋を主り、「罷《ひ》極の本」（『素問』六節蔵象論篇第九）であるから、形が苦しめば疲労多く、筋に病が生じる。脾は肌肉を主るから、形と神が過度に安逸であれば気血がめぐらず、肉に病を生じる。肺は気を主り、上は咽喉に通じているから、形が過度に過労すれば気を傷り、志に憂いが多ければ気が鬱滞するので、咽噎《えつ》に病が生じ、声がかすれて喝《あい》になる。腎の感情は恐れであり、恐れること多ければ気が下り、営衛が筋脈に通じなくなるので、感覚麻痺になり、悪化すれば半身不随になる。

五蔵気。心主噫、肺主欬、肝主語、脾主呑、腎主欠。

五蔵の気。①心は噫《あい》を主り、肺は欬《がい》を主り、肝は語を主り、脾は呑《どん》を主り、腎は欠を主る。

【注釈】

① 心は噫を主る――『景岳全書』雑証謨《ぼ》の説「噫とは、食べ飽きてだす息、つまり、おくびである」。飽食後に、胃からげっぷがでるのは、本来生理的な現象であるが、胃の大絡は上って心に属しているので、心気が伸びやかでないと、胃気を鬱滞させ、胃気が上逆してげっぷになるのである。『類経』巻十五宣明五気篇の張介賓の説「陰陽の絡は心に属しているので、上って心に走りおくびになる、というのである。……心・脾・胃の三蔵にはみなこの証がある。火と土の鬱滞によって、気がのびやかでなくなるので、この証になるのであろう」。

【現代語訳】

五蔵の気が失調すると、それぞれが主る病証が現れる。心気が伸びやかでないと、おくびがでる。肺気が通利しないと、咳嗽がでる。肝気が鬱結すると、ことばが多くなる。脾気が調和しないと、呑酸になる。腎気が衰弱すると、あくびがでる。

六府気。胆為怒、胃為気逆噦、大腸小腸為泄、膀胱不約為遺溺、下焦溢為水。

六府の気。胆は怒たり、胃は気逆たり噦《えつ》たり、(一)大腸・小腸は泄たり、膀胱約せざれば遺溺《いにょう》たり、下焦溢るれば水たり。

【現代語訳】

六府の気が失調すると、それぞれが主る病証が現れる。胆気が鬱滞してのびやかでなくなると、怒りやすくなる。胃気が調和を失い気を降さなくなると、気が逆して吐き、えずく。小腸の機能が衰えて清濁が分かれず、大腸の伝導機能が衰えると、下痢をする。膀胱の気が虚して締まりが悪くなると、遺尿する。下焦の水道が通じないと、水が溜まって腫れる。

【訳注】

（一）原著原文は「胃為気逆為噦」に作るが、『霊枢』各本に下の「為」字はない。『素問』宣明五気篇第二十三及び『太素』巻六蔵府気液篇には「為」字がある。原著に従い、補って訓読しておく。

五味。酸入肝、辛入肺、苦入心、甘入脾、鹹入腎、淡入胃。是謂五味。

五味。酸は肝に入り、辛は肺に入り、苦は心に入り、甘は脾に入り、鹹《かん》は腎に入り、淡は胃に入る①。是れ五味と謂う。

【注釈】

① 淡は胃に入る——甘味の極めて薄いものを淡というので、「淡」は甘に付属して五行の土に属す。およそ五穀はみな淡味をもっていて、胃に入るので、「淡は胃に入る」という。

【現代語訳】

五味は胃に入った後、それぞれの属性に応じて合する蔵府に入る。酸味は木に属し肝に入る。辛味は金に属し肺に入る。苦味は火に属し心に入る。甘味は土に属し脾に入る。鹹味《しおからみ》は水に属し腎に入る。淡味は土に付属し胃に入る。これが五味のそれぞれ入るところである。

五并。精気并肝則憂、并心則喜、
并肺則悲、并腎則恐、并脾則畏。
是謂五精之気并於蔵也。

①五并《へい》。精気肝に并《あ》わすれば則ち憂え、心に并わすれば則ち喜び、肺に并わすれば則ち悲しみ、腎に并わすれば則ち畏る。是れ五精の気蔵に并わするを謂うなり。

【注釈】

① 五并――『素問』宣明五気篇第二十三は「五精所并」という。「并」は、合併する、一処に集まるという意味。五蔵の精気が合併して一蔵に集まり、変化して実邪になり病を生じることをいう。呉崑の説「并は、合併して入ることである。五蔵の精気は、それぞれがその蔵にあれば病気にならないが、合併して一蔵に集まると、邪気が実して、それぞれその志〔感情〕を顕わにする」。

【現代語訳】

五蔵の精気が合併して生ずる病証。精気が合併して肝に集まると、肝気が抑圧され鬱して憂慮を生ずる。心に集合すると、心気が余剰になり喜笑を生じる。肺に集合すると、気が鬱して胸が狭窄し悲哀を生じる。腎に集合すると、水が盛んになり火が衰えて、動悸がしてよく恐れる。脾に集合すると、痰が多くなり中が虚して、しばしば怯えて畏れる。これが、五蔵の精気が合併し、邪気が病を受ける蔵に入って発生した感情の病証である。

五悪。肝悪風、心悪熱、肺悪寒、
腎悪燥、脾悪湿。此五蔵気所悪也。

①五悪《お》。肝は風を悪《にく》み、心は熱を悪み、肺は寒を悪み、腎は燥を悪み、脾は湿を悪む。此れ五蔵の気の悪む所なり。

【注釈】

① 悪――憎む。

【現代語訳】

五蔵は、その性能の違いによって、それぞれ憎み嫌うものがある。肝は風を嫌い、心は熱を嫌い、肺は寒を嫌い、腎は燥を嫌い、脾は湿を嫌う。これが五蔵の嫌悪するものである。

五液。心主汗、肝主泣、肺主涕、腎主唾、脾主涎。此五液所出也。

五液。心は汗を主り[①]、肝は泣を主り、肺は涕《てい》を主り、腎[②]は唾を主り、脾は涎《せん》を主る[③]。此れ五液の出づる所なり。

【注釈】

① 心は汗を主る――津液は、脈中に滲入すると、変化して血液になり、血液は心が主る。血中の津液は、また脈外に滲出することもできる。滲出したもののうち、衛気に随って外に排泄されるものが「汗」である。それゆえ、「心は汗を主る」、という。張介賓の説「心は血を主り、汗は血の余りである」。

② 腎は唾を主る――張介賓の説「唾は舌下に生じる。足の少陰腎脈は、喉嚨《ろう》をめぐり、舌本を挟む」。

③ 脾は涎を主る――「涎」は、よだれ。楊上善の説「足の太陰脾脈は、五穀の液を運び、上って廉泉に出るので、涎と名づける」。

【現代語訳】

五蔵が化生する五液。心は汗を主り、肝は涙を主り、肺は涕《なみだ》を主り、腎は唾液を主り、脾は涎《よだれ》を主る。これが五蔵が主る五液である。

五労。久視傷血、久臥傷気、久坐傷肉、久立傷骨、久行傷筋。此五久労所病也。

五労[①]。久しく視れば血を傷り、久しく臥せば気を傷り、久しく坐れば肉を傷り、久しく立てば骨を傷り、久しく行けば筋を傷る。此れ五つの久労の病む所なり。

【注釈】

① 五労——過度の労苦や安逸が積もり重なって形成される五種の疲労性の病気。

【現代語訳】

五種類の過度の労苦あるいは安逸がまねく損傷。長い間視ていると心血を損傷する。長い間横たわっていると肺気を損傷する。長い間坐っていると肌肉を損傷する。長い間立っていると骨を損傷する。長い間歩くと筋を損傷する。これが五種類の久労によって損傷されるものである。

五走。酸走筋、辛走気、苦走血、鹹走骨、甘走肉。是謂五走也。

五走。酸は筋に走り、辛は気に走り、苦は血に走り、鹹《かん》は骨に走り、甘は肉に走る。是れ五走と謂うなり。

【現代語訳】
五味はそれぞれ向かって行くところがある。酸味は肝に入り筋に行く。辛味は肺に入り気に行く。苦味は心に入り血（脈）に行く。鹹味《しおからみ》は腎に入り骨に行く。甘味は脾に入り肉に行く。これを五走という。

五裁。病在筋、無食酸。病在気、無食辛。病在骨、無食鹹。病在血、無食苦。病在肉、無食甘。口嗜而欲食之、不可多也、必自裁也。命曰五裁。

五裁[1]。病 筋に在れば、酸を食うなかれ。病 気に在れば、辛を食うなかれ。病 骨に在れば、鹹《かん》を食うなかれ。病 血に在れば、苦を食うなかれ。病 肉に在れば、甘を食うなかれ。口嗜《この》みてこれを食わんと欲せば、多かるべからざるなり、必ず自ら裁《た》つなり。命《な》づけて五裁と曰う。

【注釈】
① 裁——節制すること。

【現代語訳】
飲食に関する五つの節制。酸味には収斂する性質があり、病が筋にあるときには収斂作用は好ましくないので、酸味を多食してはならない。辛味には発散する性質があり、病が気にあるときには発散作用は好ましくないので、辛味を多食してはならない。鹹味《しおからみ》には堅いものを軟らかくする性質があり、病が骨にあるときには軟化作用は好ましくないので、鹹味を多食してはならない。苦味には乾燥させる性質があり、病が血にあるときには乾燥作用は好ましくないので、苦味を多食してはならない。甘味は塞いで滞らせ湿を助ける性質があり、病が肉にあるときには鬱滞は好ましくないので、甘味を多食してはならない。もし、好んで食べたいと思っても、多食してはならず、必ず自ら節制して、適当なところで止めなければならない。これを五裁という。

五発。陰病発於骨、陽病発於血、以味発於気、陽病発於冬、陰病発於夏。

五発。陰病は骨に発し、陽病は血に発し、[①]味を以て気に発し、[②]陽病は冬に発し、陰病は夏に発す。

【注釈】

① 味を以て気に発す――『素問』宣明五気篇第二十三は「陰病発於肉」に作る。

② 陽病は冬に発し、陰病は夏に発す――肝は陽蔵であるから、その病は冬に発生する。肺は陰蔵であるから、その病は夏に発生する。王子律の説「肝は牡《ぼ》蔵であるから、冬の気に逆らえば春の発生する力を養うものが少なく、春に痿厥《いけつ》になるので、肝蔵の陽病は冬に発するという。肺は牝《ひん》蔵であるから、夏の気に逆らえば秋の収斂する力を養うものが少なく、秋に痎瘧《かいぎゃく》になるので、肺蔵の陰病は夏に発生するという」。

【現代語訳】

五蔵は陰陽に分類され、その発病部位と季節にも違いがある。腎は陰蔵であり骨を主るから、骨に発病することが多い。心は陽蔵であり血脈を主るから、血脈に発病することが多い。飲食の五味が脾を損傷すると、多くは精気不足の病となる。陽が虚して病気になる場合、多くは冬に発病する。陰が虚して病気になる場合、多くは夏に発病する。これを五発という。

五邪。邪入於陽則為狂。邪入於陰則為血痺。邪入於陽、転則為癲疾。邪入於陰、転則為瘖。陽入之於陰、病静。陰出之於陽、病喜怒。

五邪。邪①　陽に入れば則ち狂と為る。邪②　陰に入れば則ち血痺と為る。邪　陽に入り、転《う》③てば則ち癲《てん》④疾と為る。邪⑤　陰に入り、転③てば則ち瘖《いん》と為る。陽入りて陰に之《ゆ》くは、病静かなり。陰出でて陽に之くは、病喜《よ》く怒る。

【注釈】

① 邪　陽に入れば則ち狂と為る――楊上善の説「熱気が陽脈に入ると、陽が重なるので狂病になる」。

② 邪　陰に入れば則ち血痺と為る――楊上善の説「寒邪が陰脈に入ると、陰が重なるので血痺になる」。

③ 転――「搏」と同じ。相搏ち結合するという意味。『太素』は「搏」に作る。

④ 癲疾――「癲《てん》」は「巓《てん》」に通じる。『素問』宣明五気篇第二十三は「巓」に作る。「癲疾」は、頭痛、眩暈、昏倒など、頭部の疾患を指す。馬蒔の説「癲字は、巓にするべきである。陽気は上昇するので、頂上が病むのである。例えば、頭痛、眩暈などの証がそうである」。

⑤ 邪　陰に入り、転てば則ち瘖と為る――張介賓の説「邪が陰を搏《う》てば、陰気が損傷されるので、声がでなくなる。陰とは、五蔵の陰である。心は舌を主り、手の少陰心脈は上って咽喉に行き、舌本にかかる。手の太陰肺脈は咽喉をめぐる。足の太陰脾脈は上行して咽に結び、舌本に連なり、舌下に散じる。足の厥陰肝脈は咽喉をめぐった後、上って頏顙《こうそう》に入り、筋脈は舌本をまとう。足の少陰腎脈は咽喉をめぐり、舌本にかかる。したがって、みな瘖病に関係している」。

【現代語訳】

邪気が五蔵を乱す病変。陽邪が陽分に入ると、狂になる。陰邪が陰分に入ると、血脈を渋滞させるので、痺証になる。邪気が陽に入ると、邪気は身体上部に集結して、頭部の疾患が発生する。五蔵の陰経は喉と舌の間に通じており、陽邪が陰に入ると、集結して去らないので、陰を損傷し、瘖唖《いんあ》になる。陽気が収斂し下降して陰分に入ると、その病態の多くは静かである。陽気が逆上して、陰から陽へ出ると、その病態は激動し、よく怒る。

五蔵。心蔵神、肺蔵魄、肝蔵魂、脾蔵意、腎蔵精志也。

五蔵。心は神を蔵し、肺は魄を蔵し、肝は魂を蔵し、脾は意を蔵し、腎は精・志を蔵するなり。

【現代語訳】

五蔵が分有する精神活動。心は神を蔵し、生命活動を主宰している。肺は魄を蔵し、身体動作の反応能力を体現している。肝は魂を蔵し、精神意識の感応能力を体現している。脾は意を蔵し、人の思想活動の能力を体現している。腎は精と志を蔵し、精はよく髄を化し、髄は脳に通じ、脳は志の座であるから、人の記憶能力を体現している。

五主。心主脈、肺主皮、肝主筋、脾主肌、腎主骨。

五主。心は脈を主《つかさど》り、肺は皮を主り、肝は筋を主り、脾は肌を主り、腎は骨を主る。

【現代語訳】
五蔵の主るもの。心は全身の血脈を主宰する。肺は全身の皮毛を主宰する。肝は全身の筋膜を主宰する。脾は全身の肌肉を主宰する。腎は全身の骨格を主宰する。

陽明多血多気、太陽多血少気、少陽多気少血、太陰多血少気、厥陰多血少気、少陰多気少血。故曰、刺陽明出血気、刺太陽出血悪気、刺少陽出気悪血、刺太陰出血悪気、刺厥陰出血悪気、刺少陰出気悪血也。

陽明は血多く気多く、太陽は血多く気少なく、少陽は気多く血少なく、太陰は血多く気少なく、厥陰は血多く気少なく、少陰は気多く血少なし。故に曰く、陽明を刺すは血と気を出だし、太陽を刺すは血を出だし気を悪《にく》み、少陽を刺すは気を出だし血を悪み、太陰を刺すは血を出だし気を悪み、厥陰を刺すは血を出だし気を悪み、少陰を刺すは気を出だし血を悪むなり、と。

【現代語訳】
手足の各経には気血の多少に関して生理的な違いがある。陽明経は多血多気である。太陽経は多血少気である。少陽経は多気少血である。太陰経は多血少気である。厥陰経は多血少気である。少陰経は多気少血である。それゆえ、陽明経を刺すときは、血と気を出してもよい。太陽経を刺すときは、血を出してもよいが気を出してはいけない。少陽経を刺すときは、気を出してもよいが血を出してはいけない。太陰経を刺すときは、血を出してもよいが気を出してはいけない。厥陰経を刺すときは、血を出してもよいが気を出してはいけない。少陰経を刺すときは、気を出してもよいが血を出してはいけない、という。

【解説】

六経の気血の多少に関する論述は、『霊枢』五音五味篇第六十五及び『素問』血気形志篇第二十四にも見える。この三篇で論じられている三陽経の気血の多少は一致しているが、三陰経の気血の多少はやや異なっている。六経の気血の多少に関する理論は、鍼治療と薬物治療に対する指針として、参考に値するものである。

足陽明太陰為表裏、少陽厥陰為表裏、太陽少陰為表裏。是謂足之陰陽也。手陽明太陰為表裏、少陽心主為表裏、太陽少陰為表裏。是謂手之陰陽也。

足の陽明・太陰を表裏①と為し、少陽・厥陰を表裏と為し、太陽・少陰を表裏と為す。是れ足の陰陽を謂うなり。手の陽明・太陰を表裏と為し、少陽・心主を表裏と為し、太陽・少陰を表裏と為す。是れ手の陰陽を謂うなり。

【注釈】

① 表裏——内外陰陽の相互関係を指す。およそ陽経は身体の外側をめぐり、「表」を主る。陰経は身体の内側をめぐり、「裏」を主る。

【現代語訳】

足の陽明胃経と足の太陰脾経は互いに表裏をなす。足の少陽胆経と足の厥陰肝経は表裏をなす。足の太陽膀胱経と足の少陰腎経は表裏をなす。これが足の三陽経と三陰経の表裏の配合である。手の陽明大腸経と手の太陰肺経は表裏をなす。手の少陽三焦経と手の厥陰心包経は表裏をなす。手の太陽小腸経と手の少陰心経は表裏をなす。これが手の三陰経と手の三陽経の表裏の配合である。

【解説】

以上の各節で論じられたことは、五蔵を中心とし、各蔵に所属する機能と病変を提示している。臨床実践に対して、多くの指導的指針を含んでおり、意義深いものである。

【本篇の要点】

一、九鍼のそれぞれ異なる形状と性能を述べ、併せて治療における九鍼の適応証候を列挙する。また、天人相応説の観点から、類比によって、人と自然との関係を説明する。

二、治療に際しては、病状と生活環境の相違に基づいて、鍼灸、導引、砭石、甘薬、按摩、薬酒などの治療法を適宜採用しなければならないこと、そうしてはじめて良好な治療効果が得られることを指摘する。

三、五蔵を中心にして、全身の各組織・器官を五蔵に関係づけ、その生理機能と病理変化を説明する。

四、三陽経と三陰経の生理的な気血の多少を述べ、併せて鍼治療の際には、各経の気血の多少に基づいて治療を進めなければならないことを指摘する。

（白杉悦雄　訳）

歳露論篇　第七十九

【解題】

本編の内容は多岐に渉《わた》るが、全体を貫く考え方は、「風は天の気であり、雨は天の露であり」、一年の中、風雨が不順であれば、多くの人を発病させる、というものである。篇中ではまた、もし新年に、風穏やかに日麗《うら》らかなよい気候にめぐりあわず、却って風雨が同時にやってくる異常気象が出現すれば、それを「歳露」という、ということにとくに言及している。文中の「諸もろの其の風に逢い而して其の雨に遇う者を、命《な》づけて歳露に遇うと曰う」という文に基づいて、篇名を「歳露」とする。

黄帝問於岐伯曰、経言夏日傷暑、秋病瘧。瘧之発以時、其故何也。
岐伯対曰、邪客於風府、病循膂而下。衛気一日一夜、常大会於風府、

黄帝　岐伯に問いて曰く、経に言う、夏日に暑に傷《やぶ》らるれば、秋に瘧《ぎゃく》を病む、と。瘧の発するに時を以てす、其の故なんぞや。岐伯対《こた》えて曰く、邪　①風府に客し、病　②膂《りょ》を循りて下る。衛気は一日一夜にして、常

其明日、日下一節、故其日作晏。此其先客於脊背也。故毎至於風府則腠理開、腠理開則邪気入、邪気入則病作。此所以日作尚晏也。衛気之行風府、日下一節、二十一日下至尾底、二十二日入脊内、注於伏衝之脈、其行九日、出於缺盆之中。其気上行、故其病稍益至。其内搏(二)於五蔵、横連募原、其道遠、其気深、其行遅、不能日作、故次日乃稸積而作焉。

に風府に大会し、其の明日、日び下ること一節③、故に其の日び作《お》こること晏《おそ》し。此れ其の先に脊背に客すればなり。故に毎《つね》に風府に至れば則ち腠理《そうり》開き、腠理開けば則ち邪気入り、邪気入れば則ち病作こる。此れ④日び作こること尚《な》お晏きゆえんなり。衛気の風府に行くや、日に下ること一節、二十一日にして下りて尾底⑤に至り、二十二日にして脊内に入り、伏衝の脈に注ぎ、其の行くこと九日にして、缺盆⑥の中に出づ。其の気上行す、故に其⑦の病稍《ようや》く益ます至る。其の内《い》りて五蔵を搏《う》ち、横に募《ぼ》⑧原《げん》に連なるは、其の道遠く、其の気深く、其の行くこと遅ければ、日び作こる能わず、故に次日乃ち稸《ちく》⑨積して作こる。

【注釈】

① 風府——経穴名。項部の中央、髪際に入ること一寸の大筋の内にあり、督脈に属す。
② 膂——張介賓の説「脊柱両側の肉を膂という」。
③ 節——ここでは椎と同じ意味で、脊椎を指す。王冰の説「節は、脊椎骨の節をいう」。
④ 日び作こること尚お晏し——「晏」は、晩の意味。「日び作こること尚お晏し」とは、瘧疾の発作が起きる時間が、日に日に遅くなること。『諸病源候論』は「尚」字を「常」に作る。

⑤ 尾底――通称は尾骶《てい》骨、また尾閭《びりょ》、或いは窮骨《きゅうこつ》ともいう。つまり脊椎骨の一番下の部分である。椎骨は全部で二十一あり、衛気は毎日上から下へ一節ずつ移動するので、「二十一日目に下って尾底に至る」という。張介賓の説「『素問』瘧論篇第三十五は、二十五日目に下って尾骶骨に至り、二十六日目に脊内に入る、と言い、ここと違っている。思うに、瘧論篇では項骨（頸椎）も含めて言い、ここでは脊椎だけを言っているのだろう」。

⑥ 缺盆の中――左右の缺盆穴の中間を指す。つまり、任脈の天突穴があるところである（缺盆穴は天突穴から四寸のところにある）。『霊枢』本輸篇第二に「缺盆の中は、任脈である。天突という」。

⑦ 其の病稍く益ます至る――「益至」、『素問』瘧論篇及び『甲乙経』は、ともに「益早」に作る。発病する時間が、しだいに前にずれて、一日ごとに早くなることをいう。

⑧ 募原――「募」は、膜に通じる。「募原」とは、胸腹腔の蔵府の間にある膜を指す。多紀元簡の説「膜の本来の意味は、帷幕《いばく》の幕である。膜間の薄皮が濁気を遮断する機能は、幕が上から垂れ下がって外部を遮断する働きと同じであり、それで幕と言ったのである。後ににくづき〔肉〕をつけて膜としたが、募に作るのは、幕の誤りである」。

⑨ 稸――「蓄」に通じる。積み集まること。

【現代語訳】

黄帝が岐伯に問う。「医経に、夏に暑気に傷られると、秋に瘧《ぎゃく》疾を病む、とある。瘧疾は一定の時間に発作が起こるが、その理由はなにか」。

岐伯が答える。「邪気は風府に侵入すると、脊椎に沿って下行します。人体の衛気は、一日一夜の間循行すると風府で会合し、その後脊椎に沿って毎日一節ずつ下行して行きます。このように、衛気が邪気と出会うのが一日ごとに遅くなるので、瘧疾の発作が起こる時間も日ごとに遅くなっていくのですが、それは邪気がすでに脊背に侵入していたからなのです。衛気が運行して風府に至るごとに腠理が開き、腠理が開くと邪気が間隙に乗じて侵入し、邪気はひとたび侵入すれば衛気と争い、発作を起こします。それで、瘧疾の発作が起こる時間が、常に少しずつ遅くなるのです。衛気は運行して風府に至ると、脊椎に沿って毎日一節ずつ下行し、二十一日を経て一番下の尾骶《てい》骨に至り、二十二日目に脊内に入り、伏衝の脈に流入し、ここから転じて上行し、九日を経て左右の缺盆の中間に出ます。気が上行して日ごとに高くなるので、発病する時間が一日ごとに早くなるのです。邪気が五蔵に接近し、募原《ぼげん》〔胸腹腔の蔵府の間にある脂膜〕に接触すると、邪気は裏に深く侵入しているので、体表までの距離も遠く、動きも遅緩しているので、毎日外表へ出て衛気と争い発病させることができません。それで次の日に（或いは一日おきに）邪気が集結して、ようやく発作を起こすのです」。

【訳注】

（一）搏　趙府居敬堂本は「摶」に作り、明刊無名氏本は「搏」に作る。後文の「搏」も同じ。ここの「搏」字、『太素』『甲乙経』は「薄」に作る。原書も、薄（迫るの意）と解して現代語訳している。

黄帝曰、衛気毎至於風府、腠理乃発、発則邪入焉。其衛気日下一節、則不当風府、奈何。岐伯曰、風府無常、衛気之所応、必開其腠理。気之所舎節、則其府也。

黄帝曰く、衛気毎《つね》に風府に至れば、腠理乃ち発《ひら》き、発けば則ち邪入る。其れ衛気日び下ること一節なれば、則ち風府に当たらず、いかん。岐伯曰く、①風府に常なく、衛気の応ずる所、必ず其の腠理を開く。気の舎《やど》る所の節は、則ち其の府なり。

【注釈】

① 風府に常なし――風邪は人体に侵入しても固定した部位に潜伏しないことをいう。「風府」は、風邪が潜伏している場所のことで、風府穴のことではない。

【現代語訳】

黄帝がいう。「衛気が運行して風府に至るごとに腠理が開き、開くと邪気が隙に乗じて侵入して発病する。ところで、衛気が毎日一節ずつ下行するとすれば、時には風府にないこともあろう。とすれば、どうして瘧《ぎゃく》疾の発作が起こるのか」。

岐伯がいう。「風邪が侵入するとき、固定した部位というものはありません。邪気の所在するところへ衛気が行きさえすれば、正気と邪気の争いを引き起こして反応し、必ず腠理を開かせて発作を起こすのです。ですから、邪気が留止しているところが、すなわち発病部位なのです」。

黄帝曰、善。夫風之与瘧也、相与同類、而風常在、而瘧特以時休、何也。岐伯曰、風気留其処、瘧気随経絡沈以内搏、故衛気応乃作也。帝曰、善。

黄帝曰く、善し。夫れ風と瘧とや、相与《とも》に類を同じくするも、而れども風は常に在りて、瘧は特《ひと》り時を以て休《や》むは、なんぞや。岐伯曰く、風気は其の処に留まり、瘧気は経絡に随い①沈みて以て内に搏《う》つ、故に衛気応ずれば乃ち作《お》こるなり。帝曰、善し。

【注釈】

① 沈みて以て内に搏つ——「沈」は深いの意味。「沈みて以て内に搏つ」とは、瘧邪が経絡から深く侵入して、五蔵に迫ることをいう。

【現代語訳】

黄帝がいう。「よろしい。風邪に傷られた病と瘧疾は同類でよく似ている。しかし、風邪に外感した病証は常に持続するものであるが、瘧疾の発作は間歇《けつ》することがある。その理由はなにか」。

岐伯がいう。「風邪は常に肌表に停留しますが、瘧邪は経絡に沿って深く侵入し、内に集結しますので、それで瘧邪の所在するところへ衛気が行き、両者が遭遇したとき、病邪に対する防衛反応が起こり、瘧疾の発作が起こるのです」。

黄帝がいう。「よろしい」。

【解説】

以上の各節では、わずかに瘧疾の発病時間のことだけが論じられている。「衛気が反応すれば、発作が起こる」というのが、その発病のメカニズムである。瘧疾の病因、病理、症状、治法などについては、『素問』瘧論篇第三十五に詳しく見えているので、相互に参照すべきである。

黄帝問於少師曰、余聞四時八風之中人也、故有寒暑。寒則皮膚急

黄帝 少師に問いて曰く、余聞くならく、四時八風の人に中《あ》たるや、故《もと》より寒暑あり。寒ければ則ち皮膚急

而腠理閉。暑則皮膚緩而腠理開。賊風邪気、因得以入乎、将必須八正虚邪、乃能傷人乎。少師答曰、不然。賊風邪気之中人也、不得以時、然必因其開也。其入深、其内極病、其病人也卒暴。因其閉也、其入浅以留、其病也徐以遅。

にして腠理閉づ。暑ければ則ち皮膚緩みて腠理開く、と。賊風邪気、因りて以て入ることを得るか、将《は》た必ず八正虚邪を須《ま》ちて、乃ち能く人を傷るか。少師答えて曰く、然らず。①賊風邪気の人に中たるや、時を以てするを得ず、然れども必ず其の開くに因るなり。其の入ること深ければ、其の内極めて病《へい》し、其の人を病《や》ますや卒暴なり。其の閉づるに因るや、其の入ること浅くて以て留まり、其の病ますや徐《おもむろ》にして以て遅し。

【注釈】

① 賊風邪気の人に中たるや、時を以てするを得ず――張介賓の説「その季節にふさわしくない不正の気を、賊風邪気という。太一が居るところから吹いてくる八正風に反する異常気象、つまり八正虚邪に一定の性質があるのとは違って、この賊風邪気には、一定の時期も方位もない。それで、時を以てするを得ず、というのである」。

【現代語訳】

黄帝が少師に問う。「私は、四季の八風が人体を傷害するときには、もとより寒暑の気候で違いがあり、寒冷時には人の皮膚が緊張し、腠理も閉じ、暑熱時には人の皮膚が弛緩し、腠理も開く、と聞いている。そうであれば、賊風邪気は、人の皮膚と腠理が開いているときに侵入するものなのか、それとも必ず四時八節の異常気象（虚邪）と相俟《ま》って、初めて人を傷害するものなのか」。

少師が答える。「そうではありません。賊風邪気が人体を傷害する場合、定まった時期というものはなく、四季の八風の規則とも無関係であります。ただし、必ず人体の皮膚が緩み腠理が開いていなければなりません。さもなければ、虚に乗じて深く侵入することはできません。邪気が裏に深く入ると、病は重く、発病も急激です。もし皮膚が緊張し腠理が閉じているときであれば、かりに邪気が侵入しても、浅い部位に逗留するだけで、発病も緩やかで遅くなります」。

黄帝曰、有寒温和適、腠理不開、然有卒病者、其故何也。少師答曰、帝弗知邪入乎。雖平居、其腠理開閉緩急、其故常有時也。黄帝曰、可得聞乎。少師曰、人与天地相参也、与日月相応也。故月満則海水西盛、人血気積、肌肉充、皮膚緻、毛髪堅、腠理郄、煙垢著。当是之時、雖遇賊風、其入浅不深。至其月郭空、則海水東盛、人気血虚、其衛気去、形独居、肌肉減、皮膚縦、腠理開、毛髪残、膲理薄、煙

黄帝曰く、寒温和適し、腠理開かざるあり、然れども卒《にわ》かに病む者あり、其の故なんぞや。少師答えて曰く、帝は邪の入るを知らざるか。平居すと雖も、其の腠理の開閉緩急、其れ故《もと》より常に時あるなり。黄帝曰く、聞くことを得べきか。少師曰く、人は天地と相参ずるなり、日月と相応ずるなり。故に月満つれば則ち①海水西に盛んにして、人の血気積み、肌肉充《み》ち、皮膚緻《こま》かく、毛髪堅く、腠理郄《（こ）》（却《と》）ぢ、②煙垢《こう》著《つ》く。是の時に当たり、賊風に遇うと雖も、其の入るや浅くて深からず。其の③月郭空《むな》しきに至れば、則ち①海水東に盛んにして、人の気血虚し、其の衛気去り、形独り居り、肌肉減《へ》り、皮膚縦《ゆる》み、腠理開き、毛髪残《そこな》われ、④膲理《しょうり》薄く、煙垢落つ。是

垢落。当是之時、遇賊風則其入深、
其病人也卒暴。

の時に当たり、賊風に遇えば則ち其の入るや深く、其の
人を病ますや卒暴なり。

【注釈】

① 海水西に盛んなり、海水東に盛んなり——海水が日月の引力の影響を受けて、一定の時間に潮が干満盛衰することをいう。楊上善の説「日は陽であり、月は陰であり、東海は陽であり、西海は陰である。月には満ち欠けがあり、海水の潮位は月の虚実に随う。月は陰精であり、水を主るので、月が満ちると西海が盛んになる。……月が欠けると東海が盛んになるのは、陰が衰えて陽が盛んになるからである」。

② 煙垢著く——肉づきがよく、体表の堅固な人は、皮膚に脂垢が生じやすいことをいう。張介賓の説「煙垢は、煙のような膩垢《あぶらあか》である。血が実すれば体が肥えるので、膩垢が皮膚に付着し、表が堅固である。血が虚せば肌肉が痩せるので、膩垢が剥落《はくらく》し、風消に類する、表の虚である。これらは衛気に関係することがらである」。

③ 月郭空し——「空」は「郭」の注釈であり、誤って正文に入ったものと考えられる。『詩經』大雅「皇矣」の『釈文』に、「郭」は別のテキストでは「廓」に作るとある。『広雅』釈詁三に「廓は、空である」。「月郭空し」は、月の輪郭が欠けて半月形になるときを指す。

④ 膲理——「膲」は、「焦」に通じる。「膲理」は、皮膚の筋目のこと。張志聡の説「理とは、肌肉の筋目紋様であり、三焦の通会するところであるので、焦理という」。

【現代語訳】

黄帝がいう。「寒暖の気候の変化に十分適応し、腠理も開いていないのに、それでも突然病気になるものがいるが、それはどうしてなのか」。

少師が答える。「帝は、邪気が侵入する原因をご存じないのですか。人の平常の暮らしの中でも、腠理の開閉緩急には、一定の時間があるのです」。

黄帝がいう。「聞かせてもらえようか」。

少師がいう。「人は自然界と密接な関係にあり、日月の運行とも常に相応しています。したがって、月が満ちているときは、海水は西に盛んになり、それに応じて人の血気も滑らかに流れ、盛んに体表を潤しますので、肌肉は充実し、皮膚は緻密になり、毛髪は強靭になり、腠理は閉じ合わさり、皮脂が多いので、表が堅固になります。このときに、かりに賊風の侵入を受けても、浅い部位に侵入するだけで深くはありません。月が欠けてきますと、海水は東に盛んになり、それに応じて人の気血も虚し、体表の衛気も減少しますので、外見は平常通りでも、その肌肉は痩せ、皮膚は弛緩し、腠理は開き、毛髪は折れ、皮膚の筋目も粗く薄く、皮脂も剥落《はくらく》します。このときに、もし賊風の侵襲に遭えば、邪気が深く裏に侵入しますので、発病も急激なのです」。

【訳注】

（一）「郄《げき》」は「郤《げき》」の別体で、「隙」に通じるが、ここでは「卻《きゃく》」の俗写と解する。「卻」は俗に「却」に作り、また「郄」に誤る。『素問』四時刺逆従論篇第六十四に「夏刺肌肉、血気内却」とあり、王冰注に「却、閉也」とある。

黄帝曰、其有卒然暴死暴病者何也。少師答曰、三虚者、其死暴疾也。得三実者、邪不能傷人也。黄帝曰、願聞三虚。少師曰、乗年之

黄帝曰く、其れ卒然と暴《にわ》かに死に暴かに病む者あるは、なんぞや。少師答えて曰く、①三虚する者は、其の死暴疾なり。三実を得る者は、邪　人を傷《やぶ》る能わざるなり。黄帝曰く、願わくは三虚を聞かん。少師曰く、年の

衰、逢月之空、失時之和、因為賊風所傷、是謂三虚。故論不知三虚、工反為麤。帝曰、願聞三実。少師曰、逢年之盛、遇月之満、得時之和、雖有賊風邪気、不能危之也。黄帝曰、善乎哉論。明乎哉道。請蔵之金匱、命曰三実。然此一夫之論也。

衰うるに乗じ、月の空しきに逢い、時の和を失い、因りて賊風の傷る所と為るは、是れ三虚と謂う。故に論じて三虚を知らざるは、工反《た》だ麤《そ》と為すのみ。帝曰く、願わくは三実を聞かん。少師曰く、年の盛んなるに逢い、月の満つるに遇い、時の和を得れば、賊風邪気ありと雖も、これを危うくする能わざるなり。黄帝曰く、善きかな論や。明らかなるかな道や。これを金匱に蔵《おさ》め、命《な》づけて三実と曰わんことを請う。然れども此れ②一夫の論なり。

【注釈】

① 三虚——下文の「年の衰うるに乗じ、月の空しきに逢い、時の和を失う」を指す。「年の衰うるに乗じる」とは、その年の歳気が不及であることを指す。「月の空しきに逢う」とは、月が欠けて光のないときを指す。「時の和を失う」とは、春に温かくなく、夏に熱くないなど、四季の気候の異常を指す。張介賓の説「三虚は天に関わることであるが、同時にまた、人の気にも関わることである。人の気が守りを失えば、侵襲しやすくなるので、賊風に傷られて、突然死んだり、急に発病するのである。摂生して禁忌を避けていれば、邪も傷害することはできない。したがって、乗と言い、逢と言い、失と言っているのは、人事のことを兼ねて言っているのである」。

② 一夫の論——張介賓の説「一夫の論とは、一人の病気について言うことである」。

【現代語訳】

黄帝がいう。「突然に死亡したり、或いは突然に発病するものがいるが、それはどうしてか」。

少師が答える。「その人の体質がもともと虚弱であり、さらに自然環境においても三虚に遭遇しますと、内因と外因が呼応して、突然死や突然の発病をもたらすのです。もし自然環境が三実であれば、邪気に傷害されることはありません」。

黄帝がいう。「三虚について、うかがいたい」。

少師がいう。「その年の歳気が不及であり、さらに月が欠けて闇夜であり、加えて時令に反する異常気象が出現することです。このような自然環境が重なりますと、容易に賊風の侵襲を受けますので、これを三虚と呼びます。ですから三虚を知らない医者は、学識のない凡庸な医者なのです」。

黄帝がいう。「三実について、うかがいたい」。

少師がいう。「歳気が盛んであり、さらに月が満ちていて、加えて気候が調和していれば、たとえ賊風邪気があっても、人体に危害を加えられません。これを三実と呼びます」。

黄帝がいう。「すばらしい理論である。道理もはなはだ明確である。これを金匱の中に保存し、三実と命名させていただきたい。しかし、これはただ一人の人の発病について論じたものである」。

黄帝曰、願聞歳之所以皆同病者、何因而然。少師曰、此八正之候也。黄帝曰、候之奈何。少師曰、候此

黄帝曰く、願わくは聞かん、歳の皆病を同じくするゆえんの者は、何に因りて然る。少師曰く、此れ①八正の候なり。黄帝曰く、これを候《うかが》うはいかん。少師曰く、此れ

者、常以冬至之日。太一立於叶蟄之宮。其至也、天必応之以風雨者矣。風雨従南方来者、為虚風。賊傷人者也。其以夜半至也、万民皆臥而弗犯也。故其歳民少（一）病。其以昼至者、万民解惰而皆中於虚風。故万民多病。虚邪入客於骨而不発於外、至其立春、陽気大発、腠理開、因立春之日、風従西方来、万民又皆中於虚風。此両邪相搏、経気結代者矣。故諸逢其風而遇其雨者、命曰遇歳露焉。因歳之和、而少賊風者、民少病而少死。歳多賊風邪気、寒温不和、則民多病而死矣。

を候う者は、常に冬至の日を以てす。太一　叶蟄《きょうちつ》の宮に立つ。其の至るや、天必ずこれに応ずるに風雨を以てする者なり。風雨の南方より来たる者を、虚風と為す。人を賊《そこな》い傷る者なり。其の夜半を以て至るや、万民皆臥して犯されざるなり。故に其の歳　民に病少なし。其の昼を以て至る者は、万民解惰《かいだ》にして皆虚風に中《あ》たる。故に万民に病多し。虚邪の入りて骨に客して外に発せず、其の立春に至り、陽気大いに発し、腠理開き、因りて立春の日、風　西方より来たり、万民又た皆虚風に中たる。此れ②両邪相搏《う》ち、③経気の結代する者なり。故に諸もろの其の風に逢いて其の雨に遇う者、命《な》づけて④歳露に遇うと曰う。歳の和に因りて、而して賊風少なき者は、民に病少なくして死少なし。歳に賊風邪気多く、寒温和せざれば、則ち民に病多くして死あり。

【注釈】

① 八正——張介賓の説「四正と四隅を八正という。つまり八宮のことである」。

② 両邪相搏つ――新邪が伏邪と合併し、両者を感受して病気になることをいう。張介賓の説「冬至に邪に中たり、立春にまた邪に中たること。これが両邪である」。

③ 経気の結代――「結」は、邪気が留まって去らないこと。「代」には、代替の意味がある。経脈の中に潜伏する邪気は、その季節の病気ではないので、「代」という。張介賓の説「邪が留まって去らないので、結という。その季節の気ではないので、代という」。

④ 歳露――新年に風雨が同時にやってきて、異常気候が出現することをいう。楊上善の説「二つの露がある。一は春露で、万物の生育を主るものである。二は秋露で、万物の衰退を主るものである。いま一年の中に賊風暴雨があり、万物を衰退させるさまが、秋風露に例えられるので、歳露というのである」。張志聡の説「風は天の気であり、雨は天の露である。それゆえ、風に逢い雨に遇うことを、歳露というのである」。

【現代語訳】

黄帝がいう。「一年の中、多くの人が同じ病に罹《かか》るが、なにが原因でそうなるのか」。

少師がいう。「八方の風（気候）の正常と異常を観測しなければなりません」。

黄帝がいう。「どのように観測するのか」。

少師がいう。「気象の観測方法は、通常は冬至の日を起点とし、北斗星の指し示す真北を視ます。節気が交替するとき、その日が来れば、必ず風雨が現れます。風雨の南方から来るものを、虚風と呼びます。これは人体を傷害するものです。もし風が夜半に吹けば、この時人びとはすでに眠っていますので、邪気は容易に侵犯することができません。ですから、その年は病気になる人は少ないのです。もし風雨が昼に出現しますと、人びとも防衛をゆるめ怠っていますので、容易に虚風の損傷を受け、したがって発病する人も多いのです。もし冬に虚邪を感受し、邪気が深く骨まで侵入しても、その時には発病するに至らず、立春に至って、陽気がしだいに盛んになり、腠理が開く頃、伏邪がそれを待って発動し、さらに立春の日に西風が吹くと、人びとがまた虚風に中《あ》たることになります。そうすると、伏邪が新邪と合併し、経脈の中に留結して、両邪が交代して発病いたします。風雨の異常気象に遭遇した年や月には、発病する人が多いので、歳露に遇う、というのです。要するに、一年の中の気候が順調であり、賊風の出現が少なければ、病気に罹る人は少なく、死亡する人も少ないのです。一年中賊風邪気が出現し、気候の寒暖が不順であれば、病気に罹る人が多く、死亡する人も多いのです」。

【訳注】

（一）少　趙府居敬堂本・明刊無名氏本は「小」に作る。『甲乙経』『太素』『類経』は「少」に作る。

　黄帝曰、虚邪之風、其所傷貴賤何如。候之奈何。少師答曰、正月朔日、太一居天留之宮、其日西北風、不雨、人多死矣。正月朔日、平旦北風、春、民多死。正月朔日、平旦北風行、民病多者、十有三也。正月朔日、日中北風、夏、民多死。正月朔日、夕時北風、秋、民多死。終日北風、大病死者十有六。正月

　黄帝曰く、虚邪の風、其の傷①《やぶ》る所の貴賤はいかん。これを候《うかが》うはいかん。少師答えて曰く、正月朔②《さく》日、太一天留の宮に居り、其の日に西北風あり、雨ふらずんば、人に死するもの多からん。正月朔日、平旦に北風あらば、春、民に死するもの多からん。正月朔日、平旦に北風行かば、民病みて多き者、十《こと》に三あらん。正月朔日、日中に北風あらば、夏、民に死するもの多からん。正月朔日、夕時に北風あらば、秋、民に死するもの多からん。終日北風あらば、大病あり死する者は十に六あらん。

朔日、風従南方来、命曰旱郷。従西方来、命曰白骨将。国有殃、人多死亡。正月朔日、風従東方来、発屋、揚沙石、国有大災也。正月朔日、風従東南方行、春有死亡。正月朔、天和（二）温不風、糴賤、民不病。天寒而風、糴貴、民多病。此所謂候歳之風、䘸傷人者也。二月丑不風、民多心腹病。三月戌不温、民多寒熱。四月巳不暑、民多癉病。十月申不寒、民多暴死。諸所謂風者、皆発屋、折樹木、揚沙石、起毫毛、発腠理者也。

ん。正月朔日、風の南方より来たるは、命《な》づけて③旱郷《かんきょう》と曰う。西方より来たるは、命づけて白骨将と曰う。国に殃《わざわい》あり、人に死亡するもの多からん。正月朔日、風東方より来たり、屋を発し、沙石を揚げば、国に大災あらん。正月朔日、風　東南方より行かば、春に死亡あらん。正月朔《さく》、天和温にして風あらずんば、④糴賤《てきやす》く、民病まざらん。天寒くて風あらば、④糴貴《てきたか》く、民に病多からん。此れいわゆる歳の風、人を⑤䘸《そこ》ない傷るを候う者なり。⑥二月の丑《ちゅう》に風あらずんば、民に心腹病多からん。三月の戌《じゅつ》に温かからずんば、民に寒熱多からん。四月の巳《し》に暑からずんば、民に癉《たん》病多からん。十月の申《しん》に寒からずんば、民に暴《にわ》かに死するもの多からん。諸もろのいわゆる風なる者は、皆屋を発し、樹木を折り、沙石を揚ぐれば、毫毛を起こし、腠理を発《ひら》かしむる者なり。

【注釈】

① 傷る所の貴賤——物は稀少であれば価値が高く、多ければ価値が低い。したがって、ここで言う「貴賤」とは、

多少或いは軽重のことである。「傷る所の貴賤」とは、虚邪賊風が害をなす程度の軽重であり、病気に罹った人数の多少である。

② 朔日——陰暦の毎月一日を朔日と言う。

③ 旱郷——『漢書』天文志に「南方を旱郷という」。

④ 糴賤し、糴貴し——「糴《てき》」は、穀類の食糧を買い入れること。「糴賤《やす》し」、「糴貴《たか》し」とは、穀物の買い入れ価格が安いことと高いことを指すが、実際には、その年の作柄が豊作であるか不作であるかを指す。

⑤ 蛾——『太素』は「賊」に作る。従うべきである。「賊」は、残《そこな》い害するの意味。

⑥ 二月の丑風あらず……十月の申に寒からず——これは、月建〔北斗七星の斗柄が指し示す方角で季節の標準を定め、十二支を十二ヶ月に配当して、月の呼称とする〕から気象の変化を推定するものである。およそ時令に合致しない異常気候は、各種の疾病が流行する原因となる。張介賓の説「二月三月四月は、陽の盛んな時であるが、丑の日に風が吹かず、戌の日に温かくならず、巳の日に暑くないのは、陰気が勝って陽が伸びないからである。それで、人びとに病が多いのである。十月は、陰の盛んな時であるが、申の日に寒くならないのは、陽気が勝って陰が収蔵しないからである。それで、人びとに突然死が多いのである」。

【現代語訳】

黄帝がいう。「虚邪に属する風が、人を傷害する軽重多少の程度は、どのように判断するのか。また、どのように予測するのか」。

少師が答える。「新春の正月初日、北斗星は東北方を指し示しています。もしこの日、西北から風が吹いて、雨が降らなければ、多数の人が発病し死亡するでしょう。もしこの日、明け方に北風が吹けば、春に多数の死亡者がでるでしょう。もしこの日、明け方に北風が吹けば、発病する人は多く、十分の三を占めるでしょう。正月初日、もし正午に北風が吹けば、夏に多数の人が発病し死亡するでしょう。もしこの日、夕方に北風が吹けば、秋に多数の人が発病し死亡するでしょう。もし一日中北風が吹けば、人びとは重い病気に罹り、死亡する人は十分の六になるでしょう。正月初日、南方から吹く風を旱郷《かんきょう》と呼びます。西方から吹く風を白骨将と呼びます。流行病が国中に蔓延し、多数の人が死亡するでしょう。もしこの日、東方から大風が吹き、屋根を吹き飛ばし、砂石を吹き揚げれば、国中に大災害が発生するでしょう。もしこの日、東南方から風が吹けば、春に多数の人が病死するでしょう。正月初日、気候が温和で、風が吹かなければ、それは豊作の前兆であり、穀物の価格も安く、発病する人も少ないでしょう。もし天気が寒冷で風があれば、それは不作の前兆であり、穀物の価格も高騰し、発病する人も多いでしょう。これが、正月の初日に風向を観察すれば、その年の虚邪が人を傷害して発病させる程度の軽重多少の概況を予測することができる、と言われることです。もし、二月の丑《ちゅう》の日に風が吹かなければ、多数の人が心腹病に罹るでしょう。三月の戌《じゅつ》の日に、気候が温暖でなければ、多数の人が寒熱病に罹るでしょう。四月の巳《し》の日に暑くならなければ、多数の人が黄疸病に罹るでしょう。十月の申《しん》の日に寒くならなければ、多数の人が突然死するでしょう。以上に述べました風は、みな家屋を損傷し、樹木を折り、砂石を吹き飛ばすような大風でありますので、人体に対しても、毫毛を逆立て、腠理を開かせて、多数の人に疾病を生じさせることができるのです」。

【訳注】

（一）和　趙府居敬堂本及び原書は「利」に作る。明刊無名氏本・『太素』『甲乙経』は「和」に作る。

【解説】

本節は、陰暦の正月初日の明け方、正午、夕方に吹く北風と、異なる方角から吹く風を観察して、その年の各季節に発生する疾病の流行情況、及び各種の自然災害の発生を予測する風占いについて述べている。『漢書』天文志にも類似する記載がある。例えば、元旦の八風占である。しかし、今日の常識から見れば、確かに自然界の気候の変化は、人体の生理活動や疾病の発生、及び自然界の他の生物に対して、一定の影響力を持っているとは言えるが、わずかに陰暦の正月初日のその一日の風向の変化だけから、その年全般の疾病の流行情況と自然災害の発生を予測することは、やはり実状に合致するものではなかろう。

【本篇の要点】

一、瘧疾の病理的メカニズムを明らかにし、あわせて瘧疾の発作時間が遅くなったり早くなったりする原因を説明している。

二、賊風邪気が人体を損傷することと、寒風と暑気が人体を傷害することを述べ、三虚と三実の概念を提起し、あわせて疾病発生における外邪の作用について、正確な説明をしている。

三、正月朔日《さく》に吹く風の風向から、その年に人体が受ける影響、発生する可能性のある流行性疾患、及び自然災害の発生を予測している。

（白杉悦雄　訳）

大惑論篇　第八十

【解題】

本篇は、高所に登ったときに知覚と意識に眩惑が起きるメカニズム、眼の組織構造とそこへ輸注する五蔵の精気との関係、さらに健忘、空腹を感じやすい、睡眠を嗜《この》む、不眠などの証の病理的メカニズムについて主に述べている。これらの異常は、往々にして異常が現れたときには、なにが起こったのかをすぐには理解できないので、それで「大惑」を篇名とするのである。

黄帝問於岐伯曰、余嘗上於清泠之台、中階而顧、匍匐而前、則惑。余私異之、窃内怪之、独瞑独視、安心定気、久而不解。独博独眩、披髪長跪、俛而視之、後久之不已

黄帝　岐伯に問いて曰く、余嘗《かつ》て①清泠《れい》の台に上り、中階にして顧み、②匍匐《ほふく》して前《すす》み、則ち惑えり。余私《ひそ》かにこれを異とし、窃《ひそ》かに内にこれを怪しみ、独り瞑《つぶ》り独り視、心を安んじ気を定めんとし、久しくするも解けず。独り博(一)（転《まわ》）り独り眩《くら》み、披《ひ》髪し長く跪《ひざまづ》き、俛《ふ》し

也。卒然自上、何気使然。岐伯対曰、五蔵六府之精気、皆上注於目而為之精。精之窠為眼、骨之精為瞳子、筋之精為黒眼、血之精為絡、其窠気之精為白眼、肌肉之精為約束。裹擷筋骨血気之精、而与脈并為系、上属於脳、後出於項中。故邪中於項、因逢其身之虚、其入深、則随眼系以入於脳。入於脳則脳転、脳転則引目系急、目系急則目眩以転矣。邪其精、其精所中、不相比也則精散、精散則視岐。視岐見両物。目者、五蔵六府之精也、営衛魂魄之所常営也、神気之所生也。故神労則魂魄散、志意乱。是故瞳子黒眼法於陰、白眼赤脈法於陽也。故陰陽合伝而精明也。目者、心使也。心者、神之舎也。故神精乱而

てこれを視、後これを久しくするも已《や》まざるなり。[3]卒然と自《おのずか》ら上（止）むは、何の気か然らしむる。岐伯対《こた》えて曰く、五蔵六府の精気、皆上りて目に注ぎて[4]これが精と為る。[5]精の窠《か》を眼と為し、[6]骨の精を瞳子と為し、[7]筋の精を黒眼と為し、[8]血の精を絡と為し、[9]其の窠気の精を白眼と為し、[10]肌肉の精を約束と為す。筋・骨・血・気の精を[11]裹擷《かけつ》して、脈と并《あ》わさりて系と為り、上りて脳に属し、後に項中に出づ。故に邪　項に中《あ》たり、其の身の虚に逢うに因り、其の入ること深ければ、則ち眼系に随いて以て脳に入る。脳に入れば則ち脳転《うつ》り、脳転れば則ち目系を引きて急せしめ、目系急すれば則ち目眩《くら》みて以て転《まわ》る。[12]邪　其の精（に中たり）、其の精の中たらるる所、相比せざれば、則ち精散じ、精散ずれば則ち視岐《き》す。視岐とは両物を見るなり。目なる者は、五蔵六府の精なり、営衛・魂魄の常に営する所なり、神気の生ずる所なり。故に神労《つか》るれば則ち魂魄散じ、志意乱る。是の故に瞳子・黒眼は陰に法《のっと》り、白眼・赤脈は陽に法るなり。故に陰陽合して伝わりて精明あるなり。[13]目なる者は、

不転、卒然見非常処、精神魂魄散不相得、故曰惑也。
黄帝曰、余疑其然。余毎之東苑、未曾不惑、去之則復。余唯独為東苑労神乎。何其異也。岐伯曰、不然也。心有所喜、神有所悪、卒然相惑、則精気乱、視誤故惑、神移乃復。是故間者為迷、甚者為惑。

心の使いなり。心なる者は、神の舎なり。故に神精乱れて転《うつ》らざれば、卒然と常には非ざる処を見、精神・魂魄散じて相得ず、故に惑と曰うなり。
黄帝曰く、余其の然るを疑う。余毎《つね》に東苑に之《ゆ》くも、未だ曾《かつ》て惑わず、これを去れば則ち復す。余唯だ独り東苑の為《ため》に神を労《つか》らかすか。何ぞ其れ異なるや。岐伯曰く、然らざるなり。心に喜ぶ所あるも、神に悪《にく》む所あり、卒然と相惑（二）（感）ずれば、則ち精気乱れ、視誤るが故に惑い、神移れば乃ち復す。是の故に間なる者を迷と為し、甚だしき者を惑と為す。

【注釈】

① 清冷の台――極めて高い台を指す。張介賓の説「台の高いものは、その気も寒冷なので、清冷の台という」。
② 匍匐して前む――腹這いになって行くことを「匍匐」という。意味は、腹這いになって身体を前に進めること。
③ 卒然として自ら上む――「上」字、『甲乙経』と『太素』は「止」に作る。「卒然と自ら止む」とは、突然に自然に停止すること。
④ これが精と為る――「精」は、ここでは眼の視覚機能を指す。張介賓の説「これが精と為るとは、精明の用（視覚機能）を発揮することである」。
⑤ 精の窠を眼と為す――内蔵の精気が眼に集まることを指す。張介賓の説「窠《か》とは、穴ぐらのこと。眼は、目の総

称。五蔵六府の精気は、みな上って目に注ぐので、眼は精気の穴ぐらであり、それで五色が具わるのである」。

⑥骨の精を瞳子と為す――腎は骨を主るから、「骨の精」は、すなわち腎の精気である。「瞳子」は瞳孔のこと。

⑦筋の精を黒眼と為す――肝は筋を主るから、「筋の精」は、すなわち肝の精気である。「黒眼」は、瞳孔の外側の黒色の部分を指す。

⑧血の精を絡と為す――心は血を主るから、「血の精」は、すなわち心の精気である。絡は、眼の内眥《し》〔内側のまなじり〕と外眥〔外側のまなじり〕の血絡である。

⑨其の窠気の精を白眼と為す――「窠」は、眼窩のことである。肺は気を主るから、「気の精」は、すなわち肺の精気である。「白眼」は、眼球の白色の部分を指す。

⑩肌肉の精を約束と為す――脾は肌肉を主るから、「肌肉の精」は、すなわち脾の精気である。「約束」は、まぶたを指す。眼を開閉するので、約束という。

⑪裹擷――「裹《か》」は、包括する、網羅するの意味。「擷《けつ》」は、つみとる、はさむの意味。張介賓の説「着物のおくみに物を容れることを擷という」。つまり、多くのものを包括すること。

⑫邪其の精（に中たり）、其の精の中たらるる所、相比せざれば、則ち精散ず――『甲乙経』は「邪中之精、則其精所中者不相比、不相比則精散」に作る。張志聡の説「比は、充分に行き届いていて密なことである。邪が其の精に中たり、其の精が邪に中たられると、精が密に交わらなくなり、精が散じるのである」。

⑬目なる者は、心の使い――「使」は、指図する、使うの意味。「目なる者は心の使い」とは、眼の視覚機能は、心によって指図されているということである。

【現代語訳】

黄帝が岐伯に問う。「私は以前清冷の台に登ったとき、台の中層に到ってちょっと後ろを振り返り、再び這いつくばって前に進もうとして、精神が不安定になり、物がぼんやりと見えるのを感じた。内心驚き怪しみ、ひそかに奇怪に思い、そこで独りで眼を閉じたり開けたりし、気を落ち着け静めようとしたが、しばらく経っても治《なお》らなかった。かえって目眩《めまい》がますますひどくなったので、やむなく髪を解き、長い間台上に跪《ひざまづ》き、俯《うつむ》いて下を見ていたが、眩暈《めまい》は長いこと止まらなかった。やがて突然にひとりでに治《おさ》まったのだが、これはなにが原因でそうなったのだろうか」。

岐伯が答える。「五蔵六府の精気は、みな上って目に集まり、これによって視覚機能が生じます。これらの精気が集中するところで、精気が合併して眼を形成します。その中、骨（腎）の精は瞳孔へ注ぎ、筋（肝）の精は黒眼に注ぎ、血（心）の精は血絡へ注ぎ、気（肺）の精は白眼へ注ぎ、肌肉（脾）の精はまぶたへ注ぐものです。筋・骨・血・気などの精気を包括して、さらに脈と合併して目系を形成し、目系は上行して脳に属し、さらに後側へ向かい項中に出ます。ですから、邪が項を侵襲したとき、身体が虚していると、邪気は目系に沿って深く脳にまで侵入し、これによって脳が動きます〔脳転〕。脳が動くとさらに目系を牽引してぴんと張らせますので、目眩がするのです。この現象は、邪気が内蔵の精を傷害したことによります。そのために内蔵の精があまねくゆきわたらなくなり、精気を耗散させ、精気が散じると視岐《き》が生じます。いわゆる視岐とは、一つのものが二つに見えることです。眼がものを見ることができるのは、五蔵六府の精気が注いでいるからです。眼はまた営衛と魂魄が常に運行するところであり、神気の反映するところであります。ですから、精神が疲労すれば、魂魄を散乱させ、平常心を失わせます。一般に、瞳孔と黒眼は陰に属し、白眼と赤脈は陽に属していますので、陰陽の精が合一して、眼の視覚機能が生じるのです。眼が物を識別する働きは、心の指図に従います。心は神の居所であり、神が乱れて精気を平常通りに眼に輸注できなくなると、突然に異常なものを見、精神や魂魄が散乱して落ち着かなくなるのです。それで目眩《めまい》が起きるのです」。

黄帝がいう。「あなたの説明に対して、私にはまだ疑問が残っている。私はいつも東苑に行っていたが、一度も目眩を起こしたことはないし、離れてしまえばすぐに正常に回復した。まさか私独りが東苑へ行くと過度の精神疲労になるわけでもあるまい。どうしてこのような特殊な現象が現れたのだろうか」。

岐伯がいう。「そうではありません。たとえば、ある場所へ行ったとします。感情的には好ましく感じていても、精神的には適応しない場合があります。このように、突然襲ってくる相反する感情の結合は、精と神とを乱し、視覚の錯乱を生じさせ、人に目眩や惑乱を感じさせます。意識が転移すれば、正常にもどります。以上に述べた情況については、軽いものを迷と呼び、重いものを惑と呼びます」。

【訳注】

(一) 博　『太素』は「転」に作る。周学海の説「博では、意味が通じない。転の誤りと考えるべきであろう」。下文にも、「目眩以転矣」とあるので、「転」に読み替えておく。

(二) 惑　趙府居敬堂本は「惑」に作り、原著もこれに従うが、明刊無名氏本及び『太素』は「感」に作る。「感」のほうが意味が通るので、書き下し文では「感」に読み替えておく。

【解説】

眼を構成する各組織と内蔵との関係を明らかにし、五蔵の精気と眼の各部分との関係を具体的に説明している。これは、後世の眼科学理論の基礎であり、眼科学の基本理論である——五輪〔肉輪・血輪・気輪・風輪・水輪〕学説は、これを基礎に発展してきたものであり、臨床における診断・治療に対して重要な指導的意義をもつものである。

黄帝曰、人之善忘者、何気使然。

岐伯曰、上気不足、下気有余、腸

黄帝曰く、人の善く忘るる者は、何の気か然らしむる。

岐伯曰く、上気足らず、下気に余りあり、腸胃実して心

胃実而心肺虚。虚則営衛留於下、久之不以時上、故善忘也。

黄帝曰、人之善饑而不嗜食者、何気使然。岐伯曰、精気并於脾、熱気留於胃、胃熱則消穀、穀消故善饑。胃気逆上、則胃脘寒、故不嗜食也。

黄帝曰、病而不得臥者、何気使然。岐伯曰、衛気不得入於陰、常留於陽。留於陽則陽気満、陽気満則陽蹻盛、不得入於陰、則陰気虚、故目不瞑矣。

黄帝曰、病目而不得視者、何気使然。岐伯曰、衛気留於陰、不得行於陽。留於陰則陰気盛、陰気盛則陰蹻満、不得入於陽、則陽気虚、故目閉也。

黄帝曰、人之多臥者、何気使然。

肺虚すればなり。虚すれば則ち営衛　下に留まり、これを久しくして時を以て上らず、故に善く忘るるなり。

黄帝曰く、人の善く饑うるも食を嗜《この》まざる者は、何の気か然らしむる。岐伯曰く、精気　脾に并《あ》わさり、熱気　胃に留まり、胃熱すれば則ち穀を消し、穀消するが故に善く饑う。胃気逆上すれば、則ち胃脘寒[1]（塞）がる、故に食を嗜まざるなり。

黄帝曰く、病みて臥すことを得ざる者は、何の気か然らしむる。岐伯曰く、衛気　陰に入るを得ず、常に陽に留まればなり。陽に留まれば則ち陽気満ち、陽気満つれば則ち陽蹻盛んにして、陰に入るを得ざれば、則ち陰気虚す、故に目瞑せず。

黄帝曰く、病目[二]（目閉ぢて）視るを得ざる者は、何の気か然らしむる。岐伯曰く、衛気　陰に留まり、陽に行くを得ざればなり。陰に留まれば則ち陰気盛んにして、陰気盛んなれば則ち陰蹻満ち、陽に入るを得ざれば、則ち陽気虚す、故に目閉づるなり。

黄帝曰く、人の臥すこと多き者は、何の気か然らしむ

岐伯曰、此人腸胃大而皮膚湿、而分肉不解焉。腸胃大則衛気留久、皮膚湿則分肉不解、其行遅。夫衛気者、昼日常行於陽、夜行於陰、故陽気尽則臥、陰気尽則寤。故腸胃大、則衛気行留久、皮膚湿、分肉不解、則行遅。留於陰也久、其気不清、則欲瞑、故多臥矣。其腸胃小、皮膚滑以緩、分肉解利、衛気之留於陽也久、故少瞑焉。

　黄帝曰、其非常経也、卒然多臥者、何気使然。岐伯曰、邪気留於上焦、上焦閉而不通、已食若飲湯、衛気留久於陰而不行、故卒然多臥焉。

　黄帝曰、善。治此諸邪奈何。岐伯曰、先其蔵府、誅其小過、後調其気、盛者写之、虚者補之。必先

る。岐伯曰く、此の人腸胃大にして皮膚湿②(濇《しぶ》)り、而して分肉解せざればなり。腸胃大なれば則ち衛気の留まること久しく、皮膚湿②(濇)れば則ち分肉解せず、其の行くこと遅し。夫れ衛気なる者は、昼日常に陽を行き、夜　陰を行く、故に陽気尽くれば則ち臥し、陰気尽くれば則ち寤《さ》む。故に腸胃大なれば、則ち衛気行きて留まること久しく、皮膚湿②(濇)り、分肉解せざれば、則ち行くこと遅し。陰に留まるや久しく、其の気清からざれば、則ち瞑せんと欲す、故に臥すこと多し。其の腸胃小さく、皮膚滑らかにして以て緩やかに、分肉解利すれば、衛気の陽に留まるや久し、故に瞑すること少なし。

　黄帝曰く、其の③常経《つね》に非ずして、卒然と臥すこと多き者は、何の気か然らしむる。岐伯曰く、邪気　上焦《しょう》に留まり、上焦閉ぢて通ぜず、已《すで》に食い若《も》しくは湯を飲めば、衛気　陰に留久して行かず、故に卒然と臥すこと多し。

　黄帝曰く、善し。此の諸④もろの邪を治するはいかん。岐伯曰く、其の蔵府を先にし、⑤其の小過を誅《のぞ》き、後に

明知其形志之苦楽、定乃取之。

其の気を調え、盛んなる者はこれを写し、虚する者はこれを補う。必ず先に明らかに其の形志の苦楽を知り、定むれば乃ちこれを取る。

【注釈】

① 寒――『甲乙経』は「塞」に作る。「塞」は、よく通じないこと。

② 湿――『甲乙経』と『太素』は「濇」に作る。「濇《しょく》」は、渋滞すること。

③ 常経――普通の意味。

④ 諸もろの邪――「邪」は、ここでは広く病変を指す。「諸邪」、張介賓の説「本論で言及する八証を総合していう」

⑤ 其の小過を誅く――「誅」は、除くの意味。「小過」は、軽微な病変を指す。

【現代語訳】

黄帝がいう。「健忘症の人がいるが、なにが原因でそうなるのか」。

岐伯がいう。「人の上部の気が足りず、下部の気に余りがあると、腸と胃の気が実して、心と肺の気が虚すからです。心と肺の気が虚しますと、営衛の気を下部に繋留させ、それが長期にわたると時間通りに上行できなくなりますので、それで健忘症になるのです」。

黄帝がいう。「すぐに空腹になるのに食べたがらない人がいるが、なにが原因でそうなるのか」。

岐伯がいう。「精気が脾に停滞し、熱気が胃に蔵されると、胃熱が盛んになり、水穀を消化しやすくなり、水穀が消化されやすいので、すぐに空腹を感じるのです。また胃気が上逆して、胃脘が塞がって通じないので、物を食べたいと思わないのです」。

黄帝がいう。「人が病んで安眠できないのは、なにが原因なのか」。

岐伯がいう。「それは、衛気が陰分に入ることができず、常に陽分に滞留するためです。陽分に繋留すると、陽気が充満し、陽気が充満すると、陽蹻脈の脈気のほうだけを盛んにさせ、陰分に入ることができなくなって、陰分が虚します。そのために目を閉じて入眠することができないのです」。

黄帝がいう。「目が閉じて開けられず、ものを視ることができないのは、なにが原因なのか」。

岐伯がいう。「それは、衛気が陰分に繋留して、陽分へ運行することができないためです。陰分に繋留すると、陰が盛んになり、陰気が盛んになると、陰蹻脈を充満させ、陽分へは行けないので、陽分の気が虚します。それで目が閉じて開かないのです」。

黄帝がいう。「いつも眠くて睡眠を好む人がいるが、なにが原因なのか」。

岐伯がいう。「この類の人は、腸胃が大きく、皮膚が粗く渋り、肌肉が滑らかでないからです。腸胃が大きいと、衛気を停留させる時間が長くなり、皮膚が渋ると、肌肉が滑らかでなくなり、衛気の運行が遅く緩やかになります。衛気は、日中は陽分を運行し、夜間は陰分を運行します。ですから、陽分の衛気が尽きれば眠くなり、陰分の衛気が尽きれば目が醒めるのです。したがって、腸胃が大きければ、衛気の繋留する時間も長くなり、皮膚が渋り、分肉が滑らかでなければ、衛気の運行が遅くなります。衛気が陰分に停留する時間が長く、その気は清くなく、通常のように陽分へ運行することができないので、目が閉じてしまい、睡眠が多くなるのです。もし腸胃が小さければ、皮膚は滑らかで弛緩し、分肉もつるつる滑らかであり、衛気が陽分に停留する時間も比較的長いので、それで目が閉じることも少なく、睡眠時間も短いのです」。

黄帝がいう。「普段はよく眠る人ではないのに、突然に多睡するようになるのは、なにが原因なのか」。

岐伯がいう。「邪気が上焦に滞留すると、上焦が閉塞して通じなくなります。このときに、飽食したり、或いはお湯を飲むと、衛気が長く陰分に留まり、陽分へ行くことができません。それで突然に多睡現象が生じるのです」。

黄帝がいう。「よろしい。これらの病変を治療するには、どのような方法を用いるのか」。

岐伯がいう。「治療の前に、まず疾病がどの蔵府に属しているかを明らかにして、軽微な邪気を除きます。しかる後に営衛の気を調え、実証には瀉法を用い、虚証には補法を用います。ただし、必ず身体と感情の苦楽の情況を明らかにしなければなりません。それらに診断を下してから治療を進めます」。

【訳注】

（一）　病目　『甲乙経』は「目閉」に作る。後文の答語の「故目閉也」と合わせて考えれば、『甲乙経』が正しいだろう。原著の現代語訳も『甲乙経』に従っている。

【本篇の要点】

一、「迷惑」を生じるメカニズムを述べる。

二、眼の機能は五蔵六府の精に淵源することと、両者の間にある内的な関係を説明する。同時に、眼の各組織と五蔵との関係を指摘する。

三、健忘、善飢、多臥、不眠などの病症を述べ、その病理と治療原則を明らかにしている。

（白杉悦雄　訳）

癰疽篇　第八十一

【解題】

本篇は、癰疽《ようそ》の病因と病理を明らかにし、さらに上は頭部から下は足部にいたる各種の癰疽を列挙し、その病症と治療法及び予後について述べている。最後に、癰と疽の鑑別についても説明する。本篇の内容が専ら癰疽を論ずるものなので、「癰疽」を篇名とする。

黄帝曰、余聞腸胃受穀、上焦出気、以温分肉、而養骨節、通腠理。中焦出気如露、上注谿谷、而滲孫脈、津液和調、変化而赤為血。血和則孫脈先満溢、乃注於絡脈、皆盈、乃注於経脈。陰陽已張、因息乃行。行有経紀、周有道理、与天

黄帝曰く、余聞くならく、腸胃　穀を受け、上焦①　気を出だし、以て分肉を温め、而して骨節を養い、腠理を通ず。中焦の気を出だすや霧の如く、上より谿谷《けいこく》に注ぎ、而して孫脈に滲《し》み、津液和調すれば、変化して赤く血と為る。血和せば則ち孫脈先に満ち溢れ、乃ち絡脈に注ぎ、皆②盈《み》つれば、乃ち経脈に注ぐ。③陰陽已《すで》に張り、息④に因りて乃ち行く。行くに経紀あり、周《めぐ》るに道理あり、

合同、不得休止。切而調之。従虚去実、写（一）則不足、疾則気減、留則先後。従実（二）去虚、補則有余。血気已調、形気乃持。余已知血気之平与不平、未知癰疽之所従生、成敗之時、死生之期。有遠近、何以度之。可得聞乎。岐伯曰、経脈留行不止、与天同度、与地合紀。故天宿失度、日月薄蝕、地経失紀、水道流溢、草萓不成、五穀不殖、径路不通、民不往来、巷聚邑居、則別離異処。血気猶然、請言其故。夫血脈営衛、周流不休、上応星宿、下応経数。寒邪客於経絡之中、則血泣、血泣則不通、不通則衛気帰之、不得復反、故癰腫。寒気化為熱、熱勝則腐肉、肉腐則為膿。膿不写則爛筋、筋爛則傷骨、骨傷則

天と合同し、休止するを得ず。切してこれを調う。虚に従い実を去り、写すれば則ち足らず、疾《と》くすれば則ち気減り、留むれば則ち先後なり。実に従い虚を去り、補えば則ち余りあり。血気已に調えば、⑤形気乃ち持す、と。余已に血気の平と不平を知るも、未だ癰疽の従《よ》りて生ずる所、成敗の時、死生の期を知らず。遠近あり、何を以てこれを度《はか》る。聞くことを得べきか。岐伯曰く、⑥経脈留行して止まず、天と度を同じくし、地と紀を合わす。故に天の宿　度を失えば、日月薄蝕し、地の経　紀を失えば、水道流溢し、⑦草萓《ぎ》成らず、五穀殖《しげ》らず、径路通ぜず、民往来せず、巷聚邑居《こうしゅうゆうきょ》すれば、則ち異処に別離す。血気も猶お然るがごとければ、其の故を言わんことを請う。夫れ血脈・営衛は、周流して休《や》まず、上は星宿《しゅう》に応じ、下は経数に応ず。寒邪　経絡の中に客すれば、則ち血泣《しぶ》り、血泣れば則ち通ぜず、通ぜざれば則ち⑧衛気これに帰し、復反するを得ず、故に癰腫《は》る。寒気化して熱と為り、熱勝てば則ち肉を腐らしめ、肉腐れば則ち膿と為る。膿写せざれば則ち筋を爛《ただ》らしめ、筋爛

髄消、不当骨空、不得泄写。血枯空虚、則筋骨肌肉不相栄、経脈敗漏、薫於五蔵、蔵傷故死矣。

るれば則ち骨を傷《やぶ》り、骨傷るれば則ち髄消え、骨空⑨に当たらざれば、泄写するを得ず。血枯れて空虚なれば、則ち筋骨・肌肉相栄《やしな》わず、経脈敗漏し、五蔵を薫ずれば、蔵傷るるが故に死す。

【注釈】

① 上焦は気を出だす――張介賓の説「宗気のことである。宗気は喉から出て呼吸作用を促す気である。宗気が、分肉を温め、骨節を栄養し、腠理を通じるのは、衛気が宗気に変化したからである」。実質的には衛気を指している。宗気は衛気とともに飲食物の気から分かれたものであり、胸中に蓄えられ、上焦に位置しているので、「上焦が気を出だす」というのである。

② 皆盈――『甲乙経』と『千金方』には、この前に「絡脈」二字がある。

③ 陰陽已に張る――陰経と陽経がともにすでに補給を受けたことをいう。

④ 息に因りて乃ち行く――「息」は、呼吸を指す。「息に因りて乃ち行く」とは、営衛の気が呼吸に随って運行することをいう。

⑤ 形気乃ち持す――「形気」、『甲乙経』は「神気」に作り、『千金翼方』は「形神」に作る。張介賓の説「持は、定まる」。

⑥ 経脈留行して止まず、天と度を同じくし、地と紀を合わす――「留」は、「溜」に作るべきである。流動の意味である。「天と度を同じくし、地と紀を合わす」とは、気血の運行には一定の順序があり、天の二十八宿三百六十度や、地の十二経水の運行と同様に、気血の運行にも規則性があることをいう。

⑦ 草萓――「萓《ぎ》」は、「蓂《めい》」とするべきである。『霊枢』邪客篇第七十一に「地に草蓂あり、人に毫毛あり」とある。

『甲乙経』も「蓂」に作る。蓂は、帝堯のときに生じたとされる瑞草〔めでたい草〕である。

⑧　衛気これに帰し、復反するを得ず——張志聡の説「帰は、めぐる、まわるの意味。栄気は脈中を行き、衛気は脈外を行き、互いに逆順して運行するものである。もし栄血が渋滞して行かなければ、衛気の循環も影響を受けて道筋を変え、もとの経路に復帰できなくなるので、癰腫になるのである」。

⑨　骨空——ここでは骨腔を指す。多紀元簡の説「髄は骨腔を充たしている。いま髄が損耗して骨腔を充当せず、骨腔に漏らしてもよい髄がないので、筋骨が枯れるのである」。

【現代語訳】

黄帝がいう。「私はつぎのように聞いている。腸胃に入った水穀は、消化されると、上焦に行き変化して衛気になる。その作用は、肌肉を温め、骨と関節を栄養し、腠理を通じさせることである。中焦では変化して営気になり、霧露のように上から下へ、肌肉の会合する渓谷へ注ぎ、孫脈に滲入し、津液と混合した後、変化して赤い血液になる。血が調和していると、まずすべての孫脈に充満し、孫脈が充満すると溢れて絡脈に入り、すべての絡脈に満ちると、経脈に流入する。このようにして陰経と陽経のすべてに補給されると、呼吸に随って律動的に運行し、全身の経脈にあまねく行きわたる。その運行には規則性があり、自然界の事物と同様に絶えることなく運動して停止することがない。発病したら、脈診して虚実を診断する。およそ実証には、実を除去する瀉法を用い、瀉法を用いると余りあるものを足りなくさせることができる。刺鍼時に、快速鍼法を用いれば邪気を減衰させることができ、置鍼法を用いると瀉することができず、刺鍼前後の病情が同じになる。虚証には、虚を解消する補法を用い、補法を用いると足りないものを充実させることができる。治療の目的は血気を調和させることにあり、それによって器質と機能の活動を正常に回復させるのだ、と。私はすでに、疾病の有無は血気が平衡であるか否かに大いに関係していることを知っているが、癰疽がどのように発生するのか、その形成と消散の日数、死生の期日を知らない。期日の遠いものと近いものがあるが、どのように予測するのか。これらの問題についてお聞かせ願えるだろうか」。

岐伯がいう。「経脈の運行は休止することがなく、自然界と同じく一定の法則に従います。したがって、天上の星宿の運行に異常が起きれば、日蝕や月蝕が出現します。地上の経水の流れに異常が起きれば、氾濫して水害を引き起こし、めでたい草も生えず、五穀も成長しなくなります。甚だしいときには、道路が不通になり、人の往来も途絶え、或いは横町に集まり、或いは小村に住み、異なる場所に別離して、音信不通になります。人の血気の運行もこれと同じですので、その原理について話すことをお許しください。人の血脈と営衛は、周流して止むことなく、上は天の二十八宿に対応し、下は地の十二経水に対応しています。もし寒邪が侵襲して経絡の中に繋留すると、血の運行が渋滞して通じなくなり、通じなくなると衛気の運行が阻害されて、血が通じないところで停留し、衛気の循環往来に影響します。これによって癰腫が発生するのです。寒邪がしだいに変化して熱になり、熱が盛んになって勝つと肌肉を腐蝕し、肌肉が腐ると化膿します。膿が排泄されないと筋を腐爛し、筋が腐爛すると骨を損傷し、骨が損傷されると骨髄が消耗します。もし膿毒が骨の空隙《げき》になければ、膿毒を排泄する手だてがありません。このようにして営血の虚が引き起こされ、そのために筋骨・肌肉に栄養が行き渡らなくなり、経気血脈もそのために衰弱し損傷します。毒気が五蔵の本体を汚染すると、五蔵に重い傷害を受けて死亡するのです」。

【訳注】

（一）　写　趙府居敬堂本は「為」に作る。明刊無名氏本・『甲乙経』『太素』『類経』は「写」に作る。

（二）　従実　趙府居敬堂本・明刊無名氏本は「後虚」に作る。『甲乙経』『太素』は「従実」に作る。『類経』は「従虚」に作る。

黄帝曰、願尽聞癰疽之形与忌日名（一）。岐伯曰、癰発於嗌中、名曰猛疽。猛疽不治、化為膿、膿不写、塞咽、半日死。其化為膿者、写則合豕膏、冷食。三日而已。

発於頸、名曰夭疽（二）。其癰大以赤黒。不急治、則熱気下入淵腋、前傷任脈、内薫肝肺。薫肝肺十余日而死矣。

陽留大発、消脳留項、名曰脳爍。其色不楽、項痛而如刺以鍼。煩心者、死。不可治。

発於肩及臑、名曰疵癰。其状赤黒。急治之。此令人汗出至足、不害五蔵。癰発四五日、逞焫之。

黄帝曰く、願わくは尽く癰疽《ようそ》の形①と忌・日・名を聞かん。岐伯曰く、癰の嗌《えき》中に発するは、名づけて猛疽②と曰う。猛疽治せざれば、化して膿と為り、膿写せざれば、咽を塞ぎ、半日にして死す。其の化して膿と為る者は、写すれば則ち豕膏《しこう》を合わせ、冷食せしむ。三日にして已《い》ゆ。

頸《くび》に発するは、名づけて③夭疽《ようそ》と曰う。其の癰大にして以て赤黒し。急ぎ治せざれば、則ち熱気下りて淵腋④に入り、前は任脈を傷り、内は肝肺を薫《や》く。肝肺を薫けば十余日にして死す。

⑤陽留（気）大いに発し、脳を消し項《うなじ》に留まるは、名づけて脳爍《しゃく》と曰う。⑥其の色楽しまず、項痛みて刺すに鍼を以てするが如し。煩心する者は、死す。治すべからず。

肩及び臑《どう》に発するは、名づけて⑦疵癰《しよう》と曰う。其の状赤黒し。急ぎこれを治す。此れ人をして汗出で足に至ら

発於腋下赤堅者、名曰米疽。治之以砭石、欲細而長、踈砭之、塗已豕膏、六日已。勿裹之。其癰堅而不潰者、為馬刀挾瘿。急治之。

発於胸、名曰井疽。其状如大豆、三四日起、不早治、下入腹不治。七日死矣。

発於膺、名曰甘疽。色青、其状如穀実菰𤬪、常苦寒熱。急治之、去其寒熱。十歳死、死後出膿。

発於脇、名曰敗疵。敗疵者、女子之病也。灸之、其病大癰膿。治之、其中乃有生肉、大如赤小豆、剉蔆翹草根各一升、以水一斗六升煮之、竭為取三升、則強飲、厚衣、坐於釜上、令汗出至足已。

発於股脛、名曰股脛疽。其状不甚変、而癰膿搏骨、不急治、三十

しめば、五蔵を害せず。癰発すること四五日、逞《はや》くこれを焫《や》く。

腋下に発して赤く堅き者は、名づけて米疽⑧と曰う。これを治するに砭石《へんせき》を以てし、細くて長きを欲し、踈《まばら》にこれに砭し、塗るに豕膏《しこう》を已《もっ》てすれば、六日にして已ゆ。これを裹《つつ》むなかれ。其の癰堅くして潰《つぶ》れざる者は、馬刀《ばとう》⑨・挾瘿《きょうえい》と為す。急ぎこれを治す。

胸に発するは、名づけて井疽《せいそ》⑩と曰う。其の状は大豆の如く、三四日にして起こり、早く治せざれば、下りて腹に入り治せず。七日にして死す。

膺《よう》に発するは、名づけて甘疽⑪と曰う。色青く、其の状は穀実・菰𤬪《かつろう》の如く、常に寒熱に苦しむ。急ぎこれを治し、其の寒熱を去る。十歳にして死し、死後⑫に膿を出だす。

脇に発するは、名づけて敗疵《はいし》⑬と曰う。敗疵なる者は、女子の病なり。これに灸すれば、其れ大癰を病みて膿《う》む。これを治し、其の中乃ち肉を生ずるあり、大きさ赤小豆の如きは、蔆《りょう》⑭・翹《ぎょう》草根各おの一升を剉《き》り、水一斗六升

日死矣。

発於尻、名曰鋭疽。其状赤堅大。急治之。不治、三十日死矣。

発於股陰、名曰赤施。不急治、六十日死。在両股之内、不治、十日而当死。

発於膝、名曰疵癰。其状大癰、色不変、寒熱。如堅石、勿石。石之者死。須其柔、乃石之者生。

諸癰疽之発於節而相応者、不可治也。発於陽者百日死、発於陰者三十日死。

発於脛、名曰兎齧。其状赤至骨、急治之。不治、害人也。

発於内踝、名曰走緩。其状癰也、色不変。数石其輸、而止其寒熱、不死。

発於足上下、名曰四淫。其状大

を以てこれを煮、竭《つ》くして三升を取ると為し、則ち強いて飲ませ、衣を厚くし、釜上に坐り、汗をして出だし足に至らしむれば已《い》ゆ。

股脛に発するは、名づけて⑮股脛疽と曰う。其の状甚だしくは変わらざるも、而れども癰膿 骨を搏《う》ち、急ぎ治せざれば、三十日にして死す。

尻に発するは、名づけて⑯鋭疽と曰う。其の状は赤く堅く大なり。急ぎこれを治す。治せざれば、三十日にして死す。

股陰に発するは、名づけて⑰赤施《せきし》と曰う。急ぎ治せざれば、六十日にして死す。両股の内に在るは、治せざれば、十日にして当に死すべし。

膝に発するは、名づけて⑱疵癰《しよう》（疽）と曰う。其の状は大癰にして、色変わらず、寒熱す。堅き石の如きは、石《いし》するなかれ。これに石する者は死す。其の柔らぐを須《ま》ち、乃ちこれに石する者は生く。
⑲諸もろの癰疽の節に発して相応ずる者は、治すべからざるなり。陽に発する者は百日にして死し、陰に発する

癰、急治之、百日死。

　発於足傍、名曰厲癰。其状不大、初如小指発。急治之、去其黒者。不消輒益、不治、百日死。

　発於足指、名脱癰。其状赤黒、死不治。不赤黒、不死。不衰、急斬之。不則死矣。


者は三十日にして死す。

　脛に発するは、名づけて兎齧《とげつ》[20]と曰う。其の状赤く骨に至るは、急ぎこれを治す。治せざれば、人を害するなり。

　内踝に発するは、名づけて走緩[21]と曰う。其の状は癰なり、色変わらず。数《しば》しば其の輪に石して、其の寒熱を止むれば、死せず。

　足の上下に発するは、名づけて四淫[22]と曰う。其の状は大癰にして、急ぎこれを治するも、百日にして死す。

　足傍に発するは、名づけて厲癰《れいよう》と曰う。其の状は大ならず、初め小指の如く発す。急ぎこれを治し、其の黒き者を去る。消えざれば輒《すなわ》ち益し、治せず、百日にして死す。

　足指に発するは、脱癰[23]と名づく。其の状赤黒きは、死して治せず。赤黒からざるは、死せず。衰えざるは、急ぎこれを斬る。しからずんば則ち死す。


【注釈】

①　形と忌日名――「形」は、病形、すなわち証候を指す。「忌」は、禁忌を指す。「日」は、治癒或いは死亡する期日を指す。「名」は、病名を指す。

② 猛疽――張志聡の説「嗌《えき》〔のど〕は呼吸が出入りする門であるから、喉にできると、その進行する勢いは猛烈である。それで猛疽と名づける」。

③ 夭疽――若死にして寿命が短いことを「夭《よう》」という。その疽が悪性で、人を若死にさせるので、「夭疽」という。

④ 淵腋――ここでは腋窩の深部を指す。

⑤ 陽留大いに発し、脳を消し項に留まる――「留」字、趙府居敬堂本は「留」に作るが、明刊無名氏本・『太素』『甲乙経』はみな「気」に作る。張志聡の説「陽気大いに発すとは、三陽の気が併発することである。三陽とは、太陽である。太陽経の脈は、脳に入り、項に出る。それで、陽気が大いに発して、項に留まるものを、脳爍《しゃく》と名づける」。

⑥ 其の色楽しまず――『素問』五蔵生成論篇第十に「心の合は脈であり、その栄華は顔面部の色に現れる」とある。張介賓の説「不快な色が現れていれば、心が傷られている」。意味は、顔面部に不快な顔色が現れること。

⑦ 疵癰――また「肩中癰」ともいう。張志聡の説「この癰は、疵《きず》が皮毛にあるように、浅く浮いてできる。それで疵《し》癰と名づける。五蔵を害することはない」。『説文』に「疵は、病である」。

⑧ 米疽――薛己《せっき》の説「腋疽、一名を米疽といい、また疚《きゅう》疽という。腋の下の正中に発する。初発の形状は核状である。憂いや怒りによって、肝経と脾経に気血の凝滞が起きるとできる」。張志聡の説「米は、その疽が小さいことをいう」。

⑨ 馬刀、挾癭――張介賓の説「これは瘰癧《るいれき》のことである」。

⑩ 井疽――王肯堂の説「心部にできる疽で、初発時は黄豆に似ているが、肉色の変わらないものを、井疽と名づける」。李念莪《が》の説「井は、その疽が深くて悪性であることを喩えている。胸に発するものは、心主に近いので、早期に治療しなくてはいけない」。

⑪ 甘疽――李念莪の説「膺は、胸部両傍の肉の隆起したところで、乳上に近い部分である。穴名は膺窓であり、足の陽明胃経に属する。土の味は甘なので、甘疽という」。

⑫ 死後に膿を出だす――張志聡の説「死後に膿を出すとは、今にも死にそうな兆候が現れて、しかる後に膿を出し

て死ぬことをいう。これは乳岩〔癌〕・石癰の証である」。

⑬ 敗疵——李念莪の説「脇は、肝の部である。婦人にはむすぼれてとけない怒り〔鬱怒〕が多いので、この瘡を患うのである」。

⑭ 蔆翹草根——『甲乙経』には、この下に「及赤松子根」五字がある。李念莪の説「蔆《りょう》は、菱である。翹《ぎょう》は、連《れん》翹《ぎょう》である。この二草の根には解毒作用がある」。

⑮ 股脛疽——張介賓の説「股脛は、大腿である。其の状甚だしくは変わらずとは、外見がじくじくしないことをいう。癰膿 骨を搏つとは、膿が骨に着くことをいう。つまり今の人がいうところの貼《ちょう》骨癰である。毒性が強くて深く、深部を侵して三陰と陽明の大経を腐蝕するので、早急に治療しないと死亡する」。胡公弼《ひつ》の説「貼骨癰は、すなわち附骨疽のことである。大腿外側の骨上に生じ、大きくても大きくは見えず、腫れても発赤せず、深部に向かって骨に達する癰がこれである」。

⑯ 鋭疽——『瘍医大全』は「鸛《かん》口疽」という。『外科正宗』の説「鸛口疽は、尾閭《ろ》〔尾骶《てい》骨〕の穴にでき、骨頭が高く尖ってくる。初発時の形状は魚の腹〔魚胞〕のようであるが、しばらく経つと突出してコウノトリのくちばし〔鸛《かん》嘴《し》〕のようになる」。

⑰ 赤施——王肯堂はこれを「股陰疽」とする。張志聡の説「股陰とは、足の三陰の部分である。火毒が陰部に施《し》かれるので、赤施と名づけられる」。

⑱ 疵癰——『甲乙経』は「疵疽」に作る。薛己《せっき》の説「膝癰は膝蓋骨に生じ、発赤し発熱し腫れて痛む。気血の実証である。疵疽もまた膝蓋骨に生じ、腫れて大きさは癰のようになるが、その色は変わらず、寒熱が往来する。これは気血の虚証である。触診で柔らかければ予後は良〔順〕であるが、石のように堅いものは予後不良〔逆〕である。両膝に生じるものは敗証であり、治らない」。

⑲ 諸もろの癰疽の節に発して相応ずる者——張介賓の説「もろもろの節は、神気が遊行し出入りするところであるから、どの節も癰毒の疾患があるのはよろしくない。その互いに呼応するさまは、上に発すれば下に呼応し、左に発すれば右に呼応し、その害はとりわけ甚だしく、治療不可能なものである。しかし、三陽の部分に発し

たものは、毒が府にあり浅いので、その死もやや遅延する。三陰の部分に発したものは、毒が蔵にあり深いので、一ヵ月以内に死亡する」。

⑳ 兎齧――「齧」は、かじるの意味。王肯堂の説「足跟〔かかと〕に生じる疽を兎齧と名づける。その状態が兎が齧《かじ》ったようだからである」。『医宗金鑑』の説「また足跟《こん》疽ともいう。かかとに生じるからである。俗名を脚攣根という」。

㉑ 走緩――張志聡の説「癰疽の病変には、内に病因があって毒気が外へ走《ゆ》くものがあり、腫れが外に現れて毒気が内へ走くものがある。この疽は邪気が脈に留まって行かないので、走緩と名づける」。

㉒ 四淫――張介賓の説「陽は気を四肢の末端から受ける。大癰が足の上下を淫《ひた》し、陽毒の極めて盛んなものである。季節の気が移り変わると真陰が日々敗れていくので、三ヶ月を越えると死ぬ」。『瘍医大全』は本証を「足発背門」に列する。

㉓ 脱癰――『甲乙経』は「脱疽」に作る。張介賓の説「六経の原穴はみな足にあるので、足に癰ができるものは、多くは凶候である。足指はまた六井穴の出るところであり、癰の色は赤黒く、その毒も最も激しい。もし癰が衰退するようすがなければ、急いでその指を切断して生命を救うべきである。さもなければ、毒気が蔵に及んで必ず死亡するであろう」。

【現代語訳】

黄帝がいう。「癰疽《ようそ》の形状及び禁忌・予後・名称について尽くお聞きしたい」。

岐伯がいう。「咽喉部に発生する癰を、猛疽と言います。治療しないと化膿し、膿を排出できないと、咽喉を塞ぐので、半日で死亡します。すでに化膿したものは、膿を排出し、豕《ぶた》の膏を配合して冷服させると、三日で治癒します。

頸部に発生するものを、夭疽と言います。広範囲に及んで顔色が赤黒くなり、緊急に治療しなければ、熱毒が下って淵腋部に転移し、身体前部の任脈を損傷し、内部の肝と肺を薫灼《くんしゃく》します。もし肝と肺を薫灼しますと、十数日以内に死亡します。

陽邪が甚だしく高ぶり、脳髄を消灼して、毒邪が項部に滞留凝結して形成されるものを、脳爍《しゃく》と言います。顔色が暗く、鍼で刺されるように痛みます。もし心中煩悶するようになると、それは死証です。

肩と上肢の付け根に発生するものを、疵《し》癰と言います。瘡の色は赤黒く、緊急に治療しなければなりません。この癰にたいする治療は、汗を出させ足にいたるまで出させます。そうすれば五蔵を損傷するにいたりません。癰が発生して四五日後に急いで灸法を行います。

腋の下に発生し、色が赤くて硬いものを、米疽と言います。治療は、細くて長い砭石を用いて、まばらに砭刺し、さらに豕の膏を塗ると、六日で治癒します。包帯をしてはなりません。もし硬くて潰れないときは、それは馬刀、挾癭《えい》なので、緊急に治療する必要があります。

胸部に発生するものを、井疽と言います。形状は大豆に似ています。初発から三四日の内に、早期治療をしないと、邪毒が内攻して腹に入り、死証になり、七日で死亡します。

膺部に発生するものを、甘疽と言います。皮膚に青色が現れ、形状は穀粒或いはトウカラスウリに似て、常に寒熱を発します。緊急に治療して、寒熱を退去させなければなりません。かりに十年延命したとしても、やはり死証です。往々にして死ぬ間際になって膿を排出します。

脇部に発生するものを、敗疵《し》と言います。敗疵は婦女に多い疾病です。誤って灸法を用いると、大癰に変じます。治療後に、その中に赤小豆の大きさの新肉が生長していたら、菱草と連翹《れんぎょう》の根を各一升取り、水一斗六升を加えて、煮詰めて三升とし、強いて熱いうちに飲ませます。さらに衣服を重ねて熱い釜の上に坐らせて、汗を出させます。足まで汗が出れば治癒します。

股脛部に発生するものを、股脛疽と言います。外見に甚だしい変化は見られませんが、化膿すると骨膜を腐蝕しますので、緊急に治療しなければ、三十日以内に死亡するでしょう。

尾骶骨部に発生するものを、鋭疽と言います。色は赤く、硬くて大きく、緊急に治療する必要があります。もし治療しなければ、三十日以内に死亡します。

大腿内側に発生するものを、赤施と言います。緊急に治療しないと、六十日以内に死亡します。両方の大腿内側に同時に発生したものは、緊急に治療しなければ、十日以内に死亡します。

膝部に発生するものを、疵《し》疽と言います。外見は腫れが大きいのですが、患部の皮膚の色に変化はなく、寒熱します。石のように硬いときは、砭《へん》法を用いてはなりません。もし誤って砭法を用いると死亡させます。必ず疽が柔軟になるのを待ち、それから砭石で治療すれば、救うことができます。

およそ関節の上下左右に相対的に生じる癰疽は、不治の証であります。陽分に生じるものは百日で死亡し、陰分に生じるものは三十日で死亡します。

足脛に発生するものを、兔齧《とげつ》と言います。その外見は赤く、骨部まで深く侵入しますので、緊急に治療する必要があります。もし治療しないと生命に危険があります。

内踝部に発生するものを、走緩と言います。外見は癰のようですが皮膚の色に変化はありません。しばしば砭石で腫れている部位を刺し、寒熱を退去させれば、死亡するにいたりません。

足部の上下に発生するものを、四淫と言います。外見は大癰に似ています。緊急に治療しなければ、百日以内に死亡します。

足傍に発生するものを、厲癰《れいよう》と言います。外形は小さく、初発時は小指大ですが、現れたら緊急に治療して、すでに黒く変化している部分を除去しなければなりません。もし除去しなければ、すぐに悪化します。それは不治の証です。百日以内に死亡します。

足指上に発生するものを、脱癰と言います。外見に赤黒い色が現れているものは、不治の死証です。赤黒い色が現れていないものは、死亡しません。病勢が衰退しないものは、速やかに切除します。切除しなければ、死亡を免れません」。

【訳注】

(一) 日　『霊枢』各本は「曰」に作り、『太素』は「日」に作る。

(二) 夭　趙府居敬堂本・『甲乙経』『類経』は「天」に作る。明刊無名氏本・『太素』は「夭」に作る。

黄帝曰、夫子言癰疽、何以別之。岐伯曰、営衛稽留於経脈之中、則血泣而不行、不行則衛気従之而不通、壅遏而不得行、故熱。大熱不止、熱勝則肉腐、肉腐則為膿。然不能陥、骨髄不為燋枯、五蔵不為傷、故命曰癰。

黄帝曰、何謂疽。岐伯曰、熱気淳盛、下陥肌膚、筋髄枯、内連五

黄帝曰く、夫子の癰疽を言うは、何を以てこれを別かつか。岐伯曰く、営衛　経脈の中に稽留すれば、則ち血泣《しぶ》りて行かず、行かざれば則ち衛気これに従いて通ぜず、壅遏《ようあつ》せられて行くことを得ず、故に熱す。大熱止まず、熱勝てば則ち肉腐り、肉腐れば則ち膿と為る。然れども陥る能わざれば、骨髄　燋《しょう》枯せられず、五蔵傷られず、故に命《な》づけて癰と曰う。

黄帝曰く、何をか疽と謂う。岐伯曰く、熱気淳《おお》いに盛んにして、下りて肌膚に陥れば、筋髄枯れ、内《い》りて五

蔵、血気竭、当其癰下、筋骨良肉皆無余、故命曰疽。疽者、上之皮夭以堅、上如牛領之皮。癰者、其皮上薄以沢。此其候也。

蔵に連なれば、血気竭《つ》き、其の癰下に当たるは、筋骨・良肉皆余りなし、故に命づけて疽と曰う。疽なる者は、上の皮 夭《よう》にして以て堅く、上は牛領の皮の如し。癰なる者は、其の皮上薄くして以て沢《つや》あり。此れ其の候なり。

【現代語訳】

黄帝がいう。「先生が述べられた癰と疽は、どのように鑑別するのか」。

岐伯がいう。「営衛が経脈の中に繋留すると、血が渋滞してめぐらず、めぐらなければ衛気が影響を受けて流れが悪くなり、せき止められて流行できなくなりますので、鬱滞して発熱します。高熱が続きますと、熱が勝ち肌肉を腐爛させ、肌肉が腐爛すると化膿します。ただし、内部に陥入しなければ、骨髄を焦がし枯れさせませんし、五蔵もその損傷をうけませんので、癰と名づけるのです」。

黄帝がいう。「なにを疽と言うのか」。

岐伯がいう。「熱毒がはなはだ強く、肌膚に陥入して、筋や髄を枯燥させ、さらに五蔵にまで影響を及ぼし、気血を損耗し枯渇させますと、その癰腫の下部の筋骨と肌肉はすべて破壊し尽くされますので、疽と名づけるのです。疽証の場合、患部の皮膚は黒っぽくて潤いがなく、牛の頸の皮のように堅くなります。癰証の場合、患部の皮は薄くて光沢があります。これが癰と疽の証候を鑑別する方法であります」。

【解説】

本篇は、外科疾患の癰と疽の病理（形成と化膿を包括する）について、一般的に述べている。記載されている十八の病証は、その分布から見ると、頭部から足指にまで及び、全身を網羅している。治療法においても、外治と内服があり、砭石、薫蒸、切除などがあり、全体的な規模を初めて示したものと言うことができる。とくにいくつかの癰疽で言及されている予後診断は、今日でもなお参考に値するものである。最後に述べられている癰疽の外形上の鑑別についても、要約されていて、一言で問題点を言い当てていると言える。したがって、本篇は疑いなく外科学の嚆矢《こうし》であり、後世の外科学の基礎を築いたものである。

【本篇の要点】

一、類推によって、人体経脈の気血の運行を概説している。
二、癰腫の病因、病理及び化膿の過程を述べている。
三、頭部から足部にいたる十八の外科疾患の症状、治療法及び予後についてそれぞれ述べている。
四、癰と疽の鑑別法を概説している。

（白杉悦雄　訳）

監訳者略歴

石田秀実（いしだ・ひでみ）

1950年　千葉県生まれ
1972年　早稲田大学法学部卒業
1982年　東北大学大学院文学研究科博士課程修了
1987年　東北大学文学部助手，国際日本文化研究センター客員教授等を歴任
現　在　九州国際大学経済学部教授，文学博士

著　書：『気・流れる身体』（平河出版社）
“Taoist Meditation and Longevity Techniques”（共著Univ. of Michigan）
『もうひとつの医学――中国伝統医学思想史』（東京大学出版会）
『こころとからだ』（中国書店）
『死のレッスン』（岩波書店）など
編　著：『東洋医学古典注釈選集』（監修　オリエント出版社）
『黄帝内経研究叢書』（編集　オリエント出版社）
訳　書：『難経解説』（共訳　東洋学術出版社）
専攻分野：中国思想史・科学史

白杉悦雄（しらすぎ・えつお）

1951年　北海道生まれ
1975年　中央大学法学部卒業
1994年　京都大学大学院文学研究科博士後期課程研究指導認定退学
1997年　東北芸術工科大学助教授，文学博士，現在に至る

著　書：『東アジアの本草と博物学の世界』（共著　思文閣出版）
『歴史の中の病と医学』（共著　思文閣出版）
『中国技術史の研究』（共著 京都大学人文科学研究所）など
論　文：「九宮八風図の成立と河図・洛書伝承――漢代学術世界の中の医学――」
（『日本中国学会報』第46集）
「『救荒本草』考」（『中国思想史研究』第19号）など
専攻分野：中国思想史，中国科学史，日本医学史

現代語訳◉黄帝内経霊枢《こうていだいけいれいすう》　下巻

2000年５月11日　　第１版　第１刷発行
2012年１月11日　　　　　　第５刷発行

■原　書　『黄帝内経霊枢訳釈』（上海科学技術出版社1986年）
■編著者　南京中医薬大学中医系
■監訳者　石田 秀実／白杉 悦雄
■翻訳者　前田繁樹／武田時昌／佐藤実／白杉悦雄／石田秀実
■発行者　井ノ上　匠
■発行所　東洋学術出版社
（本　　社）〒272-0822　千葉県市川市宮久保3-1-5
（編 集 部）〒272-0021　千葉県市川市八幡2-11-5-403
電話 047(335)6780　FAX 047(300)0565
e-mail：henshu@chuui.co.jp
（販 売 部）〒272-0823　千葉県市川市東菅野1-19-7-102
電話 047(321)4428　FAX 047(321)4429
e-mail：hanbai@chuui.co.jp
（ホームページ）http://www.chuui.co.jp

印刷・製本———丸井工文社

2000　Printed in Japan ©　　ISBN 978 - 4 - 924954 - 56 - 4　C3047

現代語訳◉**黄帝内経素問　全三巻**

編著　南京中医薬大学中医系

［原文・和訓・注釈・現代語訳・解説］

監訳　石田秀実（九州国際大学教授）

訳　島田隆司／庄司良文／鈴木洋／藤山和子
石田秀実／勝田正泰／兵頭明／松村巧

［上巻］五一二頁　定価　一〇、五〇〇円
［中巻］四五八頁　定価　九、九七五円
［下巻］六三四頁　定価　一二、六〇〇円

現代語訳◉**黄帝内経霊枢　上下二巻**

編著　南京中医薬大学中医系

監訳　石田秀実（九州国際大学教授）
白杉悦雄（東北芸術工科大学助教授）

訳　白杉悦雄／松木きか／島田隆司
勝田正泰／藤山和子／前田繁樹
武田時昌／佐藤実／石田秀実

［上巻］五六八頁　定価　一一、五五〇円
［下巻］五五二頁　定価　一一、五五〇円

中国医学の歴史　傅　維康　著　川井正久　編訳

A5判　上製　七五二頁　定価　六、六一五円

東洋学術出版社刊

中国傷寒論解説

劉渡舟（北京中医薬大学教授）著
勝田正泰／川島繁男／菅沼伸／兵頭明　訳

A5判　並製
二六四頁　定価　三、五七〇円

［原文］傷寒雑病論（『傷寒論』『金匱要略』）

B6判　上製　三訂版
四四〇頁　定価　三、六七五円

金匱要略解説

何　任（浙江中医学院教授）著
勝田正泰　監訳
内山恵子／勝田正泰／菅沼伸
庄司良文／吉田美保／兵頭明　共訳

A5判　並製
六八〇頁　定価　五、八八〇円

難経解説

南京中医薬大学編
戸川芳郎（元東大教授）監訳
浅川要／井垣清明／石田秀実
勝田正泰／砂岡和子／兵頭明　訳

A5判　並製
四四八頁　定価　四、八三〇円

現代語訳◉奇経八脈考

李時珍　著　王羅珍・李鼎　校注
勝田正泰　訳・和訓

A5判　並製
三三二頁　定価　五、二五〇円

東洋学術出版社刊